SO BEAUTIFUL AND POWERFUL PILATES MOVEMENT

ピラティス大全

[監修] 菅原順二
[実演] 佐川裕香

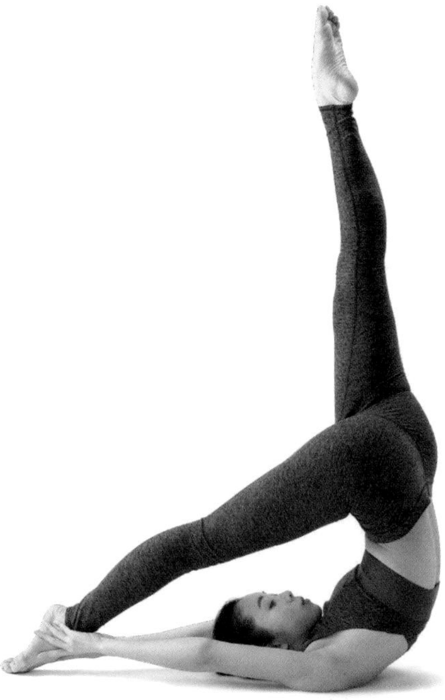

成美堂出版

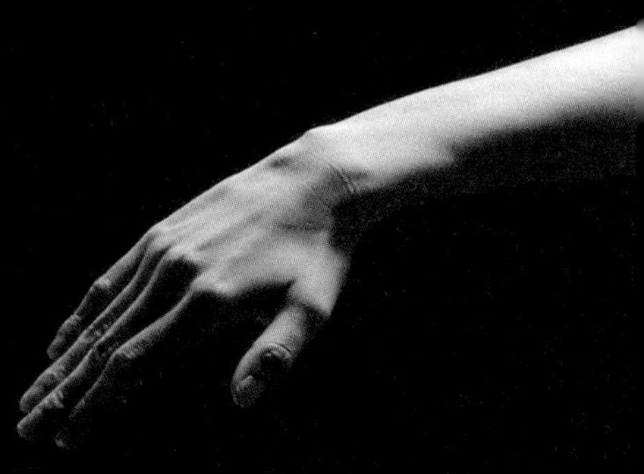

はじめに

　ジョセフ・ピラティス氏が「ピラティス」を考案したのは、およそ100年前。彼の著書からは、健康を顧みない当時の人々の生活を憂い、エクササイズで本来の生活を取り戻す必要があると、強く感じていたことがわかります。
　パソコンやスマートフォンの普及、さまざまなネットサービスの浸透など、社会環境の変化にさらされている今の時代に比べたら、体を動かす機会は十分にあったであろう、と想像するのですが、今も昔も運動不足に対する悩みは変わらないようです。
　体に不調を感じたとき、その部分だけをケアしても、すべて解決するとは限りません。例えば腰が痛い原因は、腰だけではなく、呼吸やストレスが影響している可能性があります。
　ピラティス氏は、健康のためには、「ホール・ボディ・ムーブメント」（全身の動き）が大切であると言っています。全身を動かして刺激することで、体・精神・心の調和がとれ、本当の意味での健康を手に入れることができるのです。

　全身をバランスよく整える方法の1つとして、ピラティス氏は「クラシカルピラティス」を考えました。1番から順に、流れるように行うのが本来のやり方です。このオリジナルメソッドには、ややハードな動きもあり、上級者向けの内容ともいえます。そこで、彼の弟子にあたる指導者たちによって、初心者向けの「プレピラティス」が考案されました。本書では、今の時代によりふさわしいエクササイズを取り入れ、新たな形で紹介しています。
　体には、誰にでも強い部分と弱い部分がありますが、それを包括的に引き上げていくのがピラティスの考え方なので、同じエクササイズだけを繰り返すのではなく、まんべんなく行うのが理想です。
　さまざまなエクササイズを行い、自分のくせやゆがみなどに気づくことが、健やかな体を手に入れる第一歩となります。自分の体は、自分でしか変えることができません。ピラティスは、必ずその助けになってくれるはずです。

菅原順二

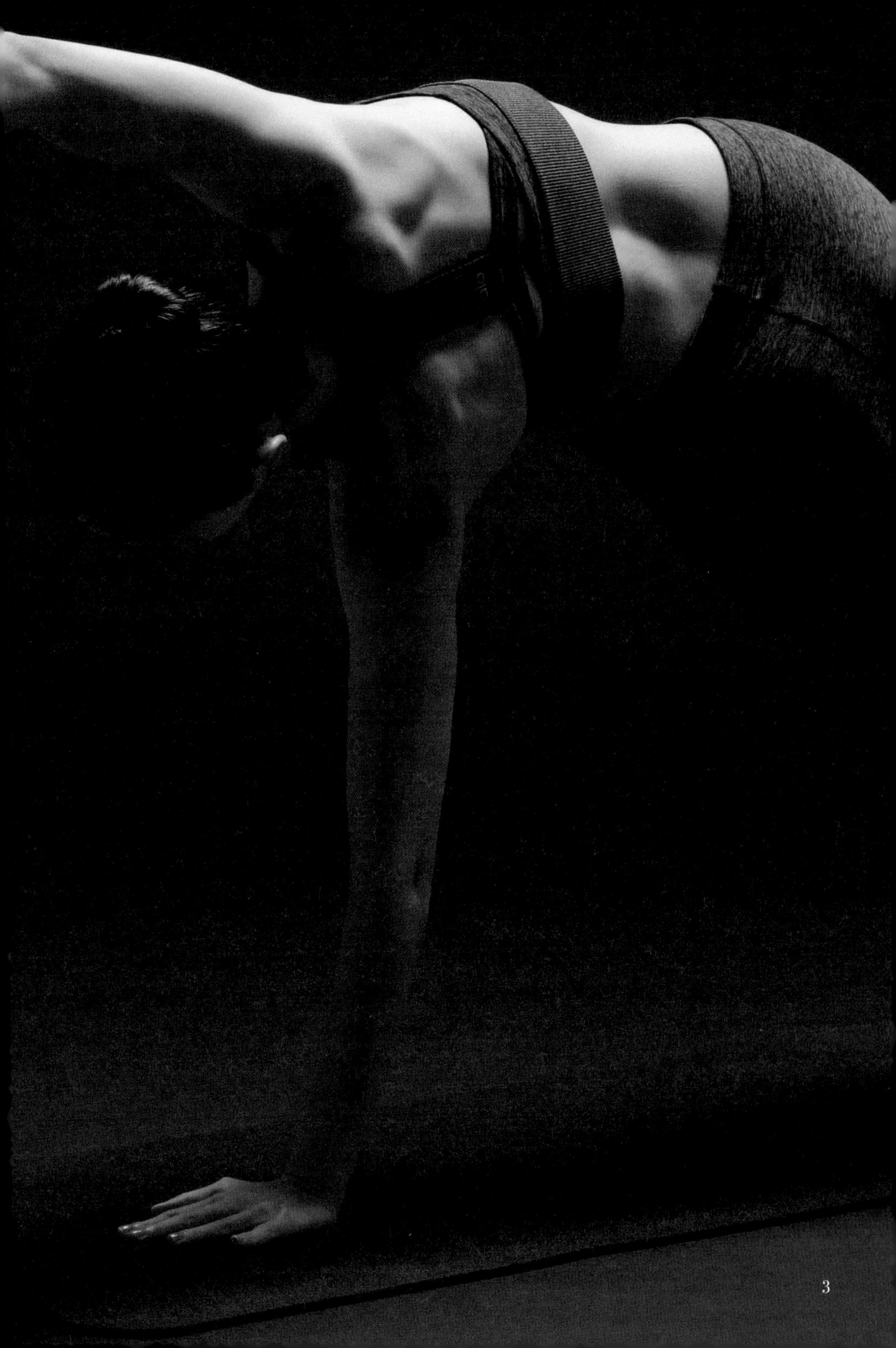

CONTENTS

1 ピラティスの基本 PILATES BASICS

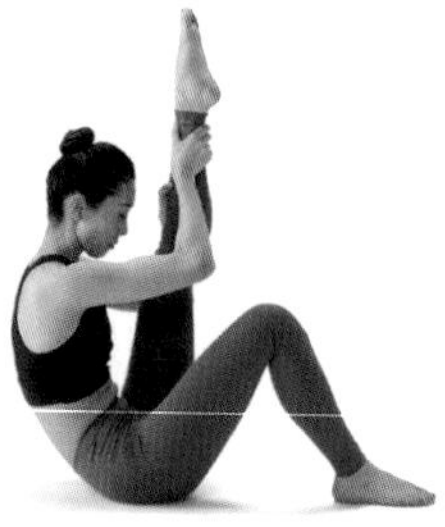

2 プレピラティス PRE PILATES

壁を使う

仰向け

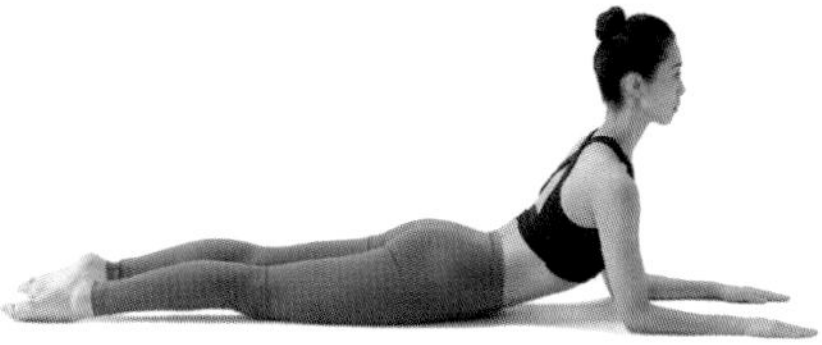

うつ伏せ

横向き

四つん這い

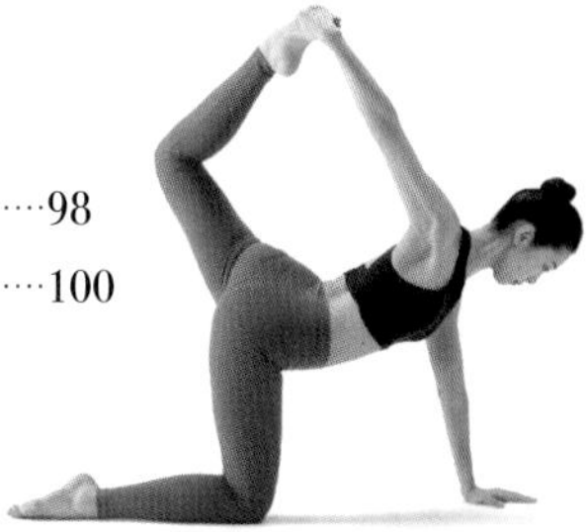

座位

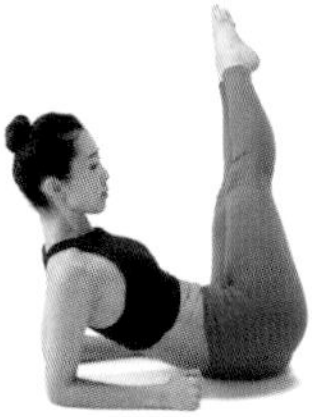

立位

3 クラシカルピラティス CLASSICAL PILATES

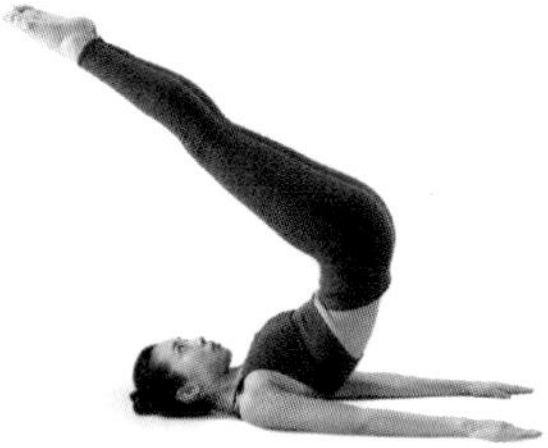

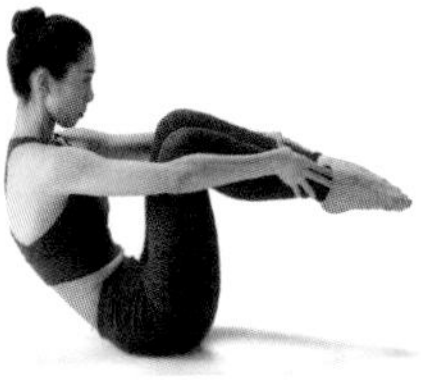

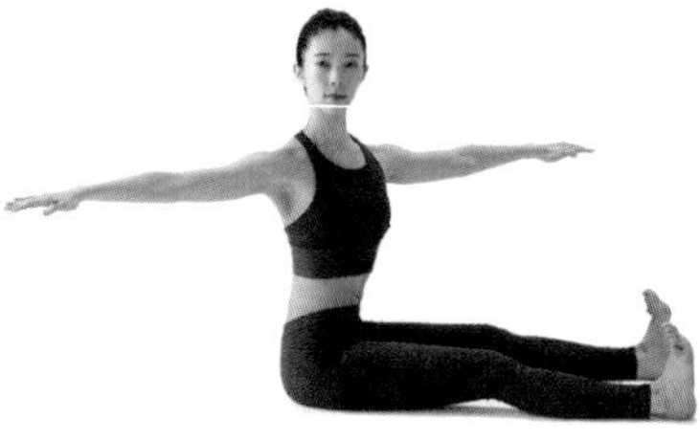

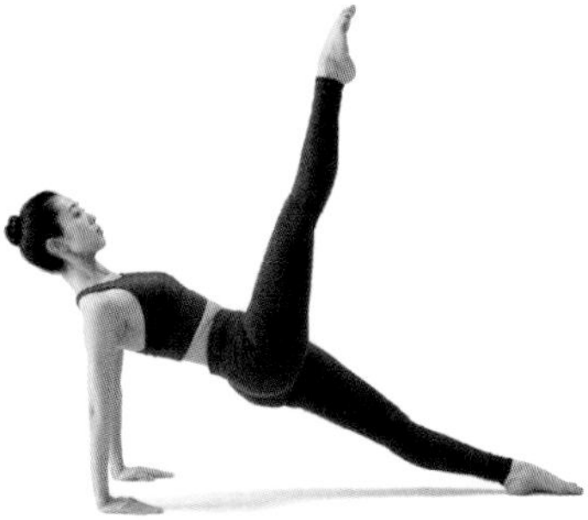

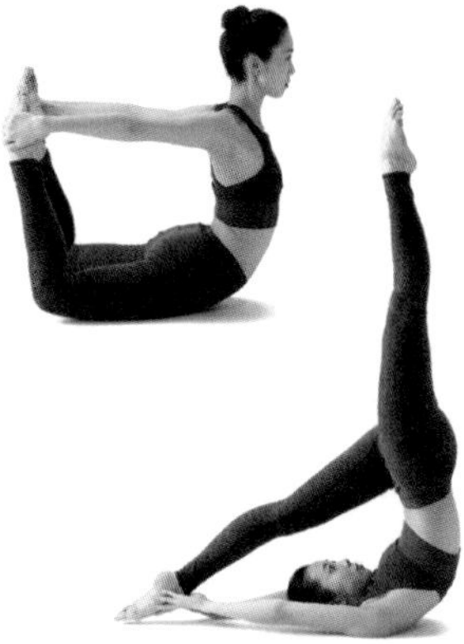

4 目的別 ピラティスプログラム PROGRAM BY PURPOSE

COLUMN

本書の使い方

左ページでは、エクササイズの目的や特に気をつけたいポイントを、
右ページではエクササイズの手順を紹介しています。

タイトル
エクササイズ名と、エクササイズを行う際のイメージを記載しています。

手順
エクササイズの手順を写真と文章で紹介しています。

カテゴリー
2章「プレピラティス」と3章「クラシカルピラティス」に分け、さらに「プレピラティス」をポジション別（壁／仰向け／うつ伏せ／横向き／四つん這い／座位／立位）に分けています。

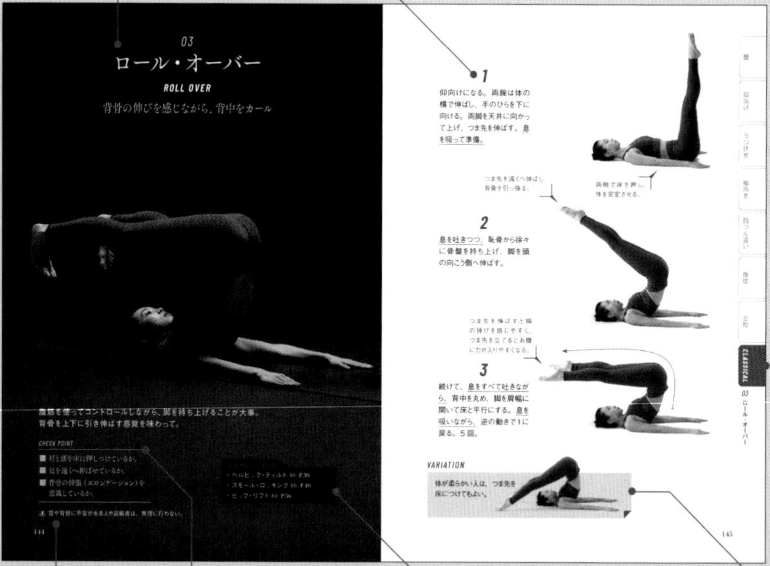

CHECK POINT
エクササイズを正確に行うために、確認したいポイントです。

関連プレピラティス
2章「プレピラティス」では、類似しているおすすめのエクササイズを、3章「クラシカルピラティス」では、練習に最適なエクササイズを表示しています。

VARIATION
難易度や動き方を変えた、別の方法を紹介しています。

注意
当てはまる場合は、そのエクササイズを無理に行わないでください。

安全に行うための注意点

- 妊娠中の方、持病をお持ちの方、通院中の方は、必ず医師の許可を得てから行う。
- 体調の悪いとき、けがをしているときは、無理に行わない。
- エクササイズ中に痛みや違和感を覚えたら、直ちに中止する。

1

ピラティスの基本

PILATES BASICS

ピラティスの目的や基本動作、呼吸法など、
エクササイズを始める前に知っておきたい、
基本的な知識をまとめました。
ピラティスの本質を理解して体を動かせば、
エクササイズの効果をより高めることができます。

ピラティスについて

健康増進や体型維持に
役立つエクササイズとして人気のピラティス。
いったいどのような効果があるのでしょうか。

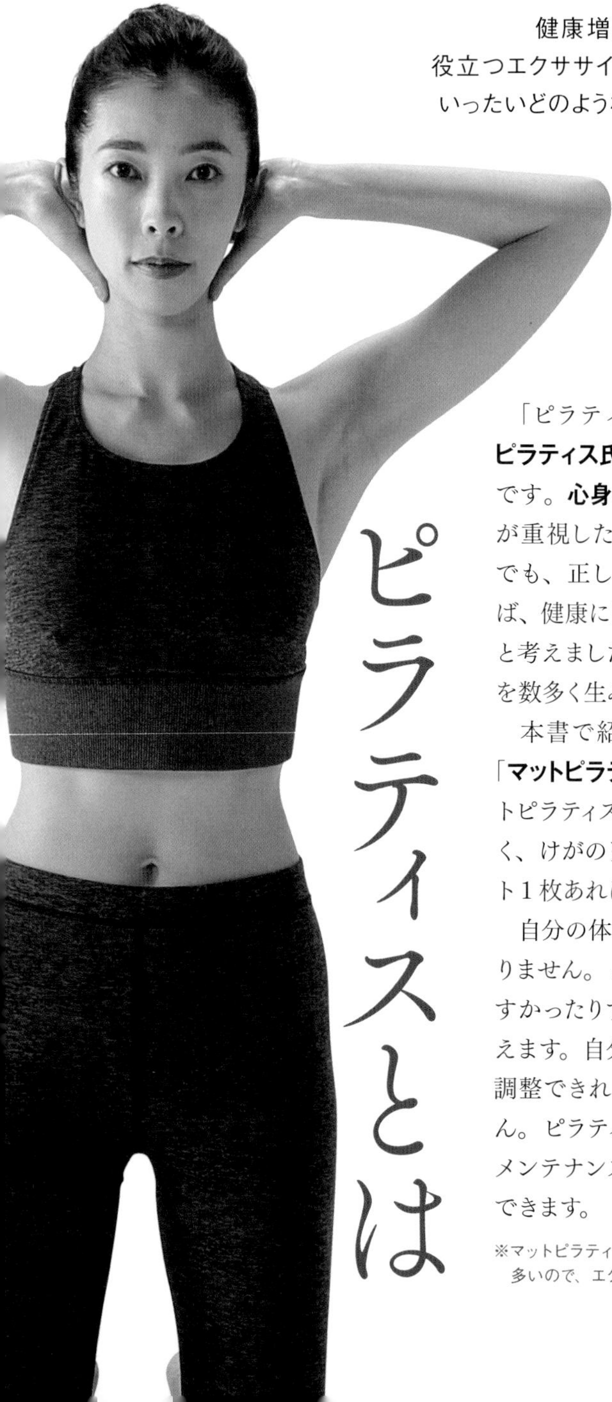

ピラティスとは

「ピラティス」とは、ドイツ人の**ジョセフ・ピラティス氏によって考案されたエクササイズ**です。**心身ともに一生健康でいるため**に、彼が重視したのが「**姿勢**」。いつ、どんなときでも、正しい姿勢を維持できる体をつくれば、健康に関するあらゆる問題を解決できると考えました。そして、独自のエクササイズを数多く生み出し、それを体系化しました。

本書で紹介するピラティスは、床で行う「**マットピラティス**※」と呼ばれるものです。マットピラティスの利点は、初心者でも始めやすく、けがのリスクもほとんどないところ。マット１枚あれば、好きな場所で行えます。

自分の体は一生つき合っていかなければなりません。どこかに痛みがあったり、疲れやすかったりすると、体にも心にも悪影響を与えます。自分の体の状態をよく知り、自分で調整できれば、こんなにいいことはありません。ピラティスを生活に取り入れれば、自己メンテナンスを無理なく効率的に行うことができます。

※マットピラティスは、背骨などの骨が床に当たる動きが多いので、エクササイズ用のマットを床に敷いて行う。

ピラティスで得られること

日々生活していると、自分でも気づかないうちに悪い姿勢や間違った歩き方が習慣になり、体の機能が低下して、正しく使えなくなります。**その状態を元に戻して、正しい方向へ導くのが、ピラティスの役割**です。

ピラティスを継続すると、姿勢がよくなり、肩や腰まわりの負担が軽減されるほか、体幹が安定するため、体を動かしやすくなります。さらに、呼吸がしやすくなり、内臓の働きもよくなります。

人間本来の機能を取り戻し、「凝りや痛みがなくなった」「歩きやすくなった」「疲れにくくなった」など、以前と比べて体の調子が上向きになっていることを実感すれば、それが大きな自信となり、何事にも挑戦しようとする意欲が体の内側から湧いてくるはず。ピラティスで得られるのは、そのようなアクティブな体と心です。

初めての人は「**プレピラティス**」で動きを理解し、慣れてきたら、ピラティス氏が編み出した「**クラシカルピラティス**」に取り組むことをおすすめします。

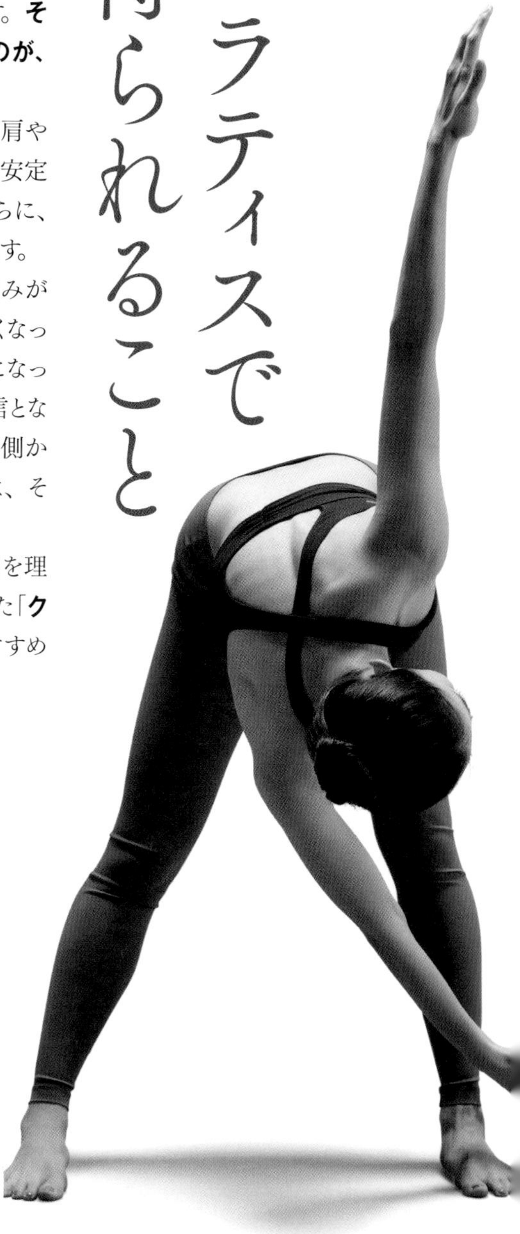

ピラティスは こんな人におすすめ！

- □ 姿勢が悪い人
- □ 体のゆがみが気になる人
- □ 首や肩凝り、腰の張りが気になる人
- □ 体力低下や疲れやすさを感じている人
- □ 便秘や冷え性で悩んでいる人
- □ やせにくくなったと感じている人
- □ スポーツのパフォーマンスを上げたい人
- □ けがをしやすい人

ピラティスで重要な 3つのポイント

ピラティスでは、「姿勢」と、
姿勢の維持に関わっている「背骨」と「コア」が重要です。
エクササイズを正確に行うために、
この3つを意識しましょう。

姿勢

出じり、猫背、片脚重心などの姿勢が、いつの間にか当たり前になっていませんか？　姿勢が悪いと、肩凝りや腰痛になるだけでなく、呼吸が浅くなったり、肩や股関節の可動域が狭くなったりするなど、さまざまな影響が出ます。**体に負担のかからない、効率のよい動きをするためには、正しい姿勢でいることが重要**です。

正しい姿勢

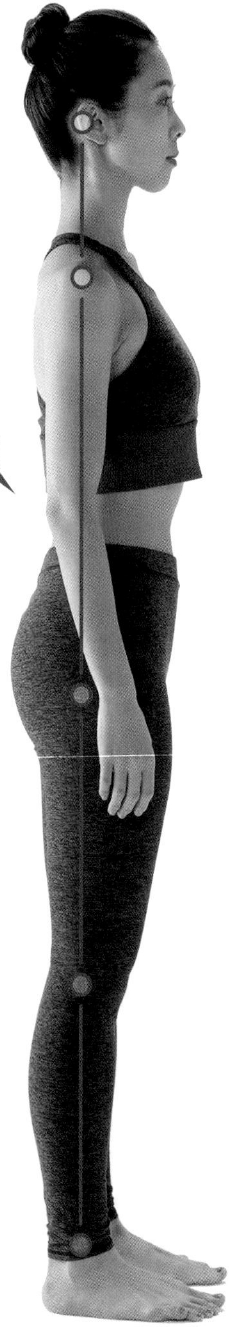

耳、肩、股関節、
ひざ、足首が
一直線になっている。

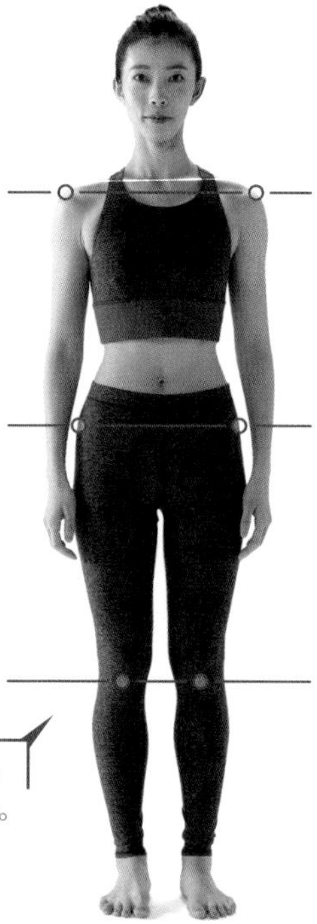

肩、骨盤、ひざの
高さがそろっている。

背骨

姿勢の良し悪しを決定づけるのが、背骨のアライメント（配列）です。背骨は脊椎《せきつい》とも呼ばれ、1本の骨ではなく、小さな骨（椎骨《ついこつ》）が積み木のように重なっています。首（頸椎《けいつい》）と腰（腰椎《ようつい》）は前カーブ、背中（胸椎《きょうつい》）は後ろカーブで、ゆるいS字の形状です。このS字カーブを維持できないと、下記のような悪い姿勢になってしまいます。

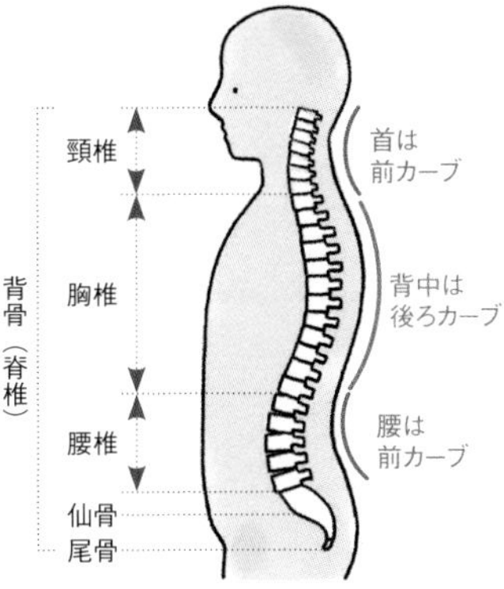

悪い姿勢

［反り腰タイプ］

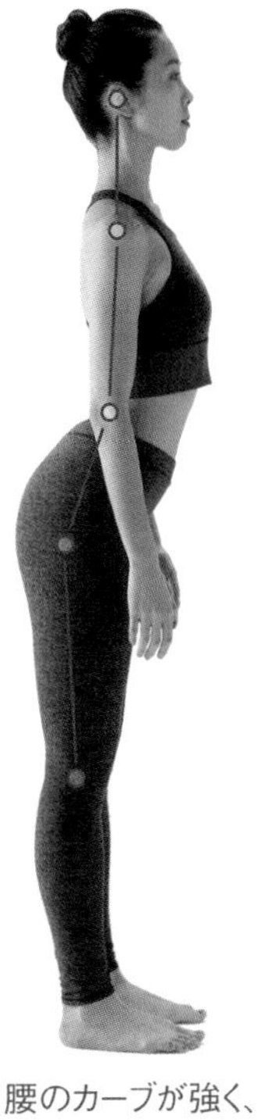

腰のカーブが強く、お腹が前に出ている。

［スウェイバックタイプ］

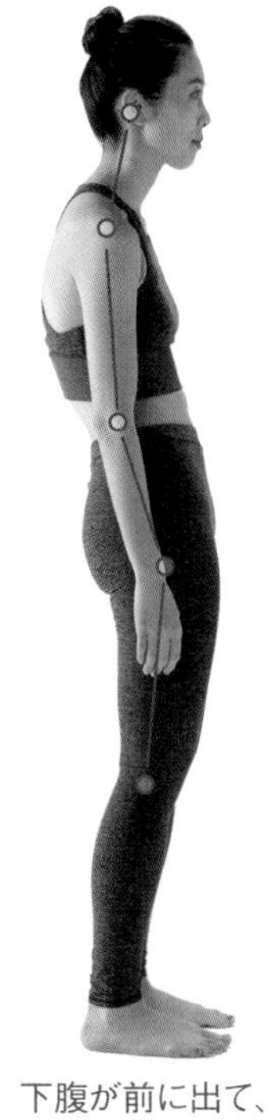

下腹が前に出て、背中が丸まっている。

コア

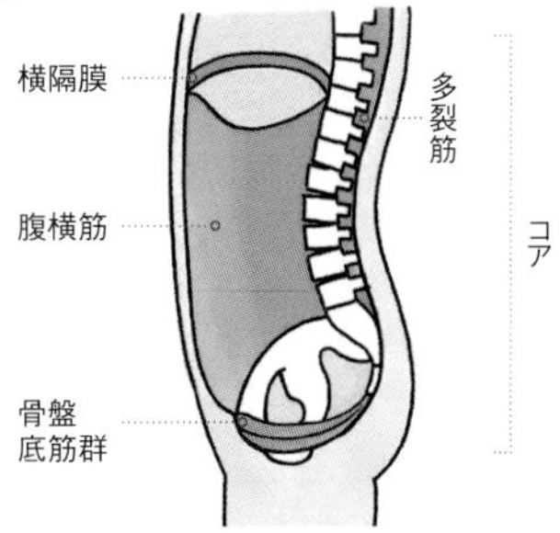

背骨のS字カーブを保つために重要なのが「コア」です。「コアユニット」「パワーハウス」とも呼ばれます。コアとは、肋骨の下から骨盤にかけての腹部全体のことで、特にインナーマッスルのことを指します。この部分には、上に横隔膜《おうかくまく》、下に骨盤底筋《こつばんていきん》群《ぐん》、背中に多裂筋《たれつきん》、お腹まわりに腹横筋《ふくおうきん》があります。そして、その外側にはアウターマッスルがあり、協調しながら働きます。コアを鍛えると、背骨の弱い部分を補強でき、正しい姿勢を維持しやすくなります。

ピラティスの基本動作

ピラティスの代表的な動きを覚えると、
エクササイズの質を高められます。体を動かして練習してみましょう。

ニュートラル

骨盤が左右前後に傾かず、背中が自然なS字カーブを描くポジション

骨盤と背骨をニュートラルなポジションに保つことは、ピラティスの基本です。骨盤の向きは、左右の腸骨と恥骨を結んだ三角形で確認します。

【座位】

骨盤を前傾にする。 → 骨盤を後傾にする。 → 中間がニュートラル。

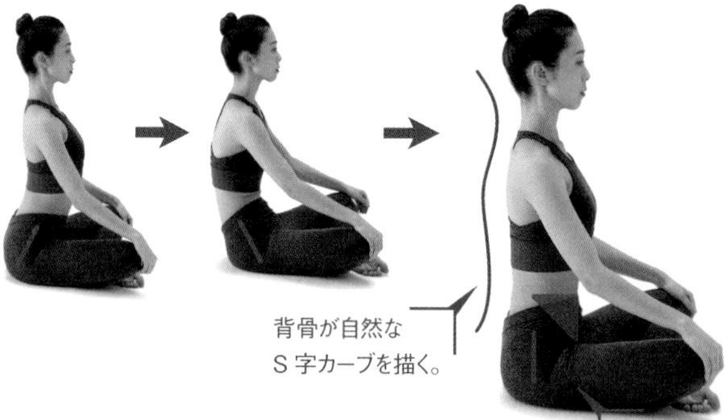

三角形を壁に向ける。

【仰向け】

骨盤を前傾にする。

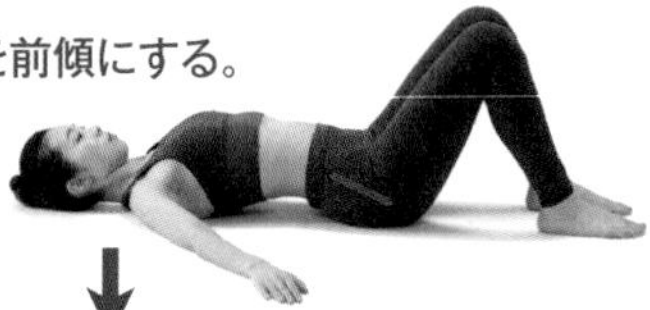

↓

骨盤を後傾にする。

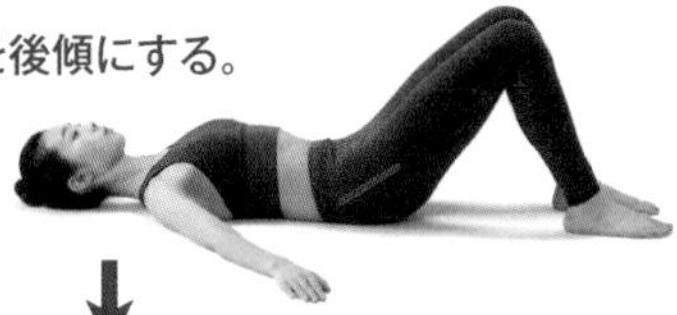

↓

中間がニュートラル。

三角形を天井に向ける。

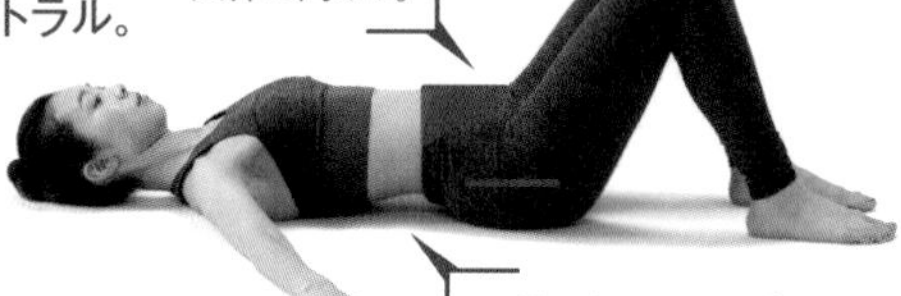

腰椎が自然にカーブ。
床と背中の間に少しすき間ができる。

インプリンティング

背骨を床に沈み込ませるイメージで動かすこと

仰向けのエクササイズをするときに重要となります。この感覚を養うため、スタンプを押すように、指先を当てた部分の裏側にある背骨を床に押しつけます。いろいろな位置で試しましょう。

胸骨

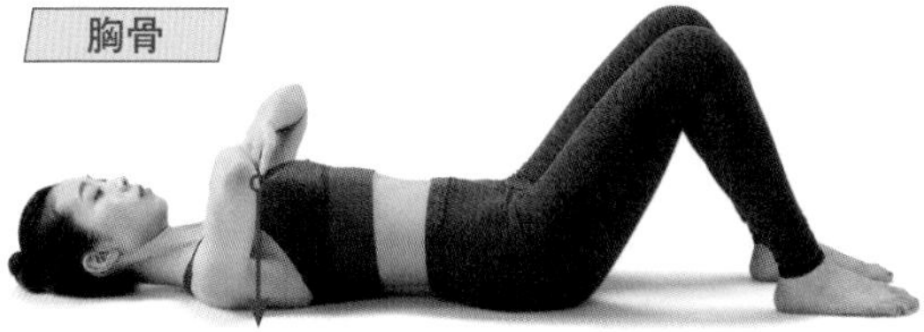

みぞおち

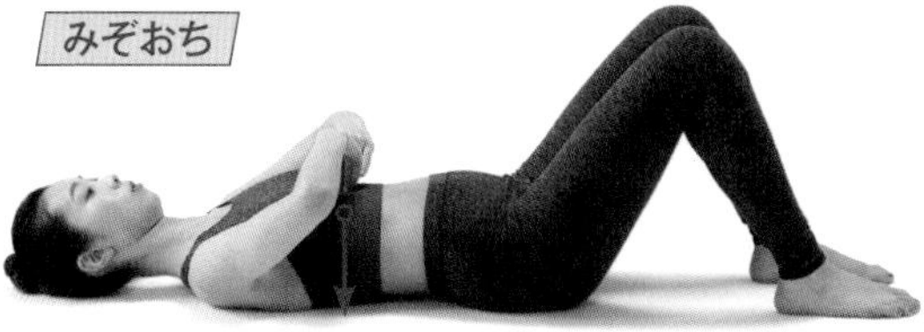

へそ

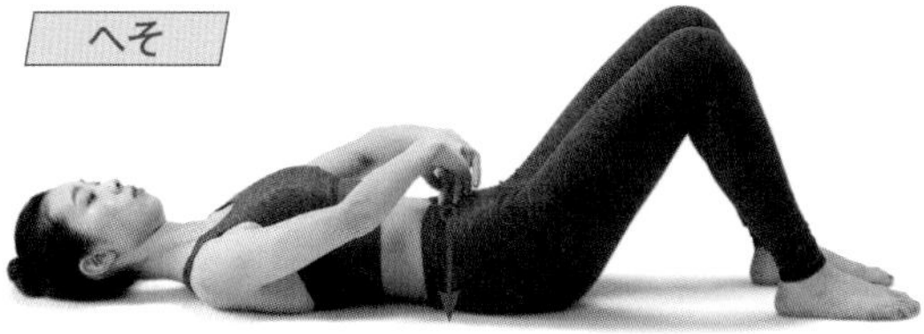

恥骨

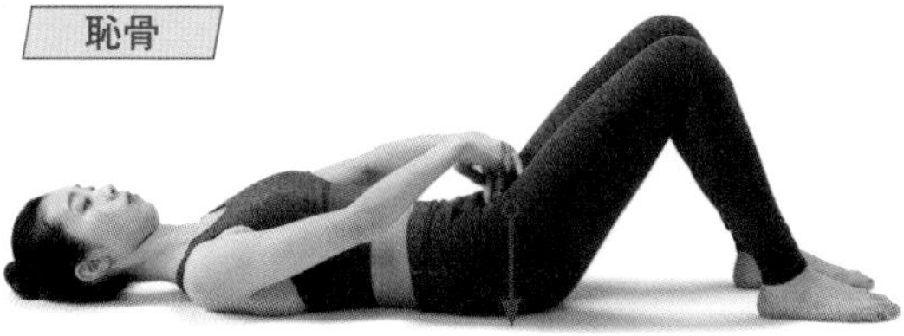

首

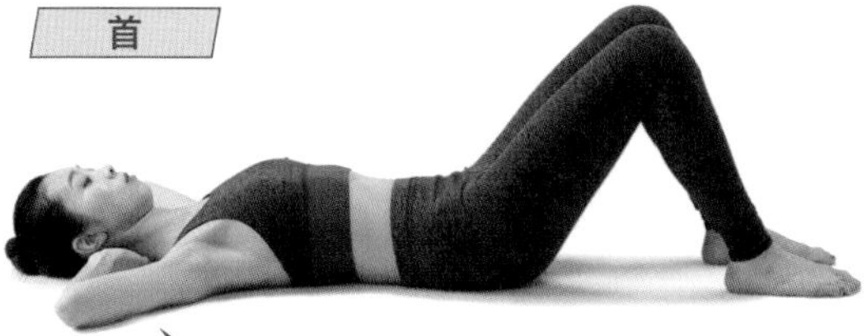

首の後ろに両手を軽くおき、
頸椎が手に落ちてくるように押す。

アーティキュレーション

背骨の小さな骨（椎骨）を1つ1つ動かすこと

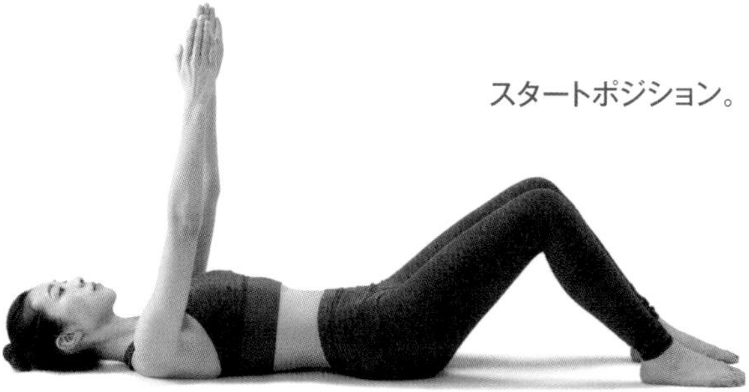

スタートポジション。

↓

頸椎、胸椎の順に上げる。

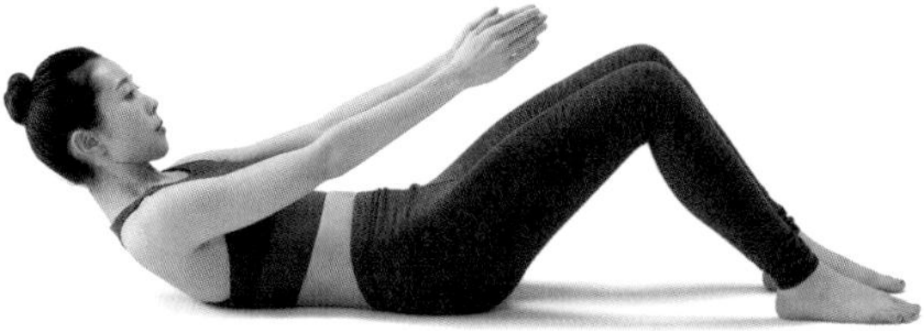

↓

腰椎を上げる。

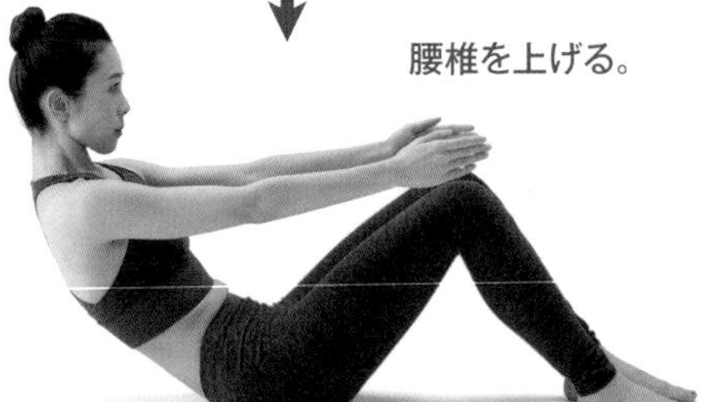

↓

骨盤を立てたら、
逆の動きで元に戻る。

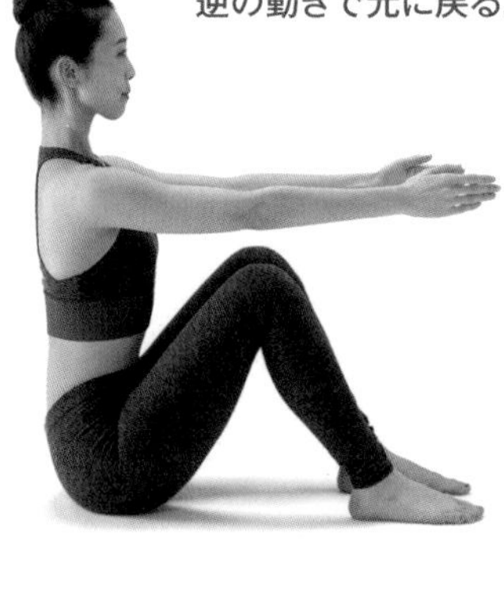

背骨は、上から下まで動かしにくい場所がないように、柔らかさを保つことが重要。背中とマットが触れる感覚を大事にしながら、背中を丸めたり、伸ばしたりする動作を行います。

エロンゲーション

背骨を逆方向に伸張させる動き

【座位】

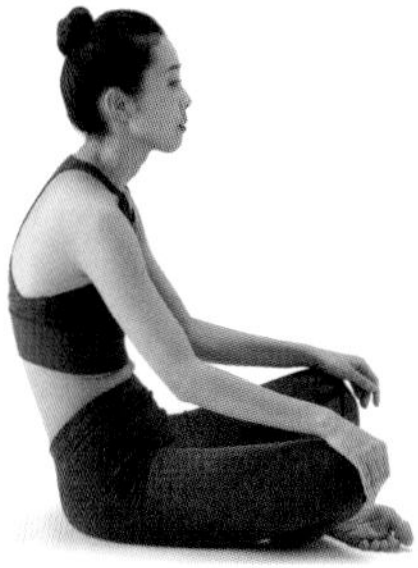

力を抜く。

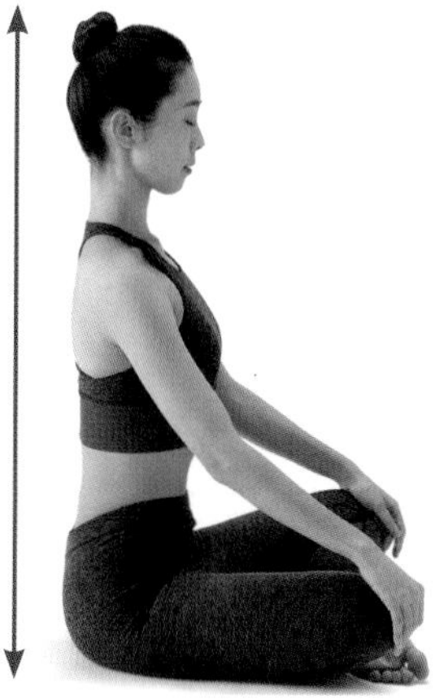

坐骨と頭を逆方向に
引っ張り、
背骨を引き伸ばす。

【仰向け】

背中を
リラックスさせる。

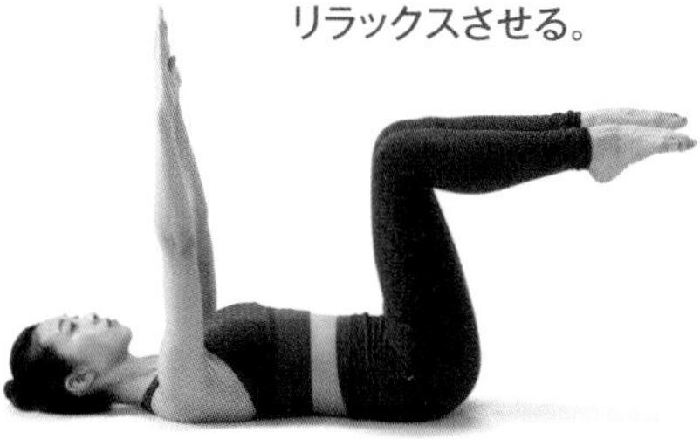

頭と脚を逆方向に引っ張り、
背骨を引き伸ばす。

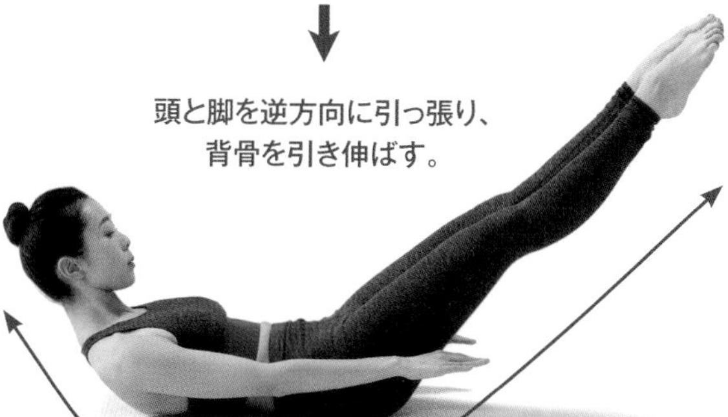

立位や座位で正しい姿勢を維持するためには、重力や体重による下向きの力に対して、自分で伸びていく上向きの力が必要です。この背骨を伸張させる感覚は、エクササイズでとても重要になります。

ピラティスの呼吸法

深く呼吸しやすい体をつくるため、
いくつかの呼吸法を練習します。
ポイントは、肺から空気を絞り出すように、
息をしっかり吐ききることです。

MEMO

- 鼻から吸って口から吐くのが基本。バリエーションとして、鼻から吸って鼻から吐く方法もある。
- いろいろな姿勢で行うと、呼吸のしやすさなどの違いを感じることができる。
- 10回を目安に行う。

お腹の呼吸

横隔膜を上下させて行う呼吸です。息を吸うとお腹がふくらみ、息を吐くとお腹がへこみます。繰り返すうちに、横隔膜や腹腔（横隔膜から下の空間）の硬さがほぐれ、動かしやすくなります。

【仰向け】

息を吸うとふくらむ。

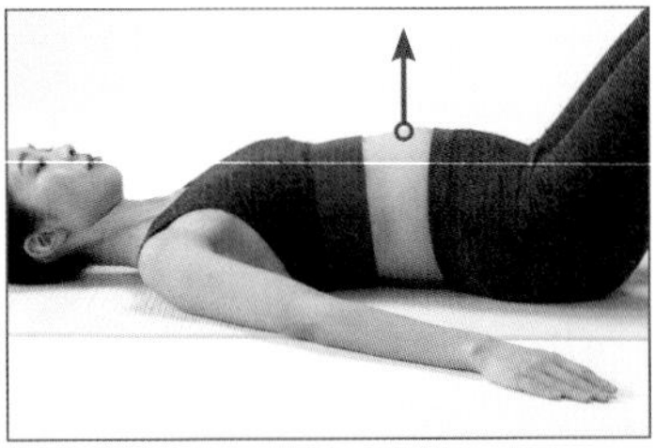

息を吐くとへこむ。

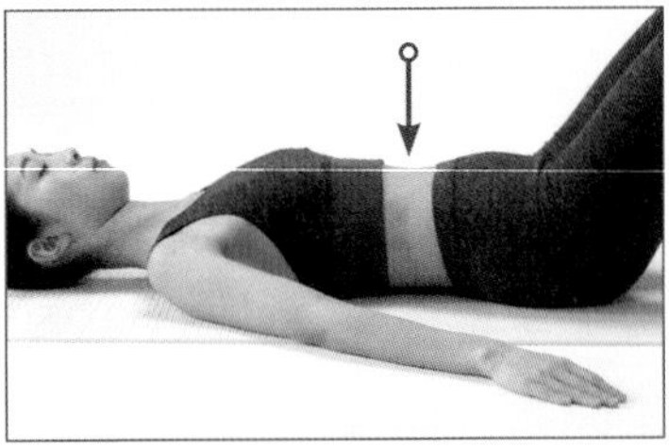

【立位】

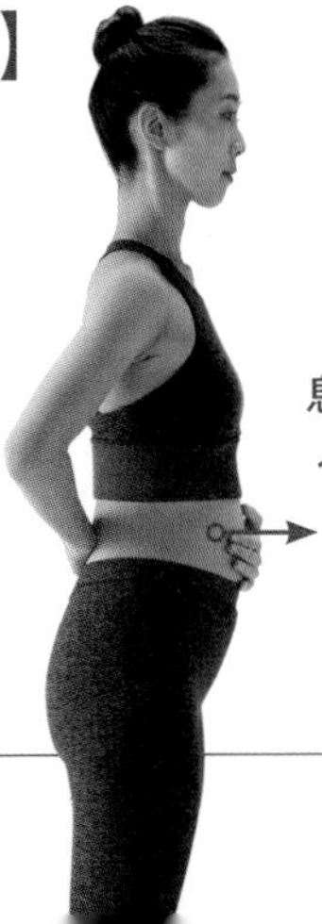

息を吸うと
ふくらむ。

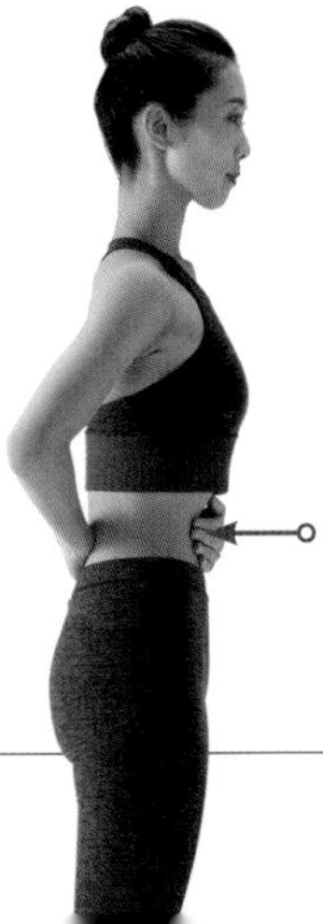

息を吐くと
へこむ。

胸の呼吸

胸郭（胸をとりまく骨格）を広げたり閉じたりして行う呼吸です。
息を吸うと胸がふくらみ、息を吐くと胸がしぼみます。
胸郭が広がると、肺に空気が入りやすくなります。

【仰向け】

息を吸うと広がる。

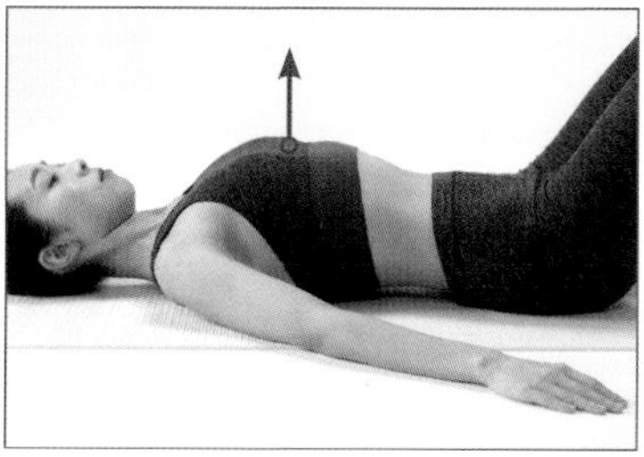

息を吐くと閉じる。

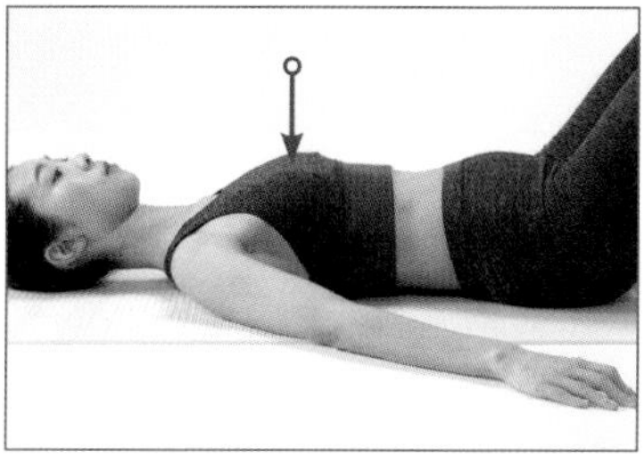

【座位】

息を吸うと広がる。

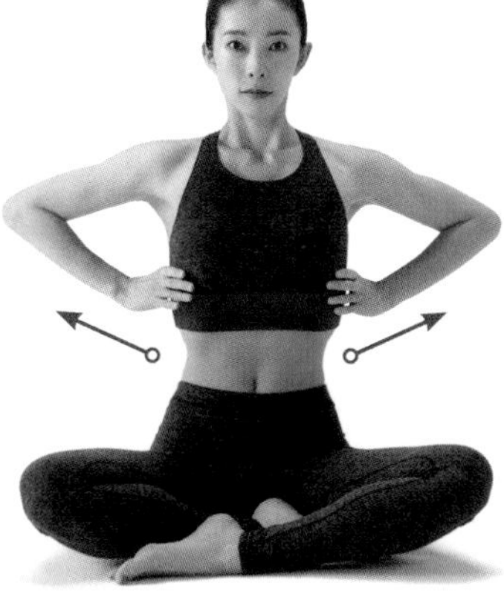

息を吐くと閉じる。

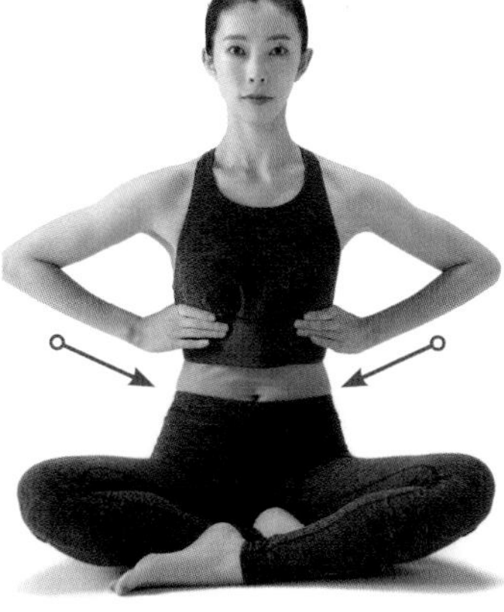

背中の呼吸

背中全体に空気を入れるイメージで行う呼吸です。
背中を丸めた状態で、深い呼吸を繰り返します。
背中側はあまり広がりませんが、意識することが重要です。

【四つん這い】

四つん這いになる。

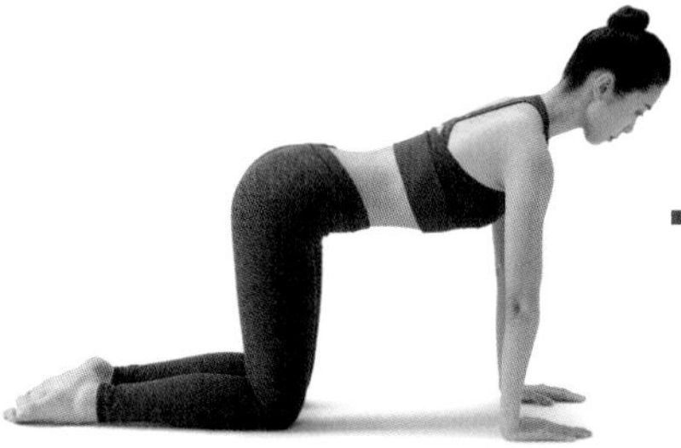

背中を丸めた姿勢のまま呼吸すると、
背中の広がりを感じる。

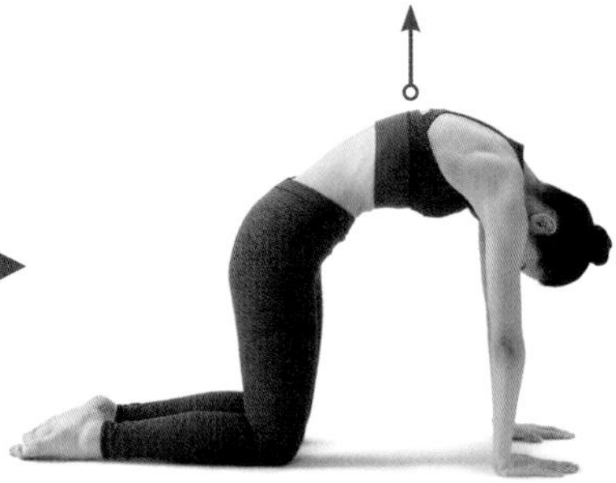

【立位】

立って腕を広げる。

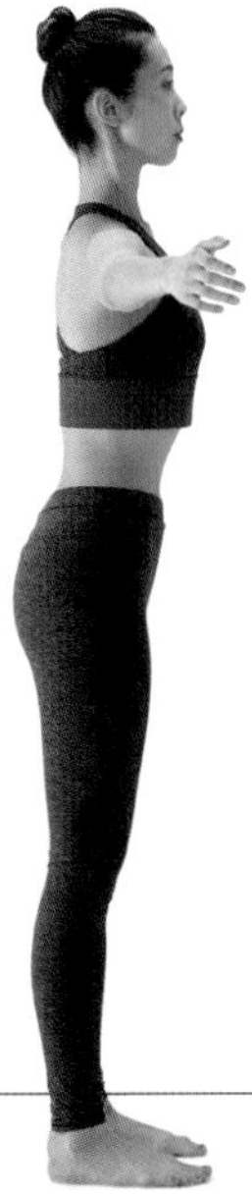

腕を前に伸ばし、
背中を丸めた姿勢のまま呼吸すると、
背中の広がりを感じる。

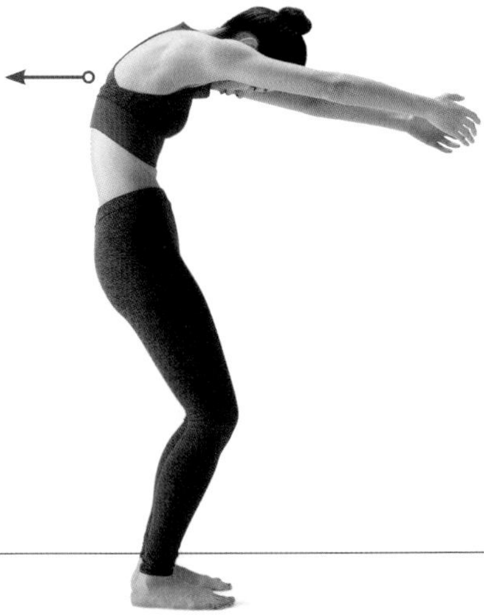

わき腹の呼吸

わき腹に片方ずつ空気を入れるイメージで行う呼吸です。
立位では、体を少し横に倒すと
胸郭が広がったり閉じたりするのを感じやすくなります。

【座位】

息を吸うと広がる。

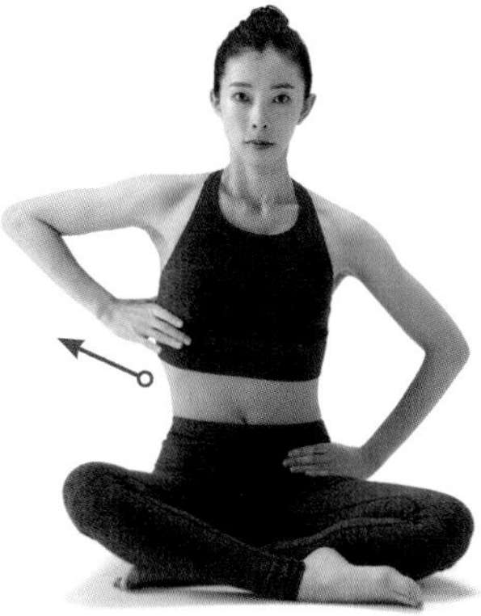

息を吐くと閉じる。

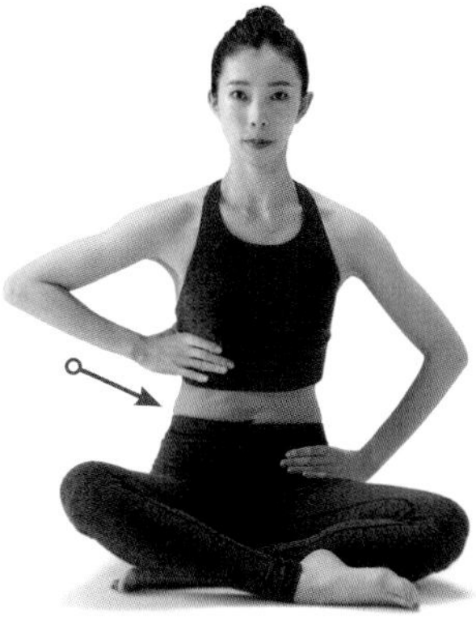

【立位】

息を吸うと
広がる。

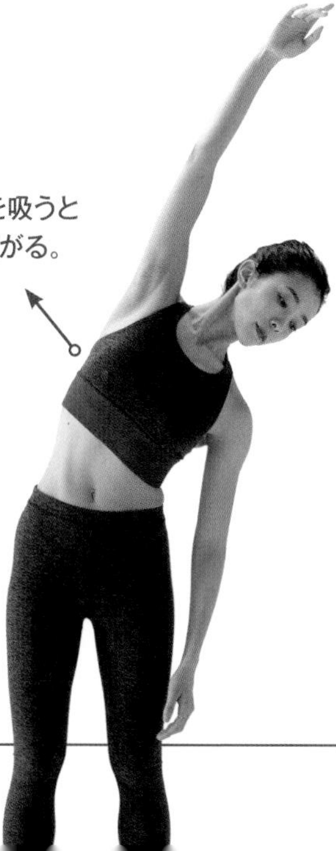

息を吐くと
閉じる。

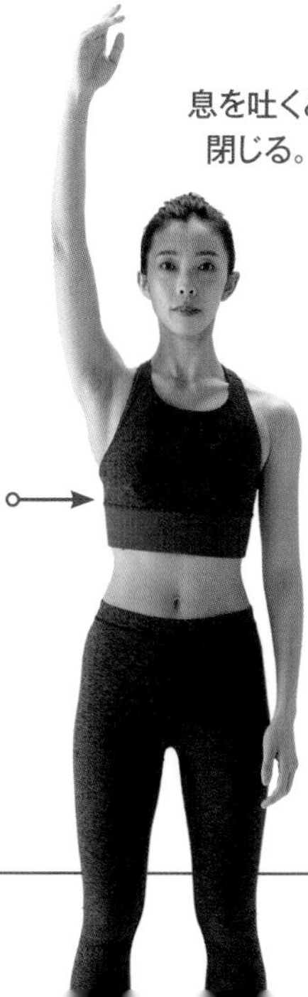

基本のスタートポジション

エクササイズをするときは、スタートポジションをしっかりとることが大切。
それぞれのポジションで意識したいポイントをまとめました。

仰向け

体をまっすぐにして仰向けになる。
骨盤をニュートラルにして天井と平行にする。
腰椎は自然なカーブを描くように。
背骨は伸張(エロンゲーション)させる。
ひざを曲げるときは、
足をこぶし1つ分開く。

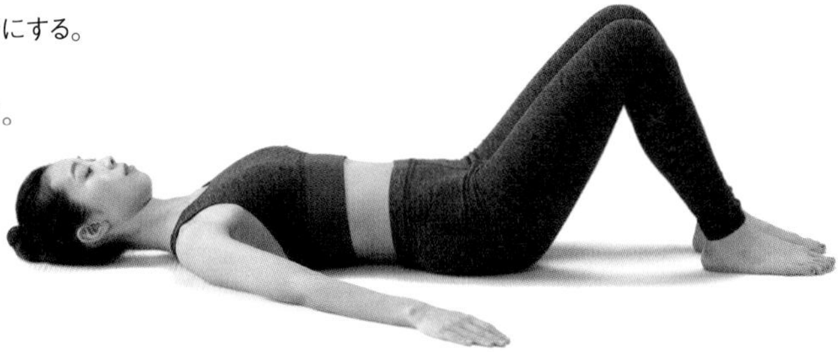

うつ伏せ

体をまっすぐにしてうつ伏せになる。
骨盤をニュートラルにして天井と平行にし、恥骨を床に押しつける。
背骨は自然なS字カーブを描くように。
背骨は伸張(エロンゲーション)させる。

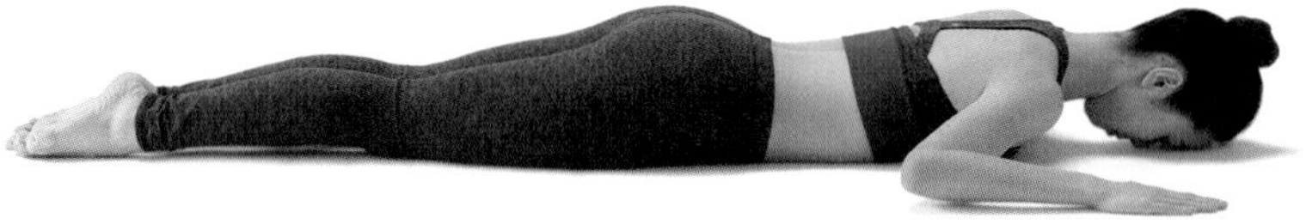

横向き

体の正面を壁に向け、横向きになる。
骨盤をニュートラルにして壁と平行にする。
骨盤から背骨をまっすぐ伸ばし、自然なS字カーブを描くようにする。
背骨は伸張(エロンゲーション)させる。

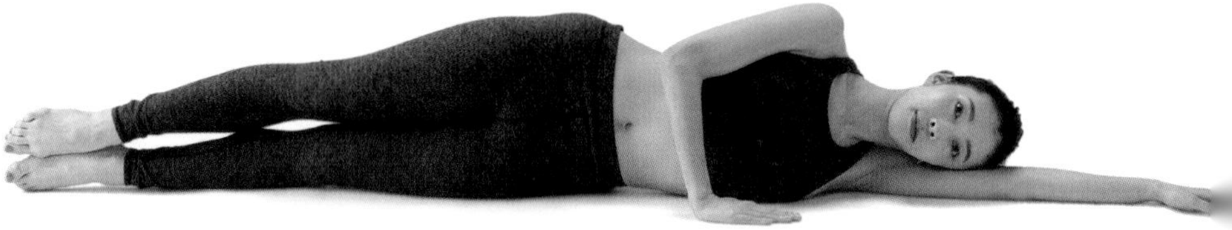

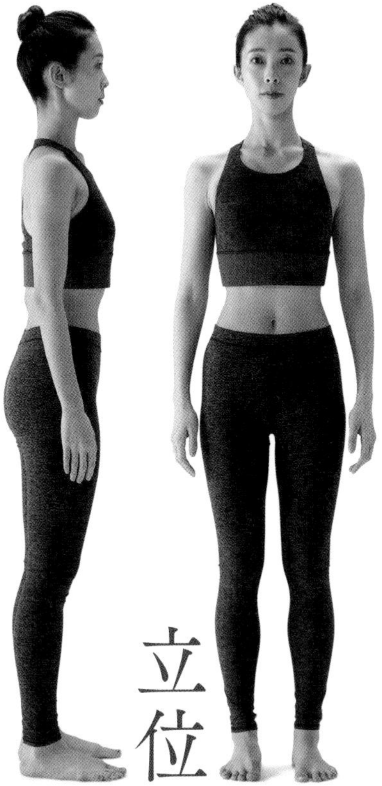

立位

足を腰幅（骨盤の幅）に開いて
まっすぐに立つ。
骨盤をニュートラルにして壁と平行にする。
骨盤から背骨をまっすぐ伸ばし、
自然なS字カーブを描くようにする。
背骨は伸張（エロンゲーション）させる。

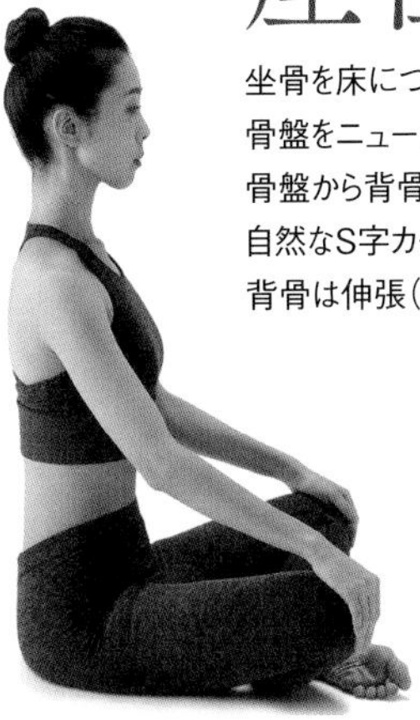

座位

坐骨を床につけ、脚を組んで座る。
骨盤をニュートラルにして壁と平行にする。
骨盤から背骨をまっすぐ伸ばし、
自然なS字カーブを描くようにする。
背骨は伸張（エロンゲーション）させる。

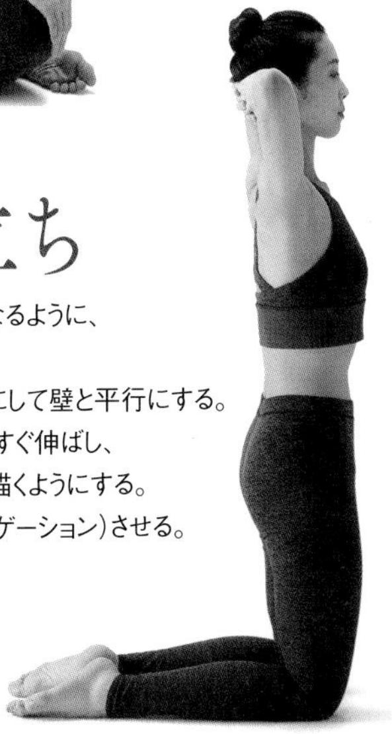

ひざ立ち

上体が壁と平行になるように、
ひざ立ちになる。
骨盤をニュートラルにして壁と平行にする。
骨盤から背骨をまっすぐ伸ばし、
自然なS字カーブを描くようにする。
背骨は伸張（エロンゲーション）させる。

四つん這い

手とひざを床につき、四つん這いになる。
肩の真下に手をおき、
股関節の真下にひざがくるようにする。
骨盤をニュートラルにして床と平行にする。
背骨が自然なS字カーブを描くようにする。
背骨は伸張（エロンゲーション）させる。

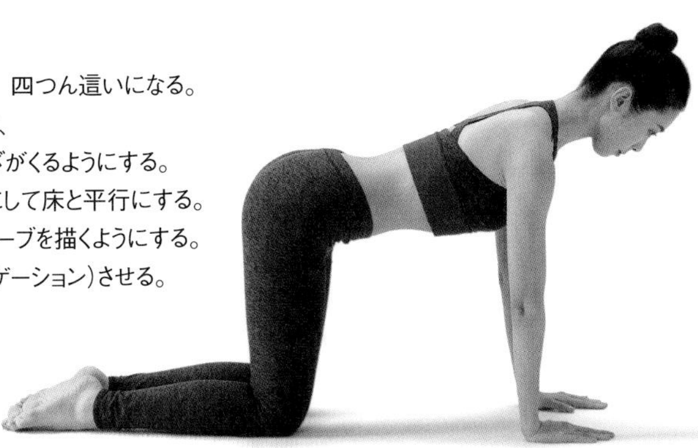

エクササイズの質を上げる
7つのこと

ピラティスを行うときは、ただ体を動かすだけでなく、
7つのポイントを意識しましょう。
体のちょっとした不調や変化など、
さまざまな“気づき”を得られるはずです。

呼吸

常に呼吸を意識して
エクササイズを行う。
体の動きと呼吸を
連動させることが大切。

コントロール

正しいポジションや
フォームを頭の中で理解し、
イメージした通りに
体を動かす。

集中力

正確な呼吸と
動きをするために集中し、
体の声を
きちんと聞く。

流れとリズム

呼吸に合った
スムーズな動きを、
リズムよく
流れるように行う。

センタリング

体の中心にある
コアや軸を
意識しながら、
体を動かす。

正確性

正しいフォームを
心がける。
正確な動きは
効果につながる。

リラックス

無理をせず、
必要なだけの力を使う。
緊張と弛緩の
バランスが大事。

2

プレピラティス

PRE PILATES

ピラティスの基本的な動きが身につくエクササイズを、
スタート時の体のポジション別に紹介します。
シンプルな動きを確実にマスターすることで、
ピラティス独自の体の使い方がわかるようになります。
ウォーミングアップにもおすすめです。

インチワーム

INCHWORM

しゃくとり虫の動きをまねてジワジワと

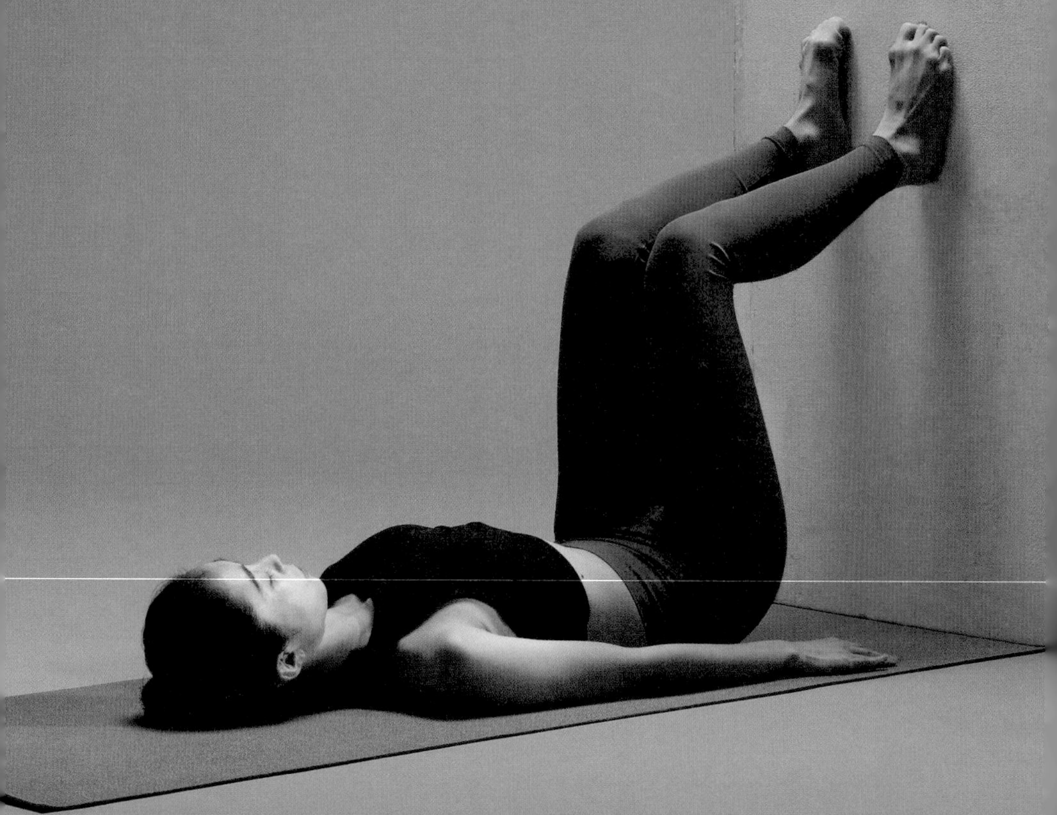

足で壁をつかむように、上下に動かします。
足の指先と足裏のしなやかさを取り戻すエクササイズです。

CHECK POINT

- 足の指をしっかり動かせているか。
- 足裏全体を使っているか。
- 上半身に力が入っていないか。

関連プレピラティス

- フットサイド・トゥ・サイド ▶▶P.122
- ウォーキング ▶▶P.128
- ゲット・アップ ▶▶P.136

1

仰向けになる。両腕は体の横で伸ばし、手のひらを床につける。ひざと股関節を直角に曲げ、壁に足裏をつける。足の幅はこぶし1つ分。

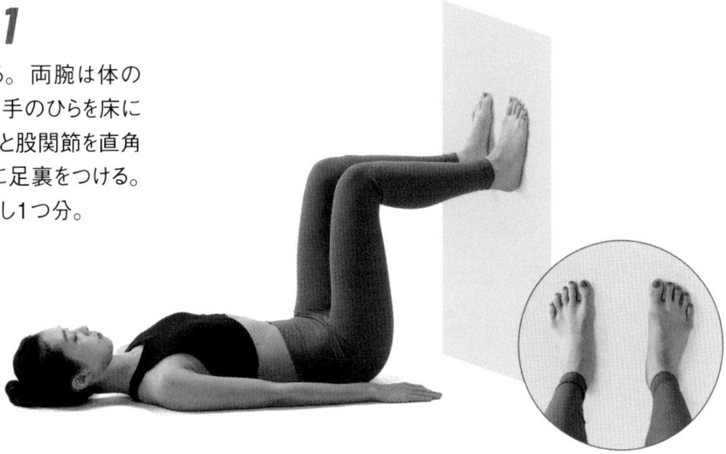

2

足でパー、グーを繰り返しながら、足の力で壁をゆっくり上る。ひざが伸びきったら、足でグー、パーを繰り返しながら1に戻る。5往復。

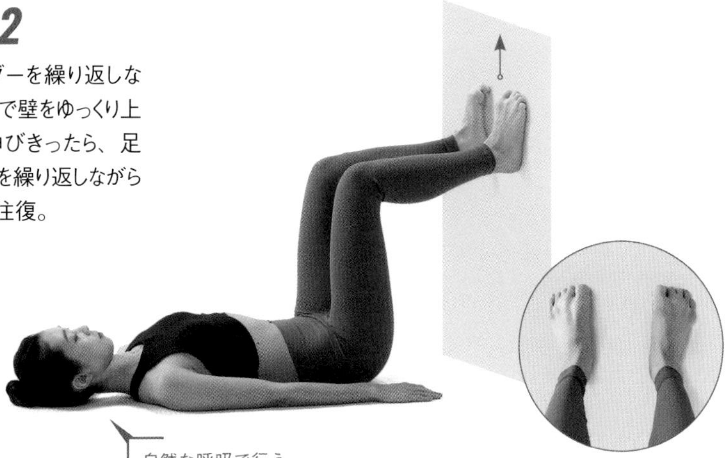

自然な呼吸で行う。

スネーキング

SNAKING

へびのようにうねうねと両足を動かして

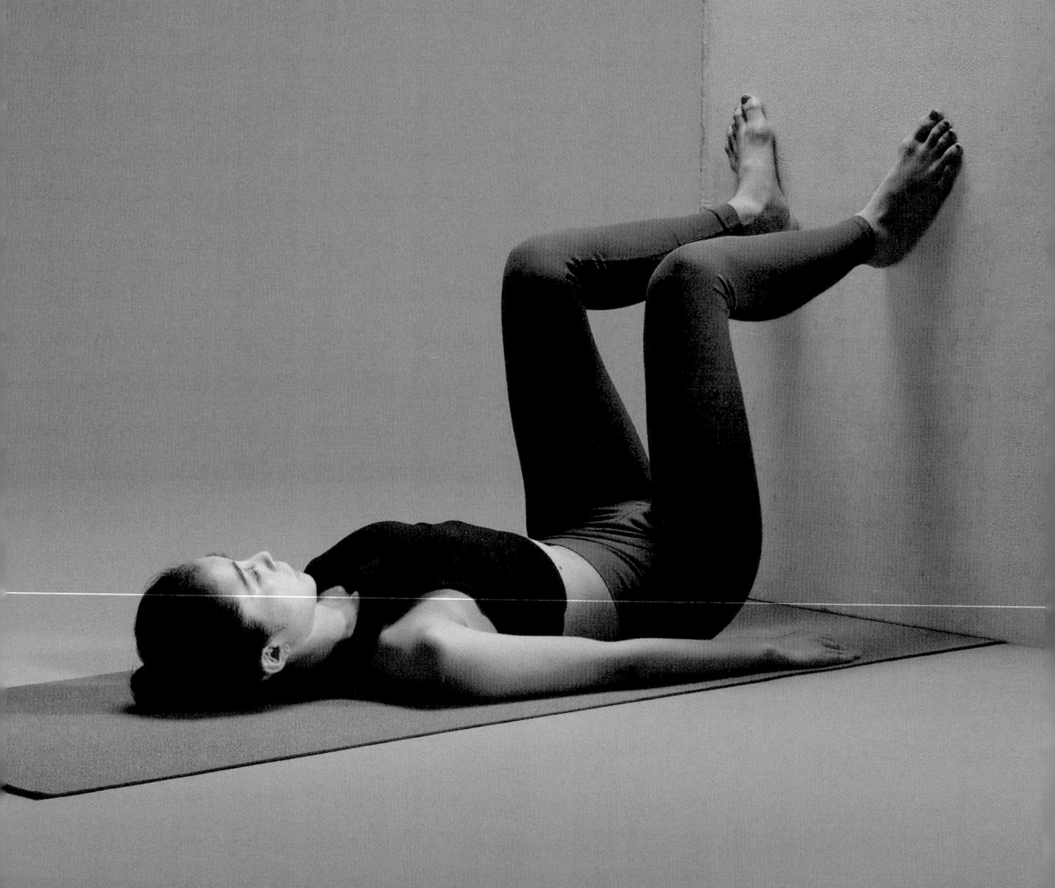

両足を内と外に動かしますが、意識的に使いたいのは股関節。
股関節まわりの筋肉に刺激を入れ、動きをよくします。

CHECK POINT

- 股関節の動きを意識しているか。
- 足裏全体で壁をとらえているか。
- 上半身に力が入っていないか。

関連プレピラティス

- クラム ▶▶P.76
- パッセ ▶▶P.80
- ソンキョ ▶▶P.130

1

仰向けになる。両腕は体の横で伸ばし、手のひらを床につける。ひざと股関節を直角に曲げ、壁に足裏をつける。

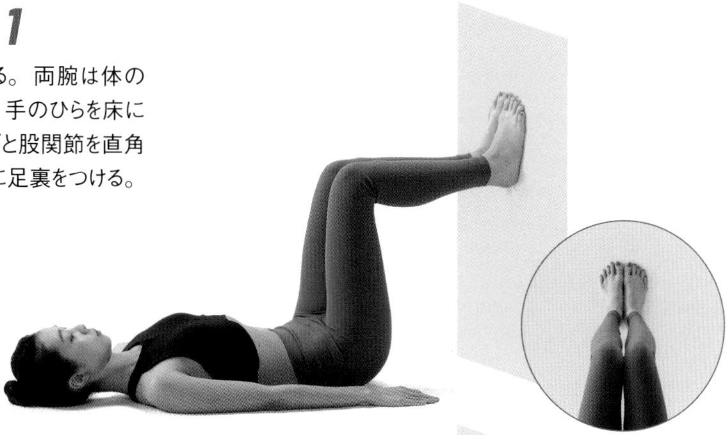

2

かかとを外側に開く。

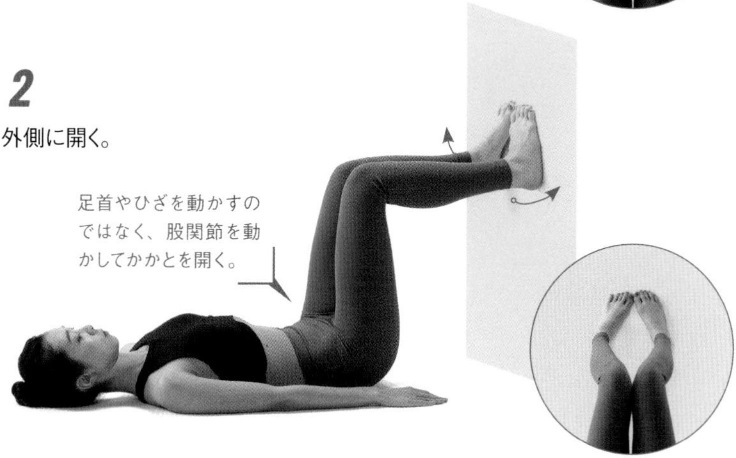

3

かかとの位置は変えずに、股関節を動かしてつま先を外側に開く。**2**と**3**の動きを繰り返しながら、脚をできるだけ左右に開く。逆の動きで**1**に戻る。5往復。

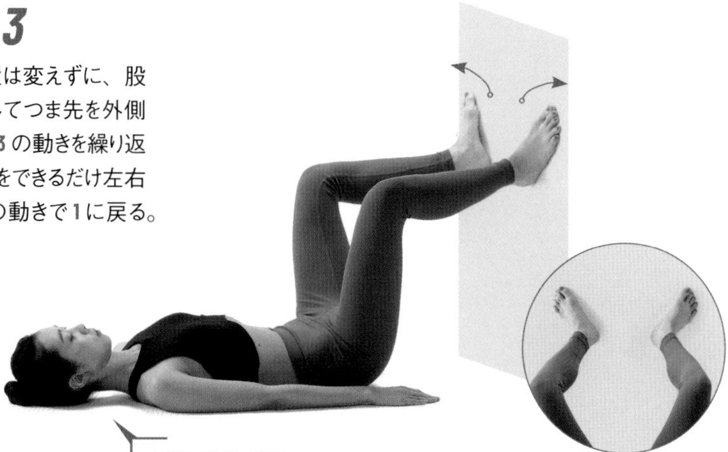

自然な呼吸で行う。

ペルビック・ティルト

PELVIC TILT

骨盤にためた水をやさしく揺らすように

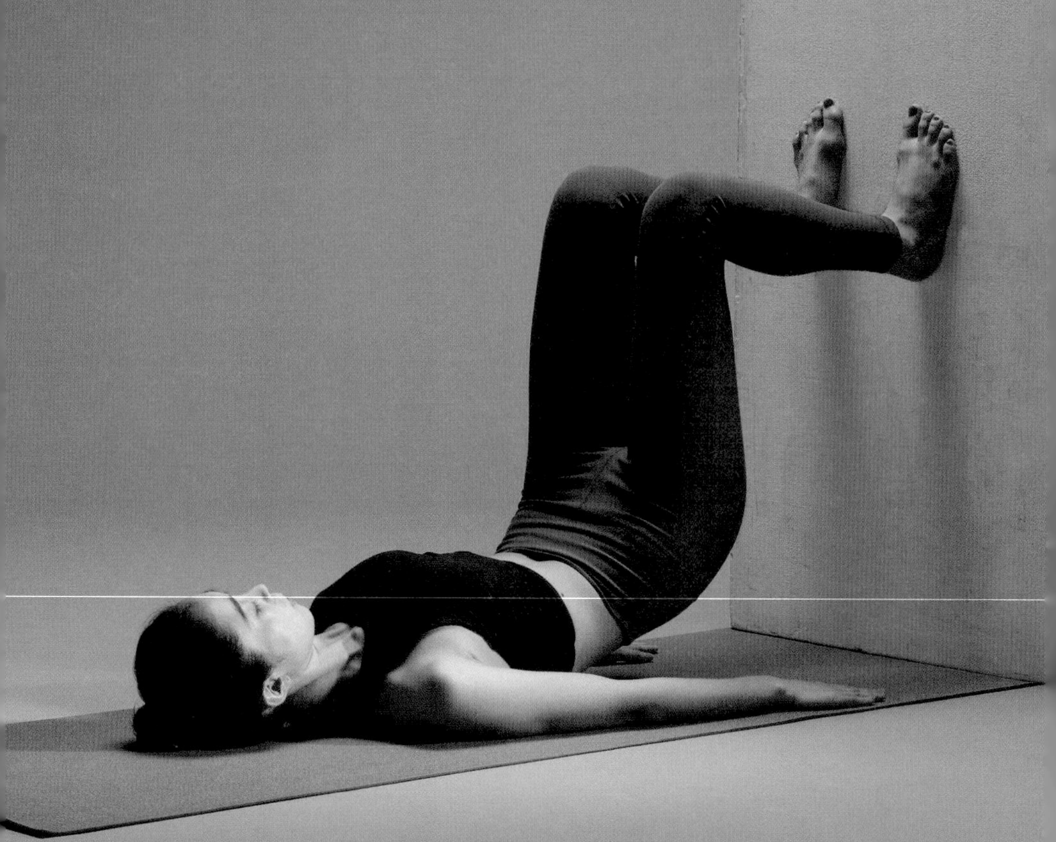

硬くなりがちな腰椎、骨盤、股関節を柔軟にします。
太ももの筋肉も意識しながら小さく動かして。

CHECK POINT

- 骨盤の小さな動きを意識しているか。
- 太もも裏側の筋肉（ハムストリングス）を使っているか。
- 上半身に力が入っていないか。

関連プレピラティス
- バンザイ・ブリッジ ▶▶P.34
- ヘッド・ロール・アップ ▶▶P.42
- ヒップ・リフト ▶▶P.56

1

仰向けになる。両腕は体の横で伸ばし、手のひらを床につける。ひざと股関節を直角に曲げ、壁に足裏をつける。足の幅はこぶし1つ分。息を吸って準備。

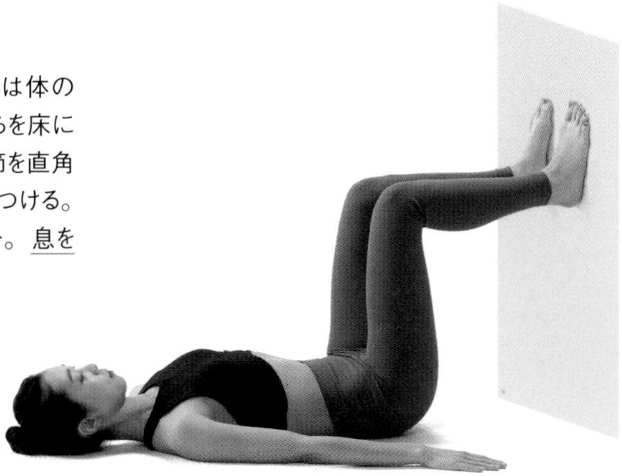

2

息をすべて吐きながら、背骨を床に押しつけ、恥骨から徐々に骨盤を後ろに傾け、床からほんの少しおしりを浮かせる。息を吸いながら、1に戻る。5回。

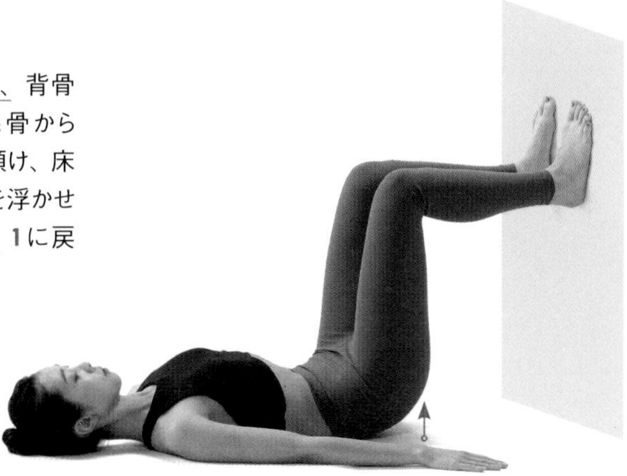

VARIATION

おしりを高く上げると、腹筋や太もも裏側、おしりの筋肉を強化できる。骨盤を後ろに傾けておしりを持ち上げ、元に戻る。5回。

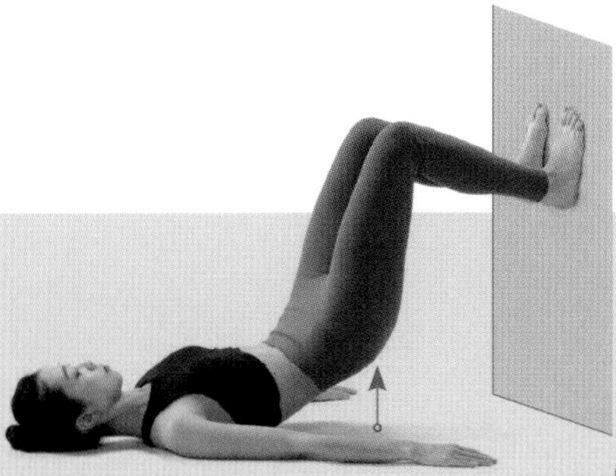

アッパー・バック・カール

UPPER BACK CURL

足で壁を押しながら、背骨を天井へ伸ばして

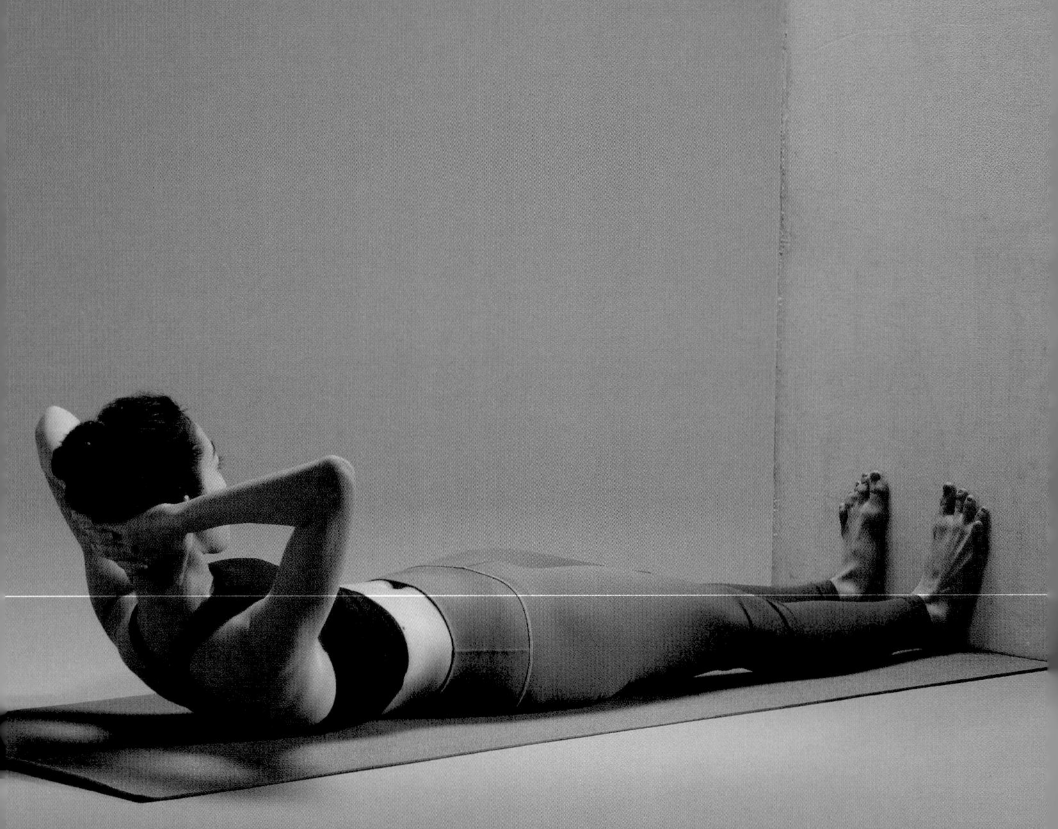

胸をしっかり丸めて、背骨の柔軟性を高めます。
頭と足裏を逆方向に伸ばし、背骨を引っ張り合いましょう。

CHECK POINT

- 足裏で壁を押せているか。
- 首ではなく、胸を丸めているか。
- 背骨の伸張（エロンゲーション）を感じているか。

関連プレピラティス

- ヘッド・ロール・アップ ▶▶P.42
- アップ・ストレッチ ▶▶P.100
- ハーフ・ロール・ダウン ▶▶P.132

1

仰向けになる。両手を頭の後ろで組み、胸を開く。壁に足裏をつける。足の幅はこぶし1つ分。息を吸って準備。

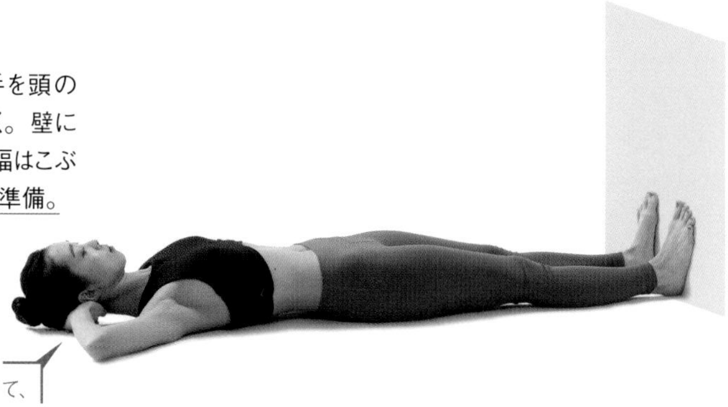

親指を首に沿わせて、首をサポートする。

2

息をすべて吐きながら、頭と肩をゆっくりと持ち上げて胸を丸める。息を吸いながら、1に戻る。5回。

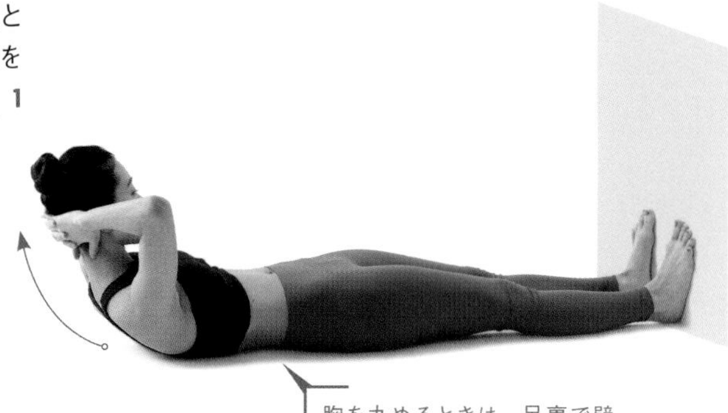

胸を丸めるときは、足裏で壁を押し、背骨を引き上げて伸ばす。肺から空気を出しきるように息を吐いて。

VARIATION

脚をクロスして行うと、さらに背骨のしなやかさがアップ。頭と肩を持ち上げて胸を丸め、元に戻る。脚を入れ替えて各5回。再度、上のエクササイズを行うと、動きやすさを感じるはず。

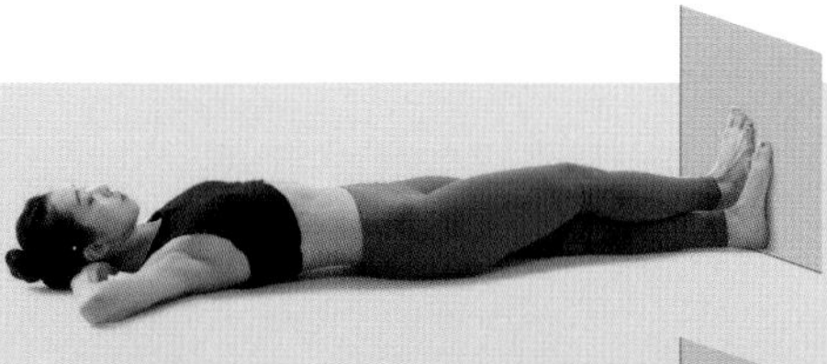

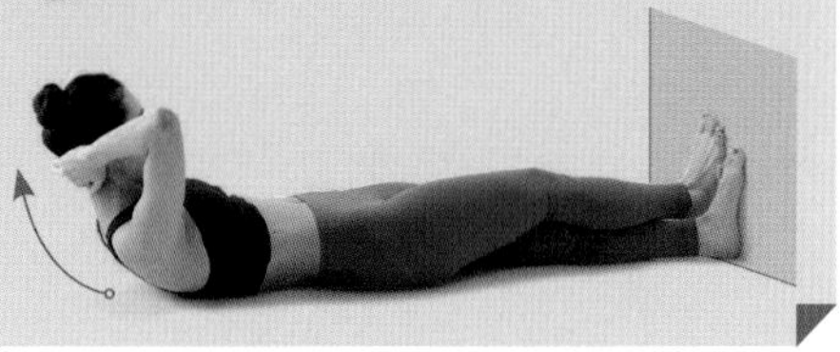

バンザイ・ブリッジ

BANZAI BRIDGE

尾骨から順番に持ち上げて、体を一直線に

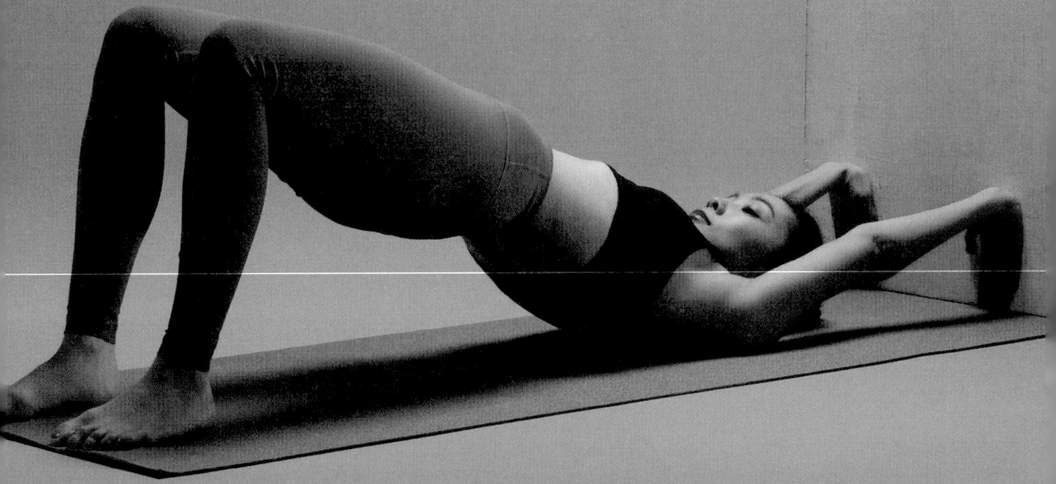

背骨の小さな骨(椎骨)を1つ1つなめらかに動かして。
おしりと太もも裏側の筋肉も強化できます。

CHECK POINT

- 背骨の動きを意識しているか。
- 手で壁を押せているか。
- おしりを上げたときに、
  肋骨が開いていないか。

関連プレピラティス
- ヒップ・リフト ▶▶P.56
- ショルダー・ムーブメント ▶▶P.108
- リバース・プランク ▶▶P.118

1

ひざを曲げて仰向けになる。両腕は耳の横で伸ばし、手のひらを壁につける。足の幅はこぶし1つ分。息を吸って準備。

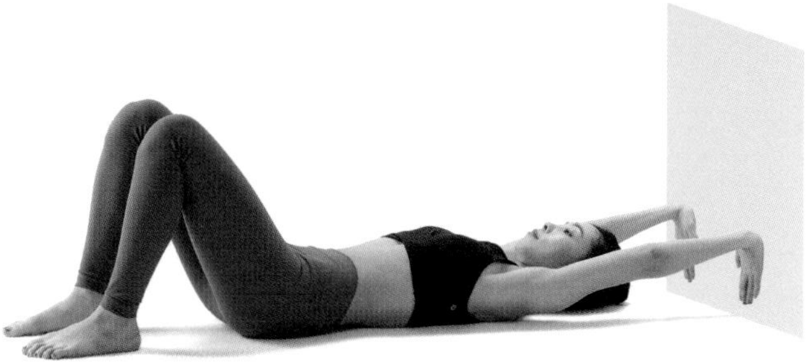

2

息を吐きつつ、恥骨から徐々に骨盤を上げる。

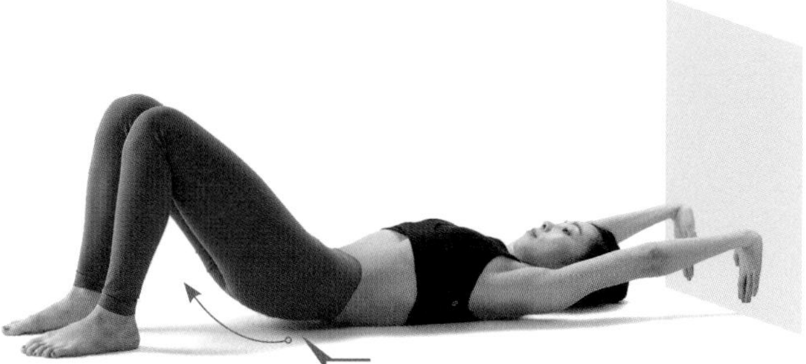

背骨をおしり側から少しずつ上げるイメージ。

3

続けて、息をすべて吐きながら、さらにおしりと背中を上げる。息を吸いながら、背骨を少しずつ床につけて1に戻る。5回。

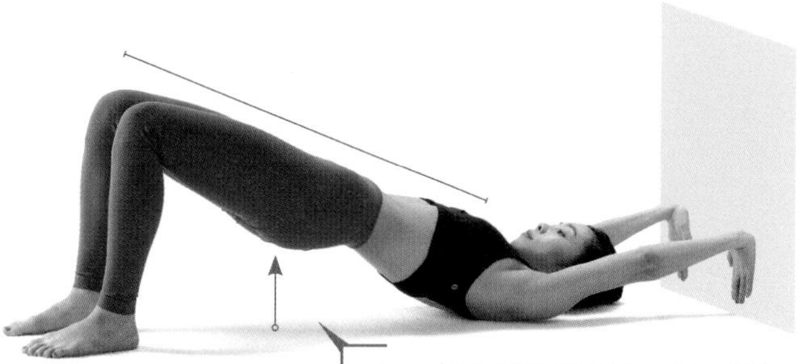

おしりと太もも裏側の筋肉（ハムストリングス）を使って、ひざから胸までを一直線にする。

VARIATION

片手で行うと、さらに背骨の動きがよくなる。ひざを曲げて仰向けになり、側屈して片手を壁につける。体が傾かないように骨盤と背中を上げ、元に戻る。左右各5回。再度、上のエクササイズを行うと、動きやすさを感じるはず。

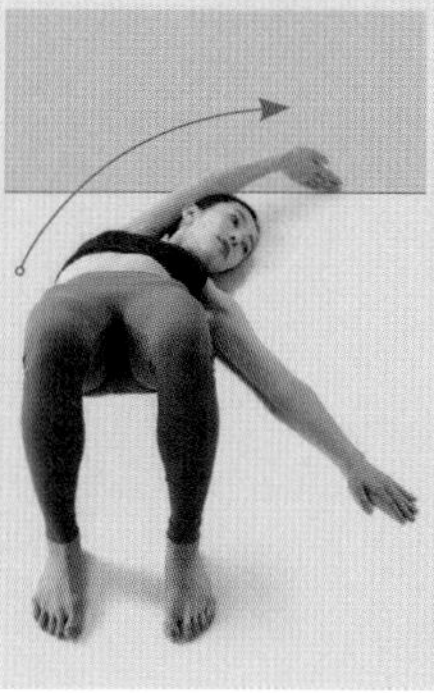

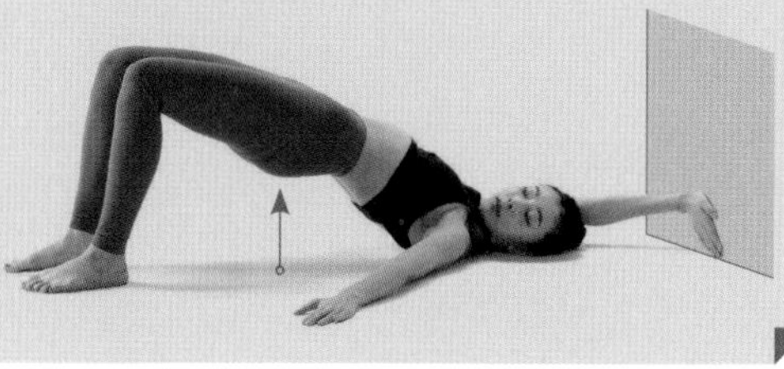

アブダクション

ABDUCTION

磁石のように足裏を壁にピタリとつけて

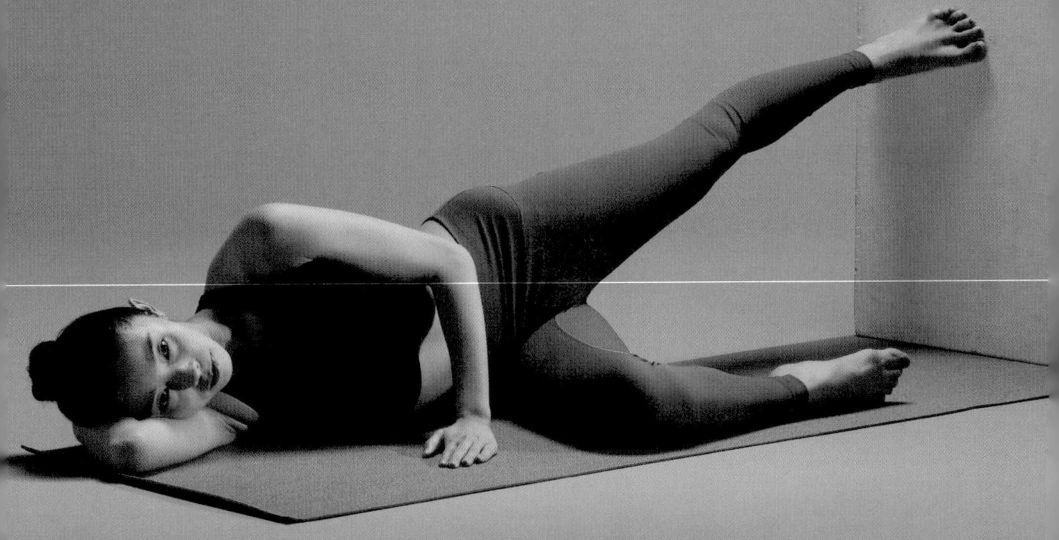

骨盤の位置をキープしながら脚を上下に。
股関節の動きをよくし、おしりの筋肉(特に中殿筋)を強化します。

CHECK POINT

- 骨盤は常に真横を向いているか。
- 股関節の動きを意識しているか。
- 足裏が壁から離れていないか。

関連プレピラティス

- プレ・サイド・キック ▶▶P.78
- パッセ ▶▶P.80
- サイド・プランク ▶▶P.86

1

横向きになる。下のひじを曲げて頭をのせ、上の手を体の前におく。下のひざを直角に曲げ、上の脚はまっすぐ伸ばし、足裏を壁につける。息を吸って準備。

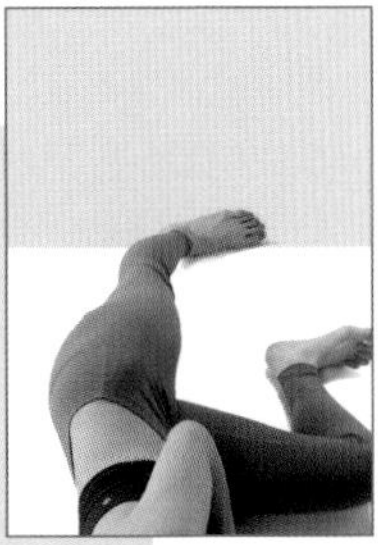

骨盤は真横に向ける。体がぐらつかないように、手のひらで床を押す。

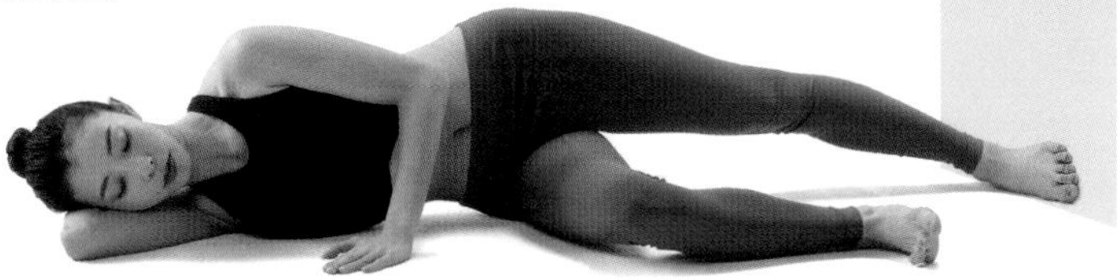

2

息をすべて吐きながら、上の脚を壁に沿って上げる。息を吸いながら、1に戻る。5回。反対側も同様に。

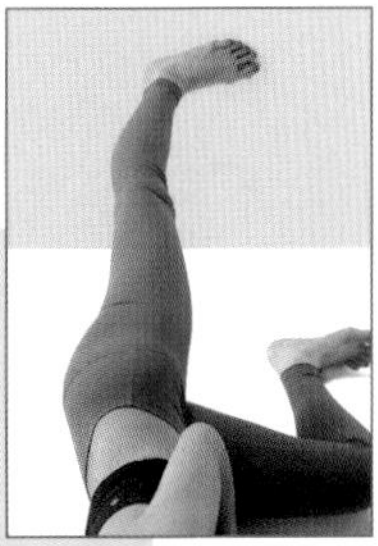

足裏が壁からぎりぎり離れないところまでスライドさせる。

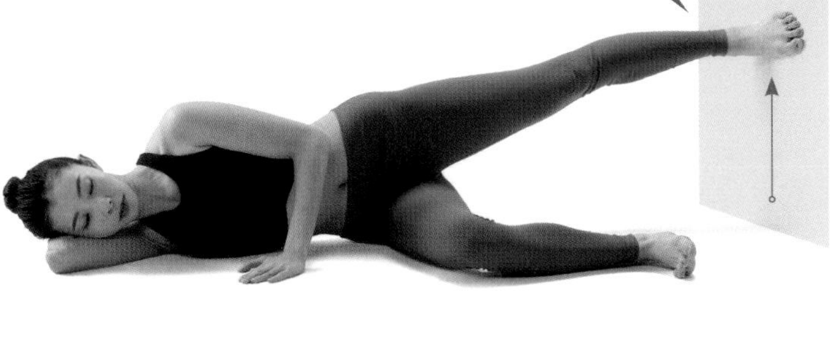

アダクション

ADDUCTION

太もも内側の筋肉を使って壁をスライド

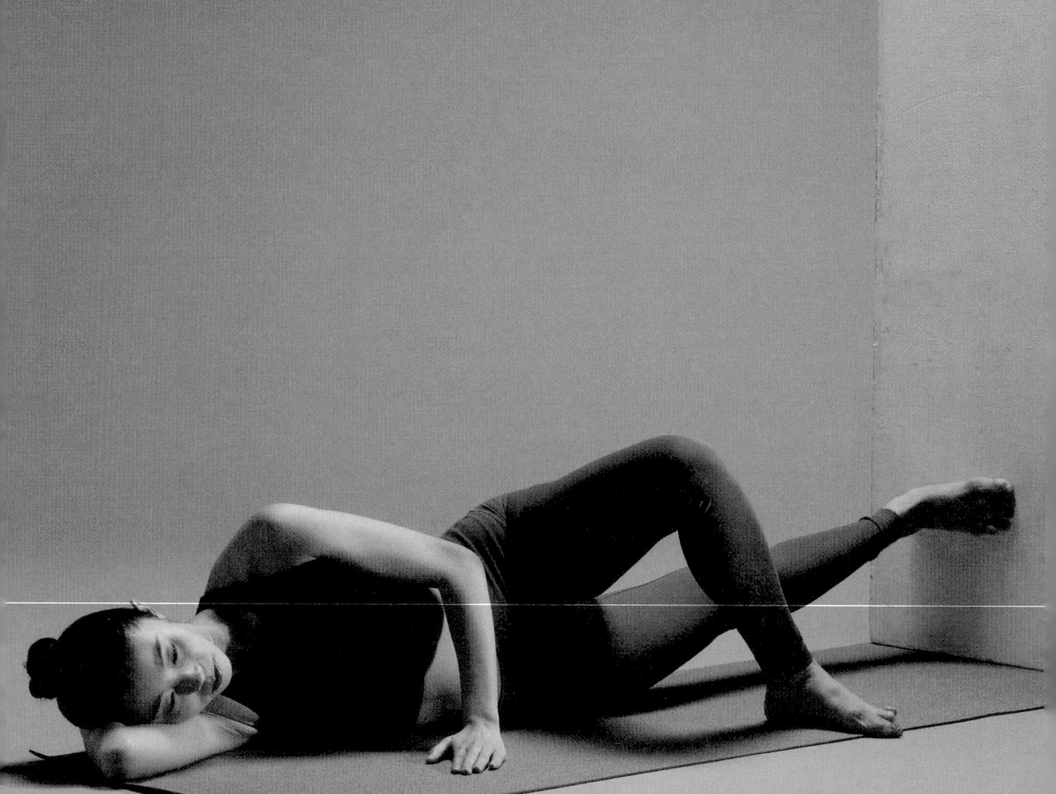

体がねじれないように安定させながら、脚を上下させます。
太もも内側の筋肉(内転筋群)の強化におすすめ。

CHECK POINT

- 骨盤は常に真横を向いているか。
- 股関節の動きを意識しているか。
- 足裏が壁から離れていないか。

関連プレピラティス
- サイド・リフト ▶▶P.82
- ソンキョ ▶▶P.130
- スタンディング・ソウ ▶▶P.134

1

横向きになる。下のひじを曲げて頭をのせ、上の手を体の前におく。下の脚をまっすぐ伸ばし、足裏を壁につける。上のひざを曲げ、下の脚の前におく。息を吸って準備。

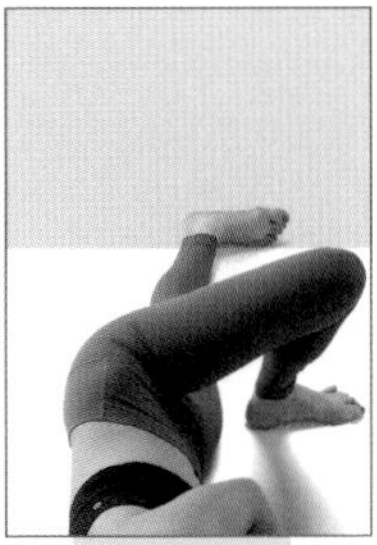

骨盤は真横に向ける。
体がぐらつかないように、
手のひらと足裏で床を押す。

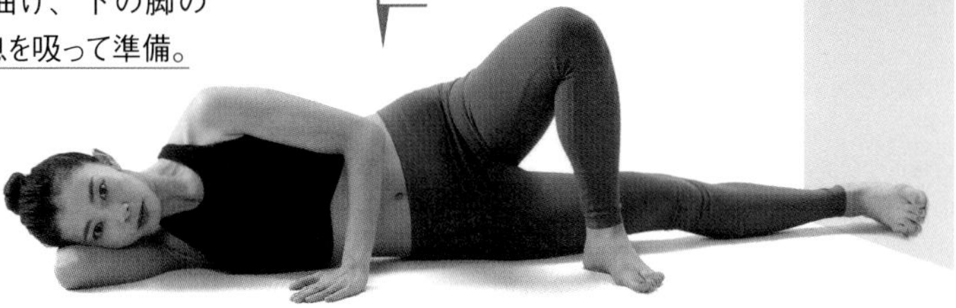

2

息をすべて吐きながら、下の脚を壁に沿って上げる。息を吸いながら、1に戻る。5回。反対側も同様に。

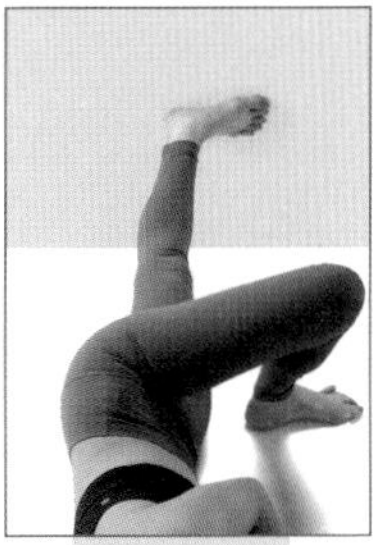

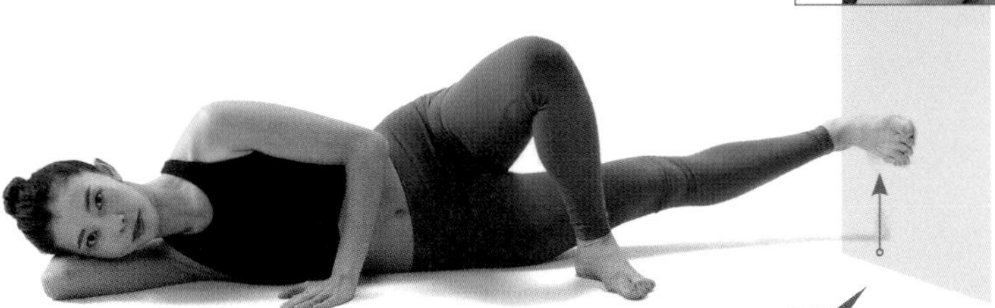

足裏が壁からぎりぎり離れないところまでスライドさせる。

スモール・ロッキング

SMALL ROCKING

ロッキングチェアのようにやさしく揺れて

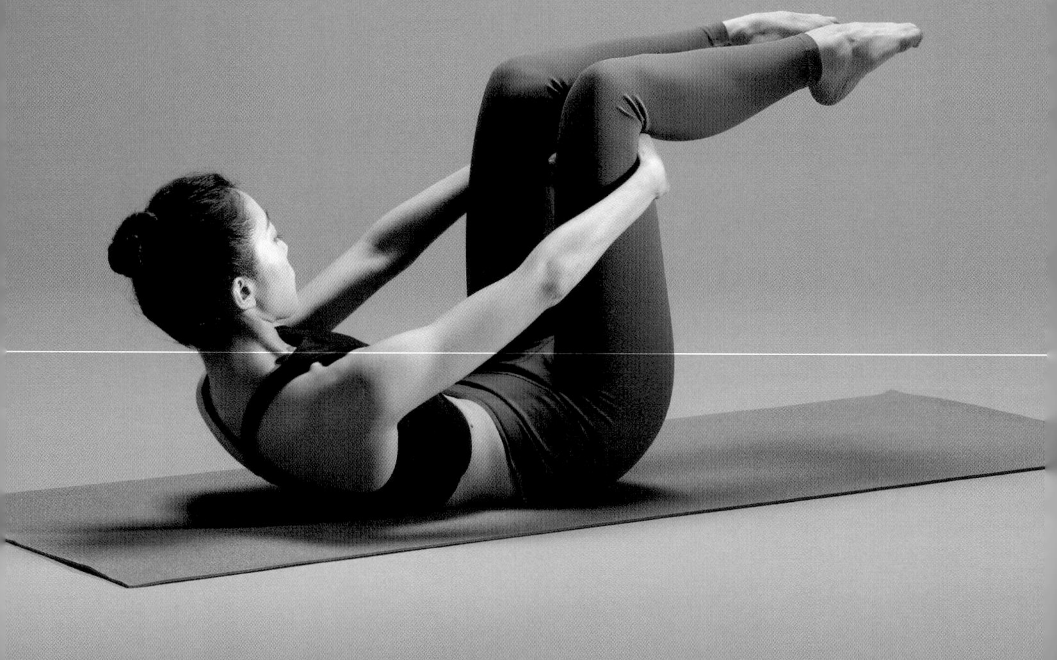

腹部（コア）を意識しながら、背中を丸めるのがポイント。
へその裏側あたりを支点にして、小さく揺れましょう。

CHECK POINT

- 腰椎がしっかり丸まっているか。
- 背中のカーブをくずさずに動けるか。
- 呼吸と動きが合っているか。

関連プレピラティス
- ペルビック・ティルト ▶▶P.30
- クライム・ア・ツリー ▶▶P.46
- プレ・スパイン・ストレッチ ▶▶P.112

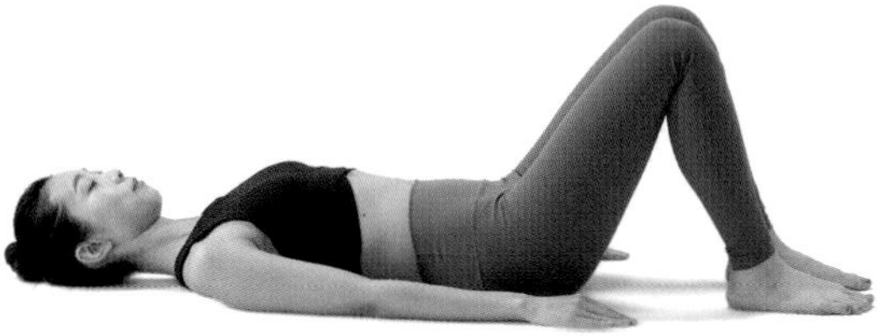

1

ひざを曲げて仰向けになる。両腕は体の横で伸ばす。足の幅はこぶし1つ分。

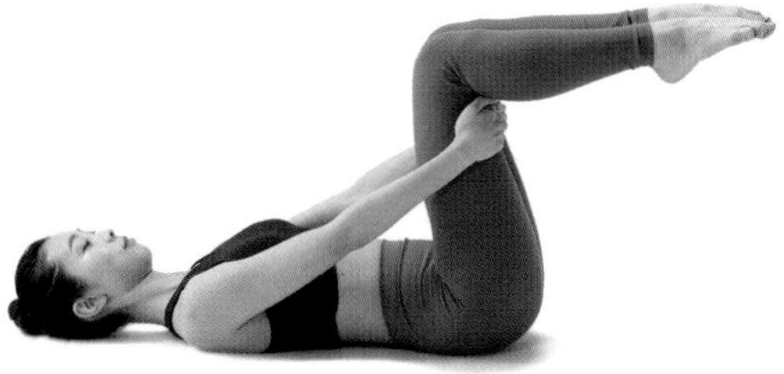

2

ひざと股関節を直角に曲げ、つま先を伸ばす。ひざの後ろに両手を当てる。息を吸って準備。

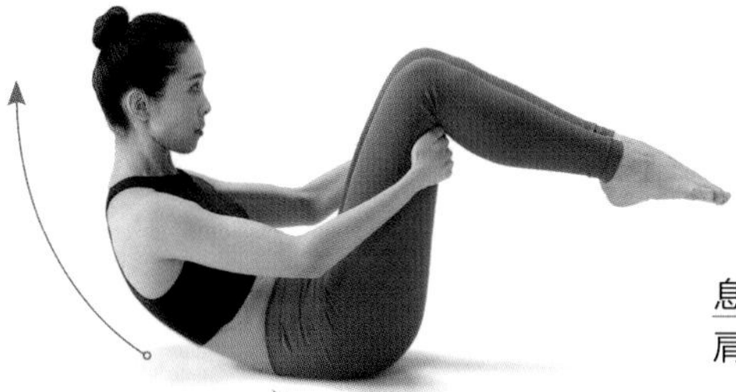

3

息をすべて吐きながら、頭と肩を持ち上げ、背中を丸める。

へその裏側を床に押しつけ、バランスをとる。

背中のカーブを保ちながら、呼吸に合わせて揺らす。

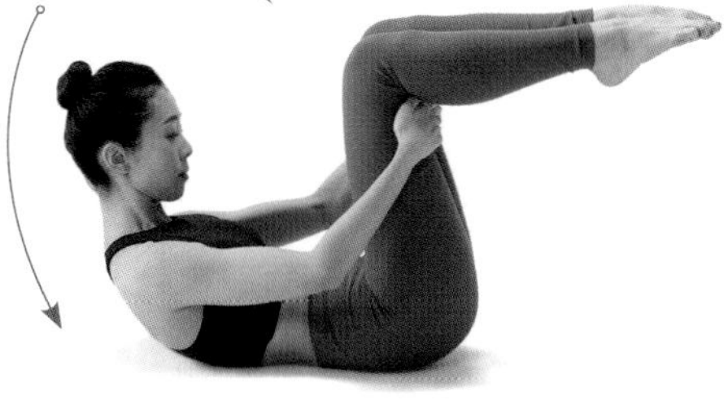

4

息を吸いながら、重心を後ろに移動させ、小さく転がる。息をすべて吐きながら、重心を前に移動させて**3**に戻る。**3**と**4**を繰り返す。10回。

ヘッド・ロール・アップ

HEAD ROLL UP

腰を床に沈め、ピタッと押しつけて

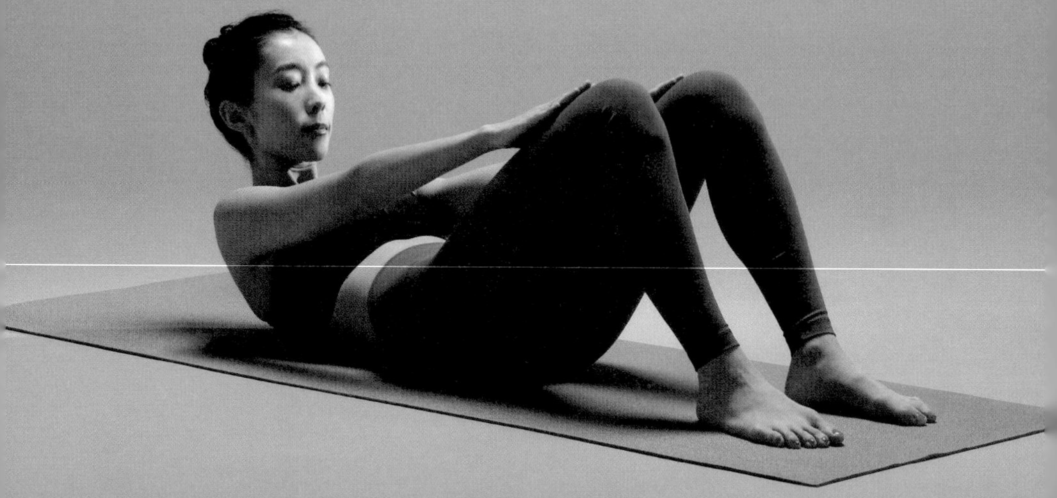

手のひらをスライドさせながら、背骨を丸めるエクササイズ。
お腹の力を強く保ち続けて。

CHECK POINT

- ■ 腰背部が床から離れていないか。
- ■ 腹部（コア）を意識しているか。
- ■ 首や肩に力が入っていないか。

関連プレピラティス

- ペルビック・ティルト ▶▶P30
- アッパー・バック・カール ▶▶P.32
- レッグ・ローワー ▶▶P.58

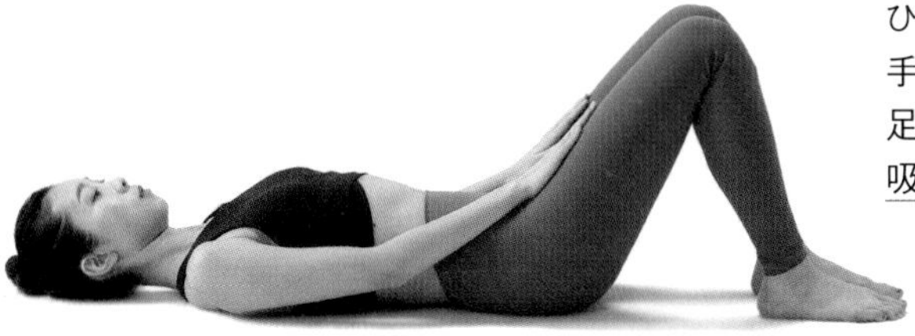

1

ひざを曲げて仰向けになる。手のひらを太ももの上におく。足の幅はこぶし1つ分。息を吸って準備。

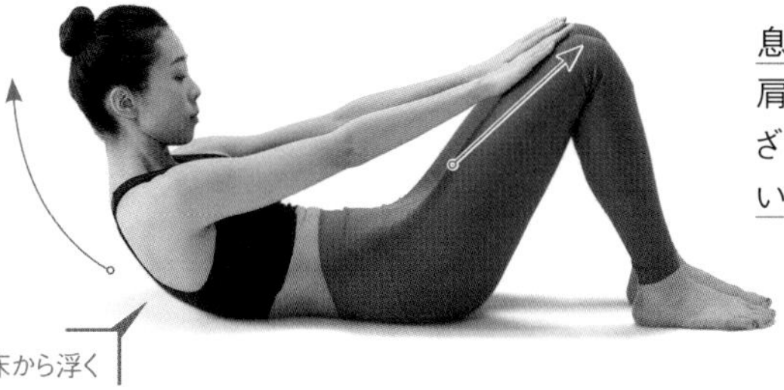

肩甲骨が床から浮くくらいまで上げる。

2

息をすべて吐きながら、頭と肩を持ち上げ、手のひらをひざまでスライドさせる。息を吸いながら、1に戻る。5回。

VARIATION

片脚を伸ばして行うと、さらに腹部(コア)を強化できる。片脚を伸ばして頭と肩を持ち上げ、手のひらをひざまでスライドさせ、元に戻る。左右交互に各5回。上のエクササイズと同じ動きができるように、コントロールしながら行う。

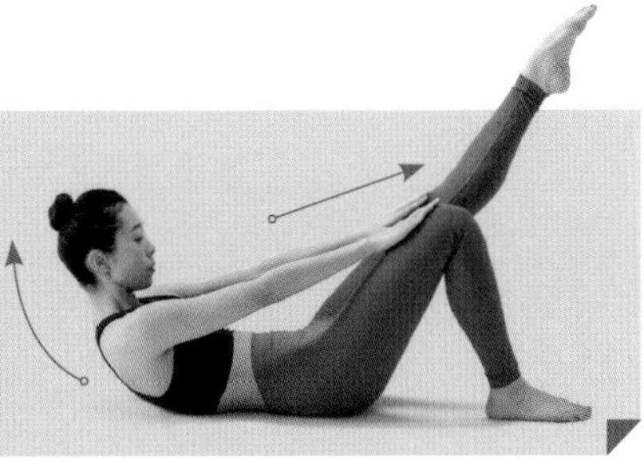

ヘッド・ロール・アップ・ツイスト

HEAD ROLL UP TWIST

肩を反対側の腰に近づけるように

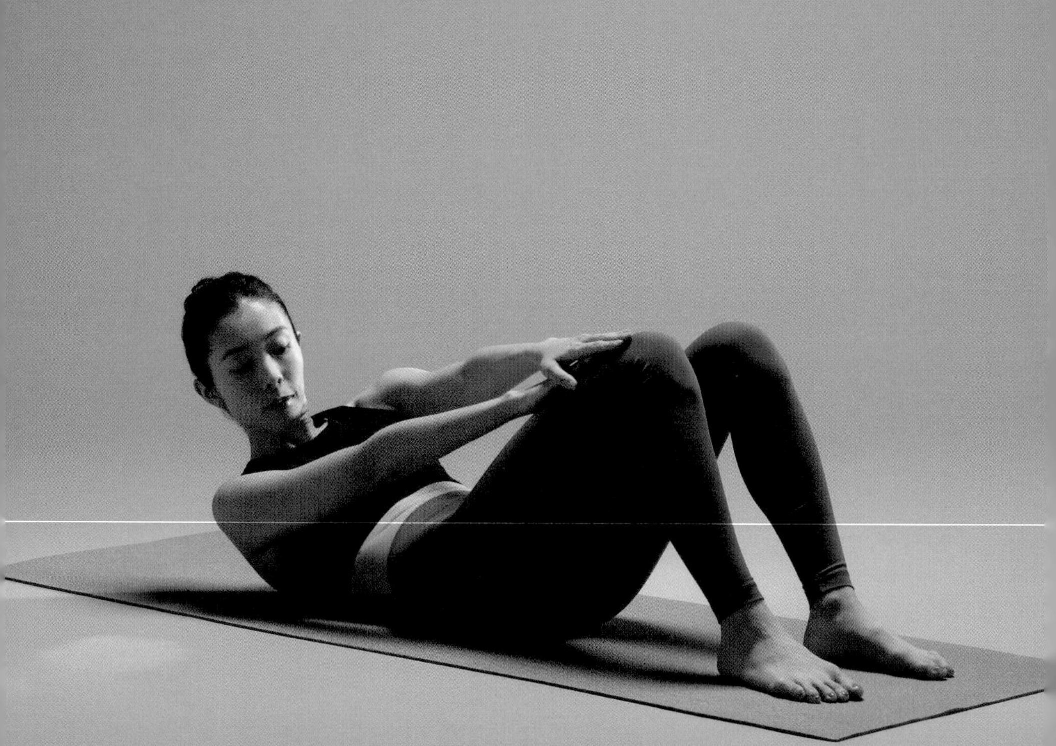

「ヘッド・ロール・アップ」（P.42）にひねりの動きをプラス。
わき腹の筋肉（腹斜筋）を強化できます。

CHECK POINT

- 腰背部が床から離れていないか。
- 腹部（コア）を意識しているか。
- 体を無理にひねっていないか。

関連プレピラティス
- ニー・スウェイ ▶▶P.52
- ワイパー ▶▶P.68
- ヘリコプター ▶▶P.114

1

ひざを曲げて仰向けになる。足の幅はこぶし1つ分。

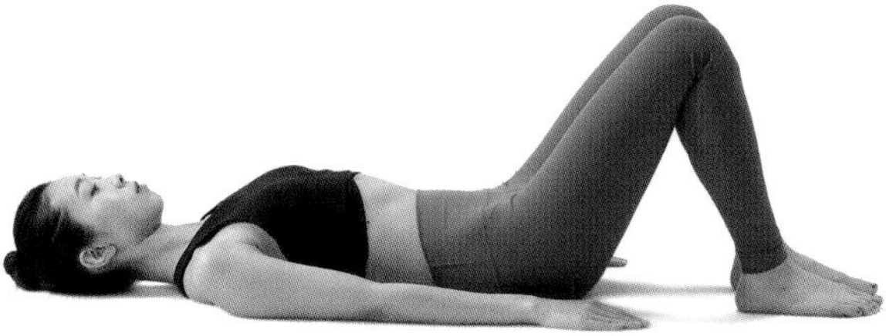

2

両手を重ねて、片方の太ももの上におく。息を吸って準備。

反対側の手が上になるように。

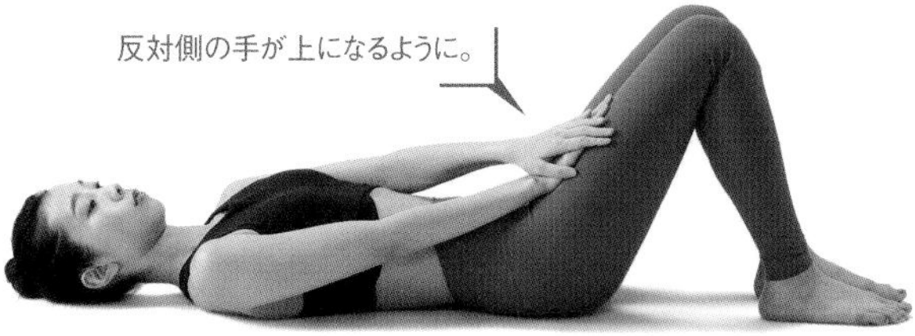

3

息をすべて吐きながら、頭と肩をやや斜めに持ち上げ、手のひらをひざまでスライドさせる。息を吸いながら、**2**に戻る。5回。反対側も同様に。

上の手が下の手を追い越すように腕を伸ばす。

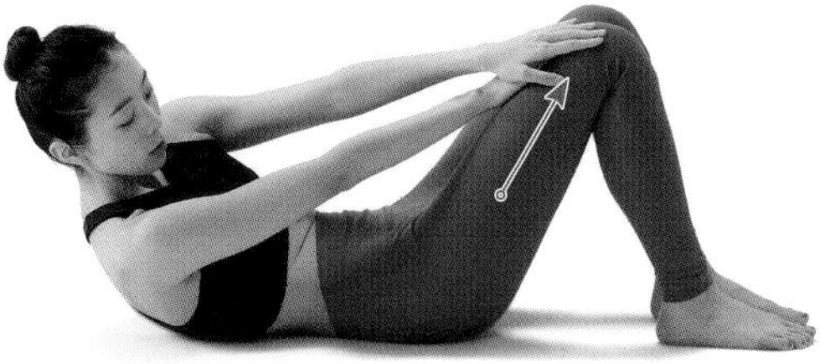

クライム・ア・ツリー

CLIMB A TREE

木登りするように、手と体を動かして

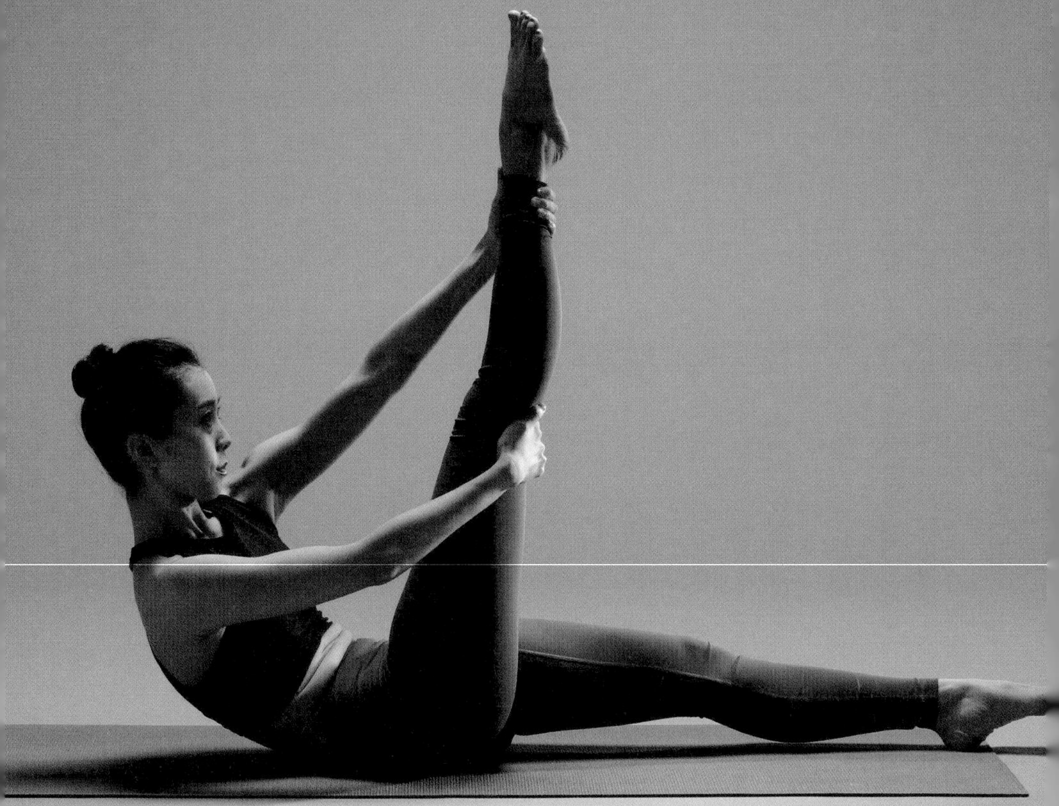

背骨に意識を集中させ、背骨全体をしなやかに動かします。
太もも裏側の筋肉（ハムストリングス）の柔軟性向上にも。

CHECK POINT

- 上げている方の脚が安定しているか。
- 椎骨1つ1つをイメージしているか。
- 腹部（コア）を意識しているか。

関連プレピラティス

- ペルビック・ティルト ▶▶P.30
- スモール・ロッキング ▶▶P.40
- スモール・レッグ・サークル ▶▶P.54

1

ひざを曲げて仰向けになる。
足の幅はこぶし1つ分。

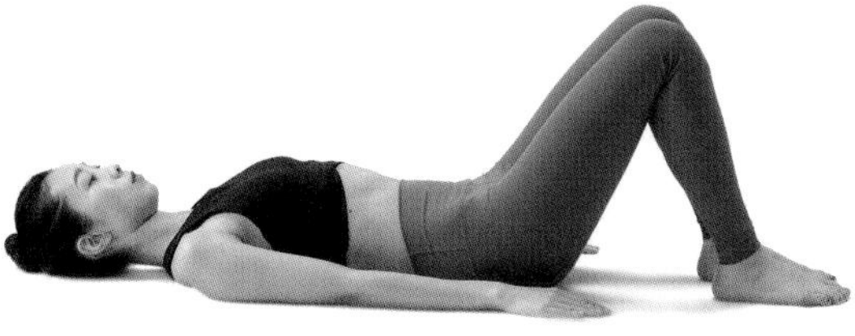

2

片脚を天井に向かって上げ、つま先を伸ばす。片方の手をひざに、もう片方の手を太ももに当てる。息を吸って準備。

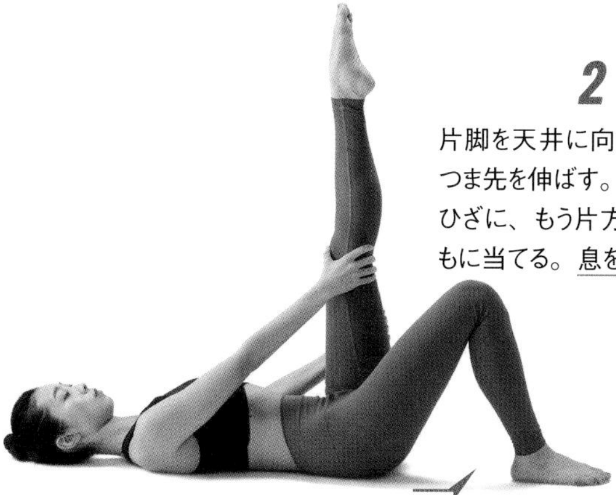

逆の脚は曲げても伸ばしても OK。
やりやすい方を選ぶ。

3

息を吐きつつ、頭、肩、背中の順に持ち上げる。同時に片脚を上るように、両手を交互に動かす。

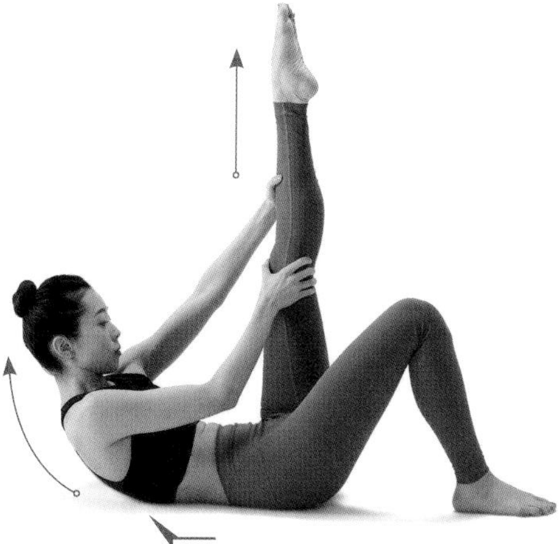

背骨を少しずつ床からはがす意識。

4

続けて、息をすべて吐きながら、背中を完全に床から離し、両手で足首をつかむ。息を吸い、息をすべて吐きながら、逆の動きで 2 に戻る。5 回。
反対側も同様に。

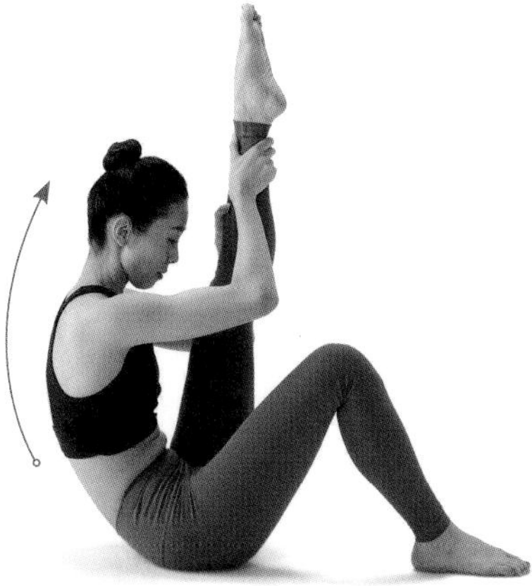

ノーズ・サークル

NOSE CIRCLE

首の付け根を意識して、鼻で円を描く

鼻を小さく回すことで、
首と頭のつなぎ目にあたる部分を動かし、
凝り固まった首を動かしやすくします。

CHECK POINT

- 鼻で小さな円を描いているか。
- ゆっくり丁寧に動かしているか。
- 首以外の部分は安定しているか。

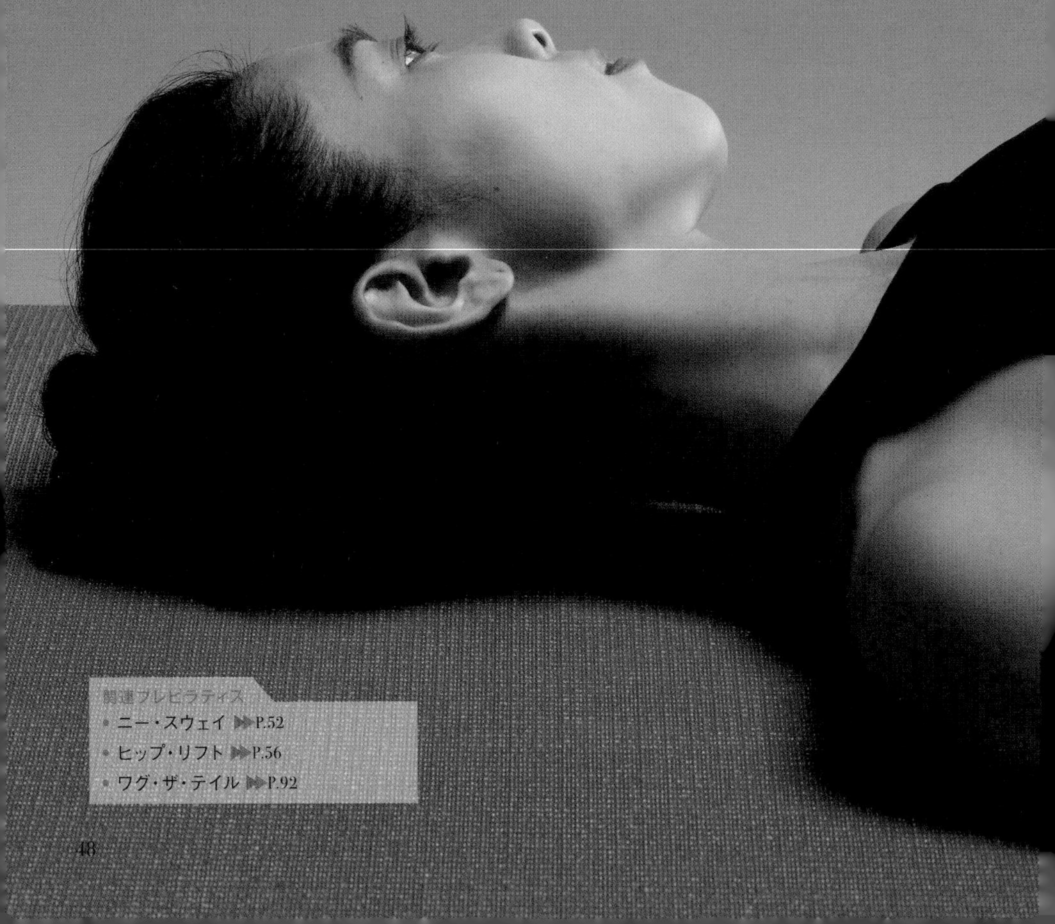

関連プレピラティス

- ニー・スウェイ ▶▶P.52
- ヒップ・リフト ▶▶P.56
- ワグ・ザ・テイル ▶▶P.92

1

ひざを曲げて仰向けになる。
足の幅はこぶし1つ分。

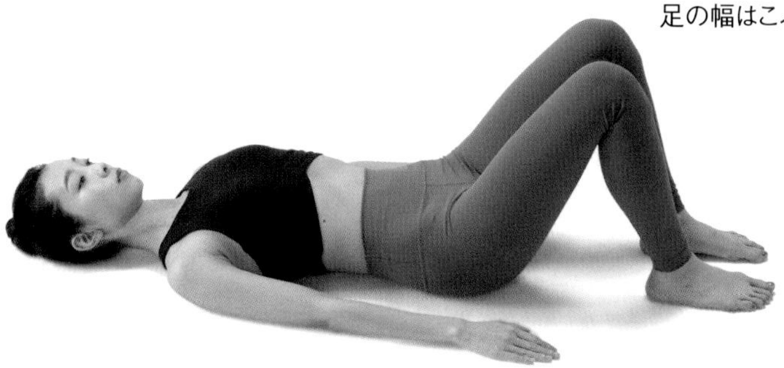

2

鼻で小さな円を描くように、首をゆっくり５周回す。反対回しも同様に。

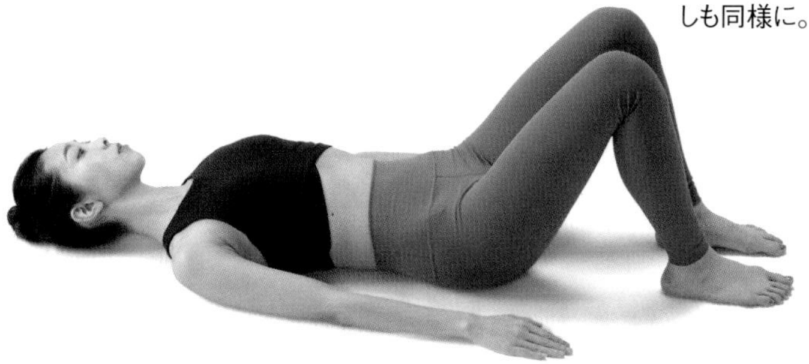

鼻の真後ろが、背骨の最上部（頸椎１～２番あたり）になるため、鼻を回す意識で行うと首の動きがよくなる。自然な呼吸で行う。

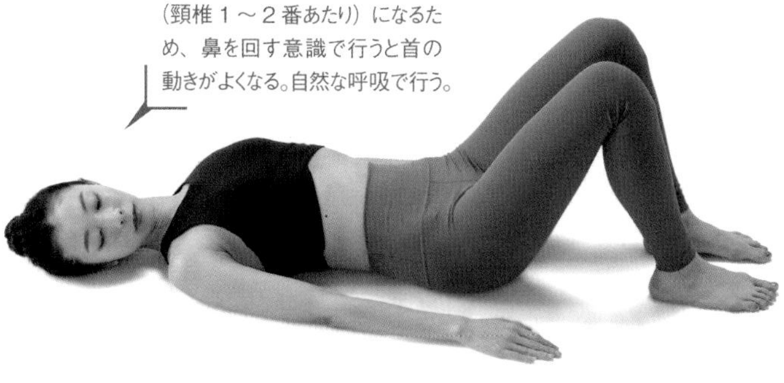

リーチング・アームス

REACHING ARMS

肩甲骨を床からゆっくりとはがすように

背骨のひねりを意識しながら、
腕を遠くへ伸ばして。
肩や肩甲骨まわりの硬さが
ほぐれていきます。

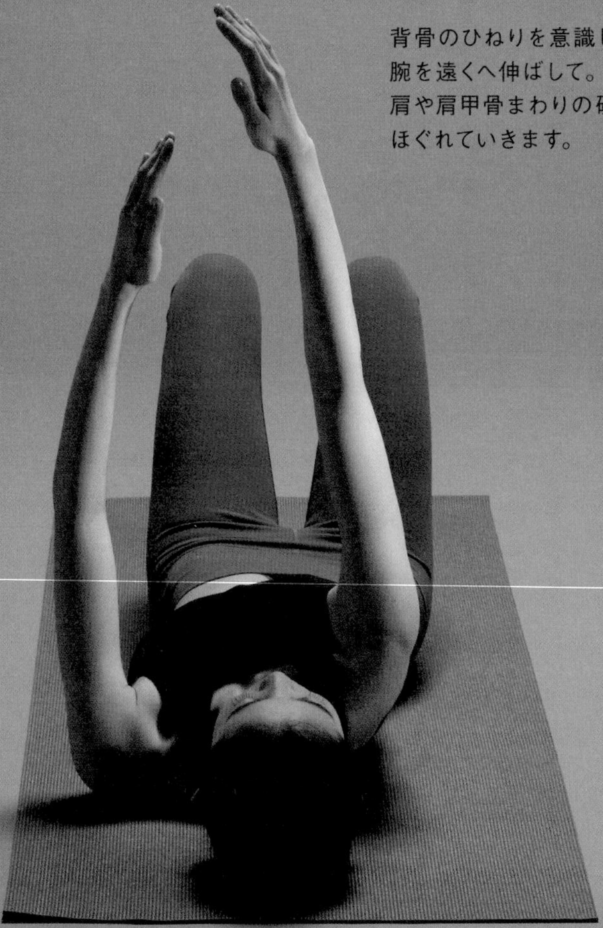

CHECK POINT

- 体の軸（背骨）を感じているか。
- 肩甲骨の動きを意識しているか。
- 腹部（コア）が安定しているか。

関連プレピラティス

- サイド・ローテーション ▶▶P.88
- フラッピング ▶▶P.90
- スタンディング・ソウ ▶▶P.134

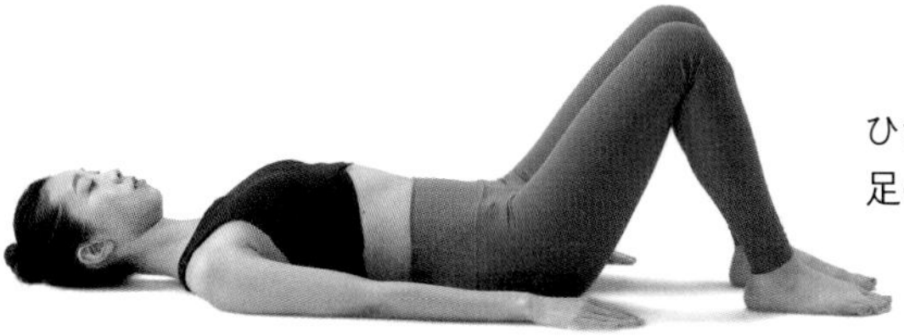

1

ひざを曲げて仰向けになる。足の幅はこぶし1つ分。

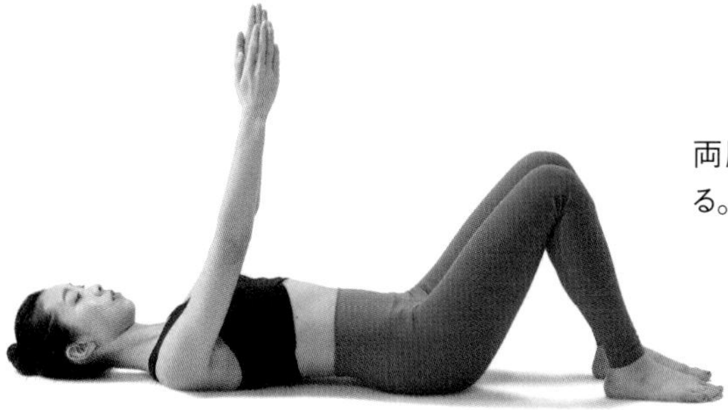

2

両腕を天井に向かって上げる。息を吸って準備。

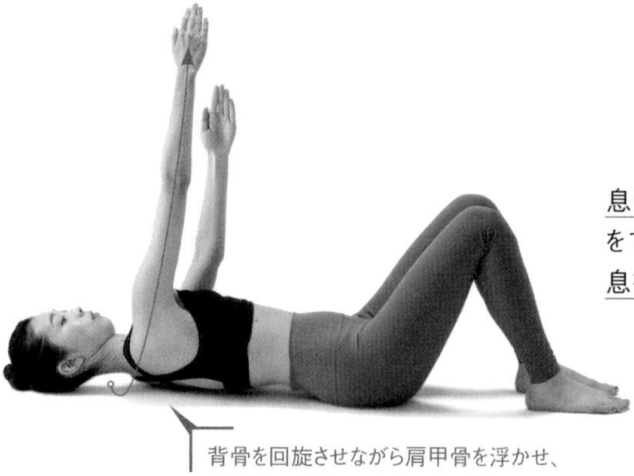

背骨を回旋させながら肩甲骨を浮かせ、反対側の指先よりも上へ伸ばす。

3

息をすべて吐きながら、片腕をできるだけ遠くへ伸ばす。息を吸いながら、**2**に戻る。

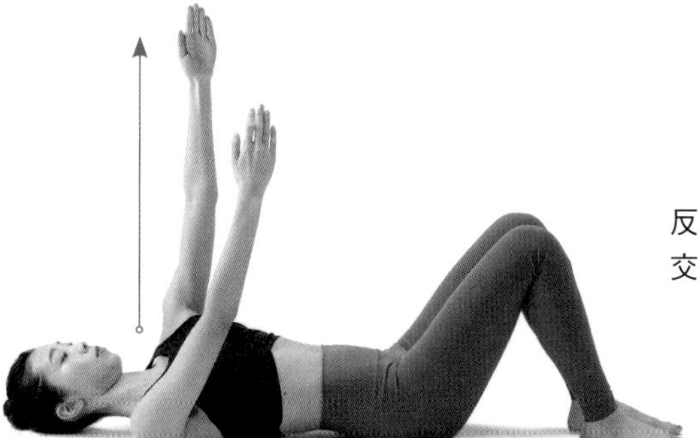

4

反対側も**3**と同様に。左右交互に5セット。

ニー・スウェイ

KNEE SWAY

みぞおちを中心に、ひざと顔を外側に向けて

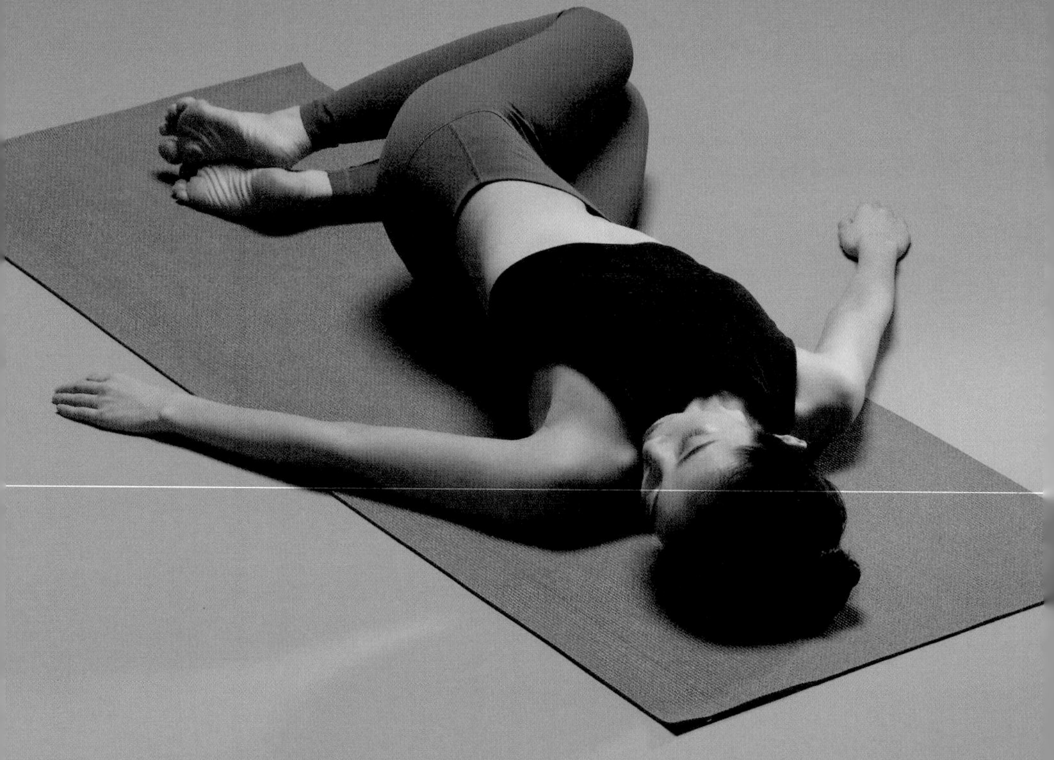

体の軸（背骨）を意識しながら、頭とひざを逆方向にひねることで、
胸や首まわりの動きをよくします。

CHECK POINT

- ■ 首から真横に向けているか。
- ■ 胸をしっかりねじっているか。
- ■ みぞおちのひねりを意識しているか。

関連プレピラティス

- ワイパー ▶▶P.68
- ボウ・アンド・アロー ▶▶P.84
- ソラシック・ツイスト ▶▶P.96

1

ひざを曲げて仰向けになる。両足はそろえる。息を吸って準備。

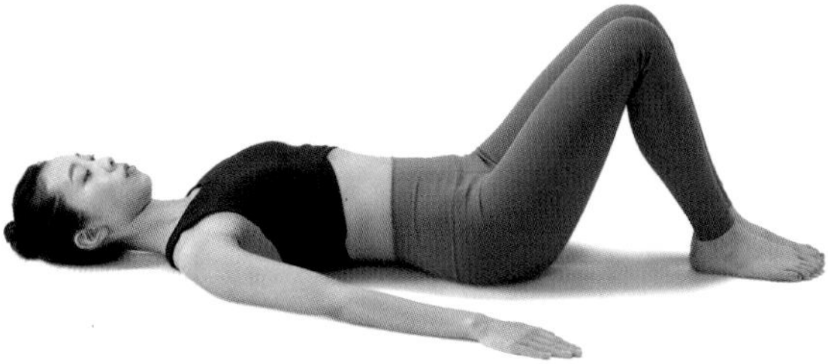

2

息をすべて吐きながら、胸郭をひねって、ひざを床から15～30度くらいまで横に倒し、首を反対側にひねる。息を吸いながら、1に戻る。左右交互に5セット。

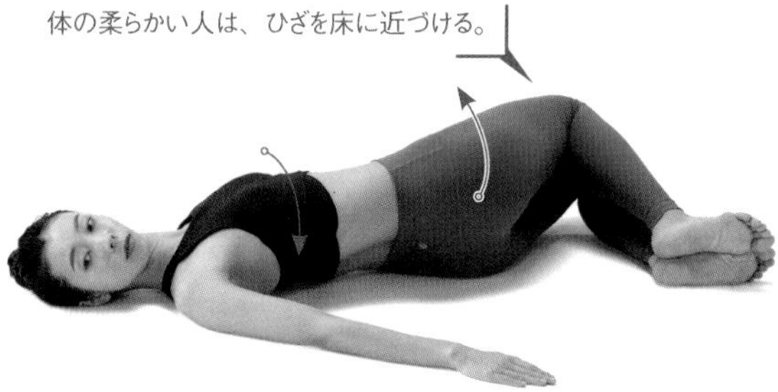

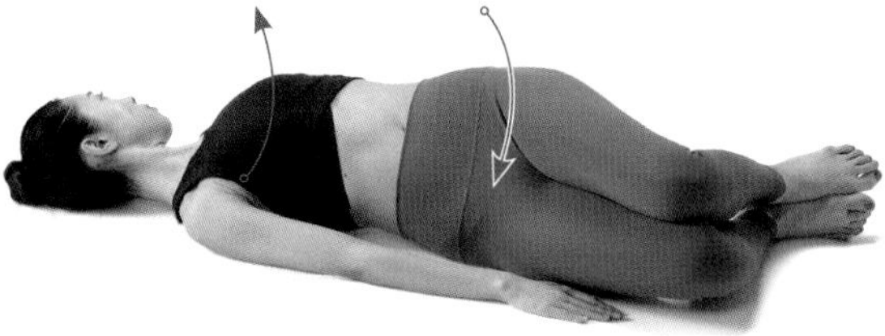

VARIATION

足を浮かせて行うと、腹部（コア）を強化できる。股関節とひざを直角に曲げ、ひざを床から45度くらいまで横に倒し、首を反対側にひねる。左右交互に5セット。

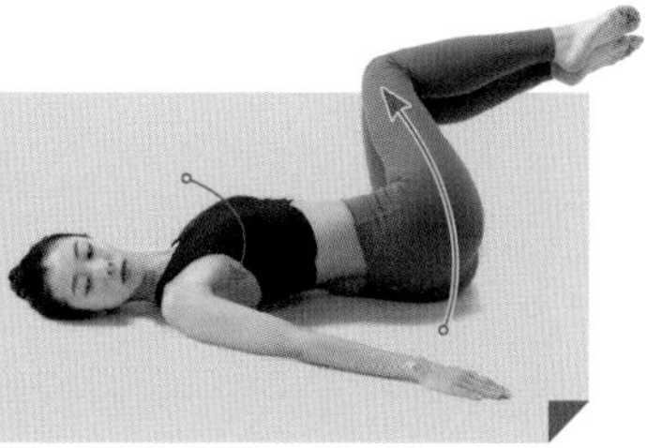

スモール・レッグ・サークル

SMALL LEG CIRCLE

股関節を支点に脚をくるくる回して

股関節のスムーズな動きを目指して、
畑から大根を引き抜くように脚を引き上げながら、
小さな円を描きます。

CHECK POINT

- 脚をまっすぐ上へ伸ばせているか。
- スムーズに回せているか。
- 腹部（コア）が安定しているか。

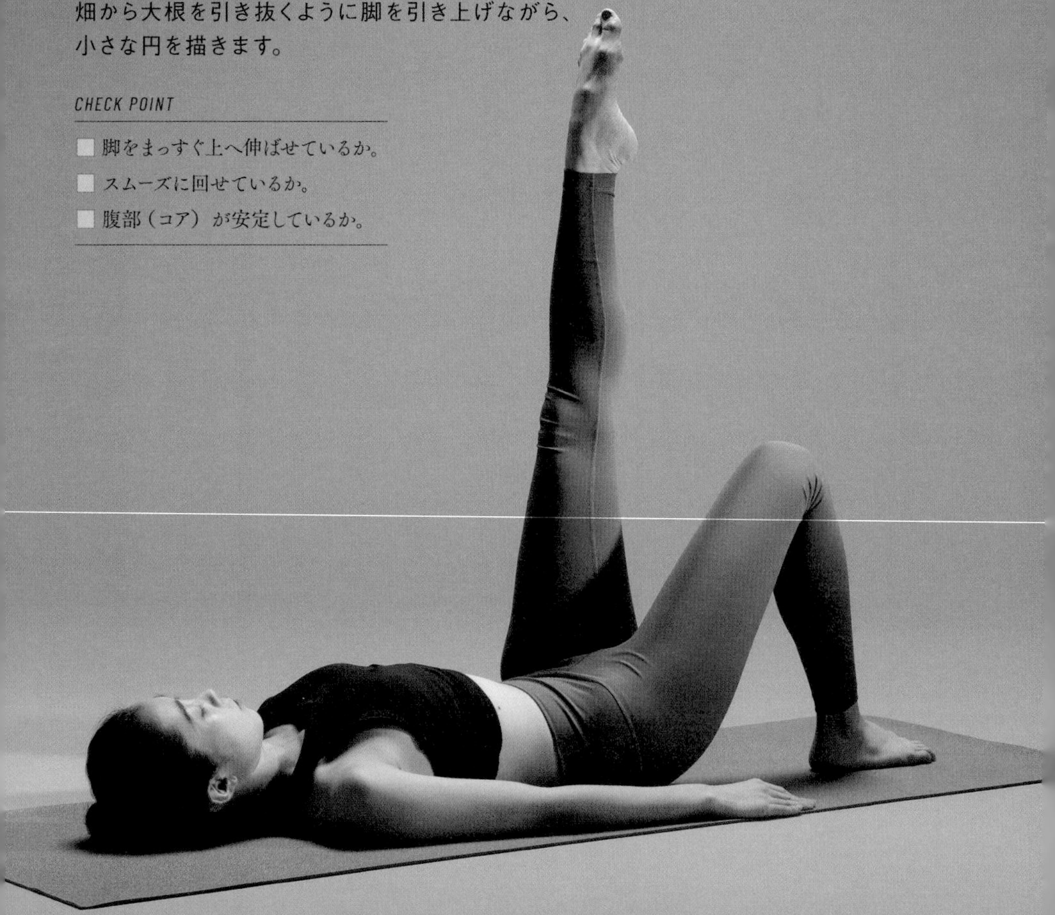

関連プレピラティス
- スネーキング ▶▶P.28
- クライム・ア・ツリー ▶▶P.46
- プレ・サイド・キック ▶▶P.78

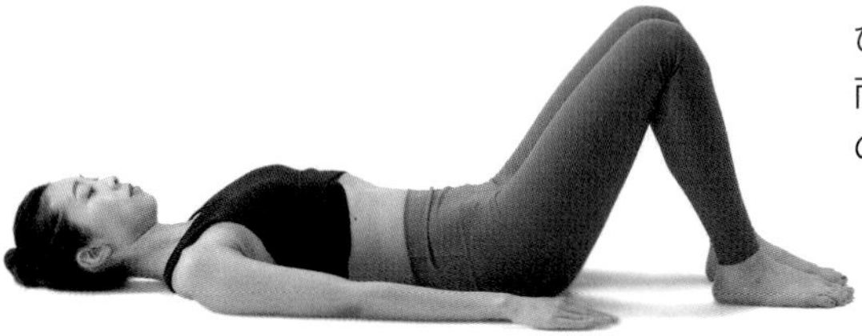

1

ひざを曲げて仰向けになる。両腕は体の横で伸ばし、手のひらを床につける。

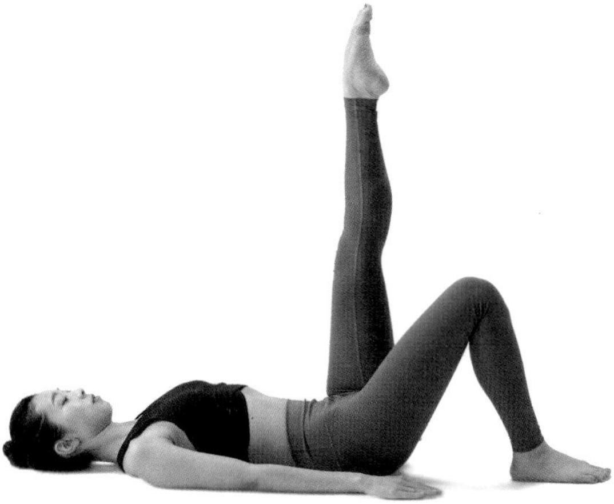

2

片脚を天井に向かって上げ、つま先を伸ばす。

反対側の足で床を押し、
体を安定させる。

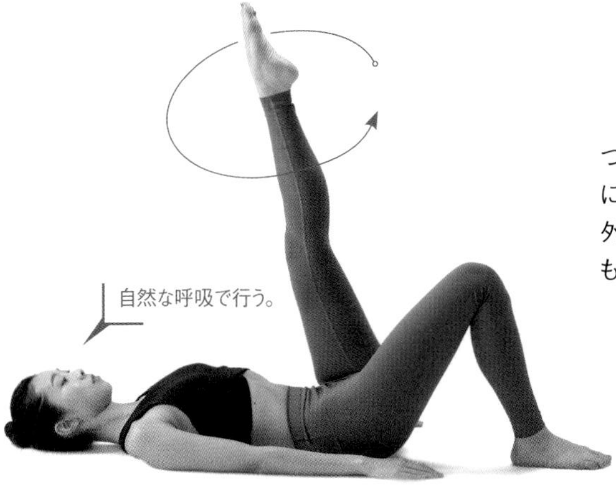

3

つま先で小さな円を描くように、ゆっくりと内回しに５周、外回しに５周する。反対側も同様に。

自然な呼吸で行う。

ヒップ・リフト

HIP LIFT

つま先を天井にグッと突き刺すイメージ

おしりを浮かせて脚を持ち上げ、
腹筋（特に下腹部）を強化します。
背骨の柔軟性アップにも効果的です。

CHECK POINT

- まっすぐ上に脚を突き上げているか。
- 肩に力が入っていないか。
- 下腹部に力が入っているか。

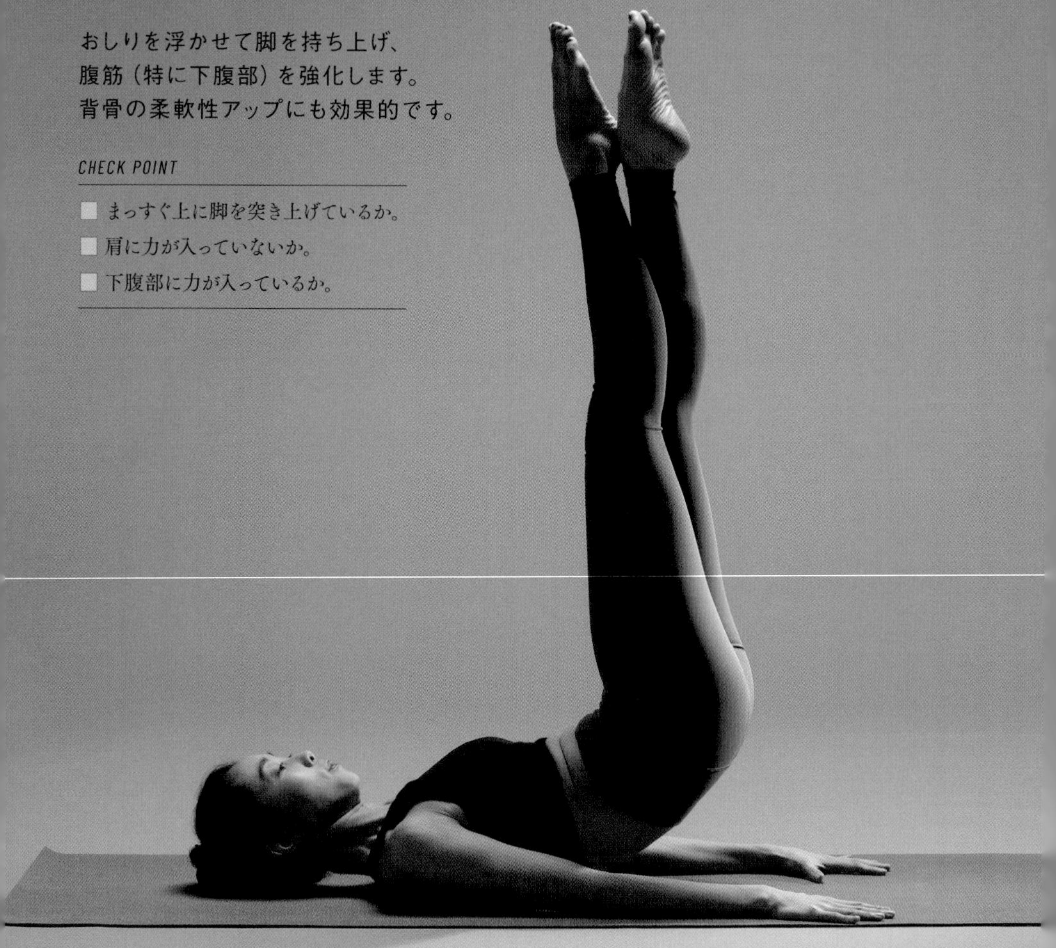

関連プレピラティス

- ペルビック・ティルト ▶▶P.30
- バンザイ・ブリッジ ▶▶P.34
- レッグ・ローワー ▶▶P.58

1

ひざを曲げて仰向けになる。両腕は体の横で伸ばし、手のひらを床につける。

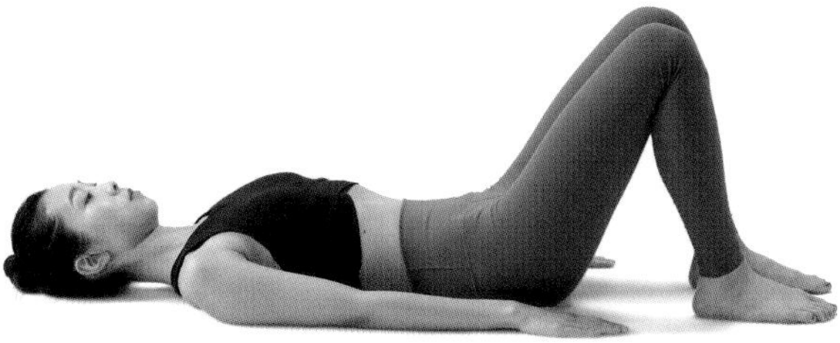

2

両脚を天井に向かって上げ、ひざを軽く曲げてクロスする。つま先は伸ばす。息を吸って準備。

ひざは力を入れずにリラックスさせる。できる人はひざを伸ばして行う。

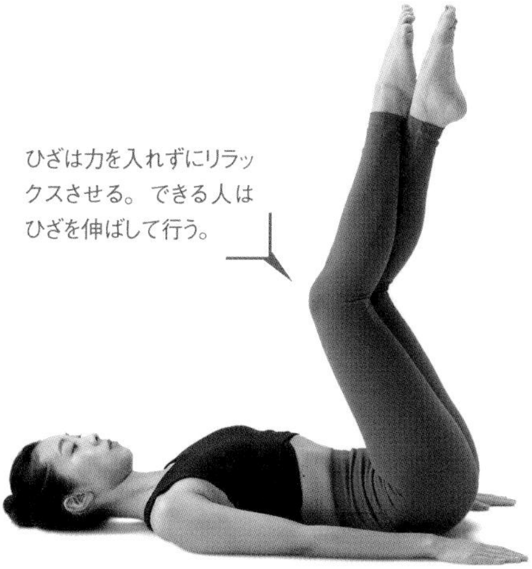

3

息をすべて吐きながら、床からおしりを浮かせ、つま先を天井に突き上げる。息を吸いながら、2に戻る。2と3を繰り返す。5回。脚を入れ替えて同様に。

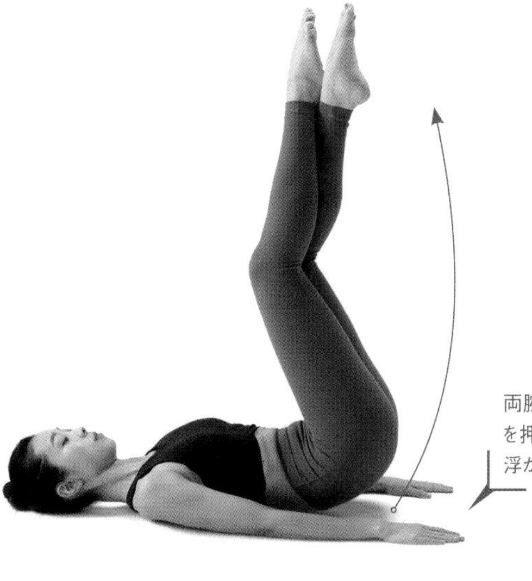

両腕でしっかり床を押し、おしりを浮かせる。

レッグ・ローワー

LEG LOWER

つま先が引っ張られるように、遠くへ伸ばして

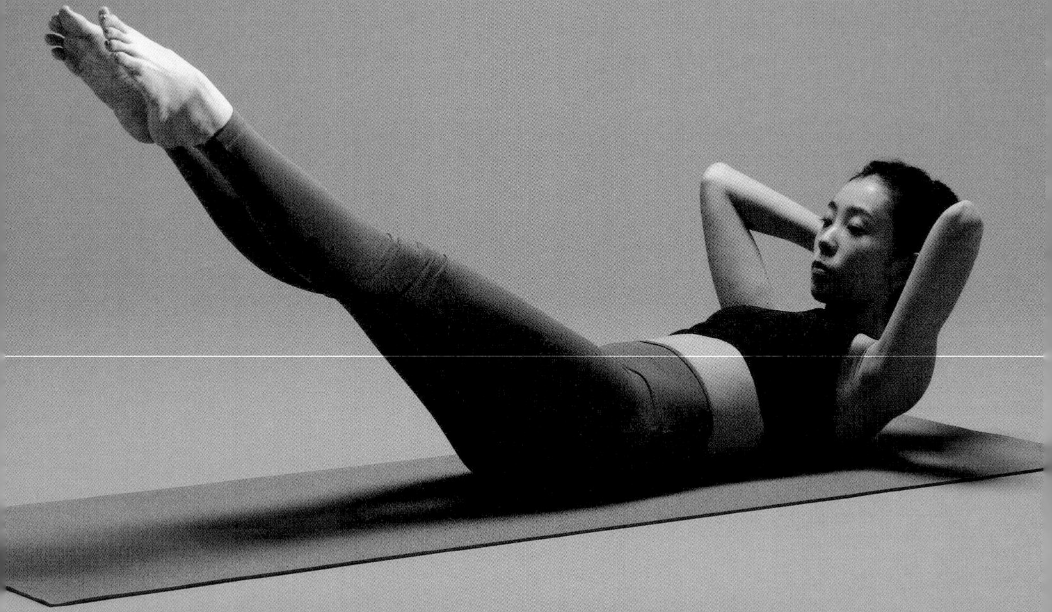

腰を床にぴったりとつけ、頭の位置を変えずに両脚を上下に動かします。
腹部（コア）の強化におすすめ。

CHECK POINT

- 腰が床から浮いていないか。
- 頭の位置がキープできているか。
- 胸をしっかり開いているか。

関連プレピラティス

- アッパー・バック・カール ▶▶P.32
- スモール・ロッキング ▶▶P.40
- ヘッド・ロール・アップ ▶▶P.42

1

ひざを曲げて仰向けになる。
両手は頭の後ろで組む。

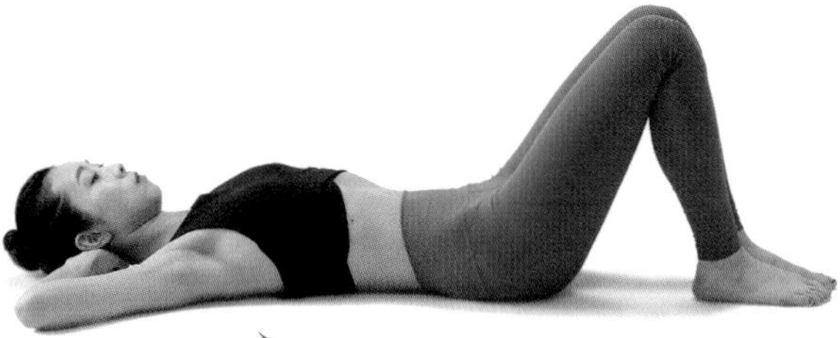

ひじを開いて胸を開く。

2

両脚を天井に向かって上げ、つま先をそろえて伸ばす。息を吸って準備。

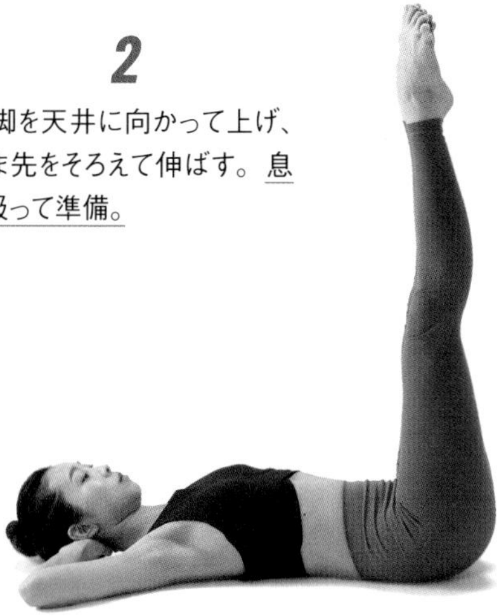

3

息をすべて吐きながら、頭と肩を持ち上げる。

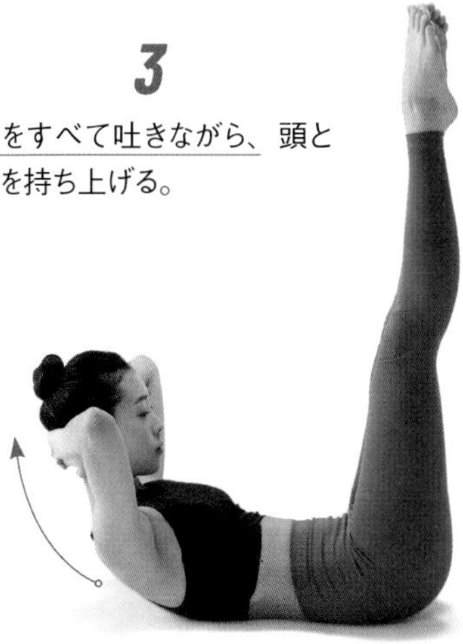

4

息を吸いながら、両脚を下ろして床に近づける。息をすべて吐きながら、3に戻る。3と4を繰り返す。5回。

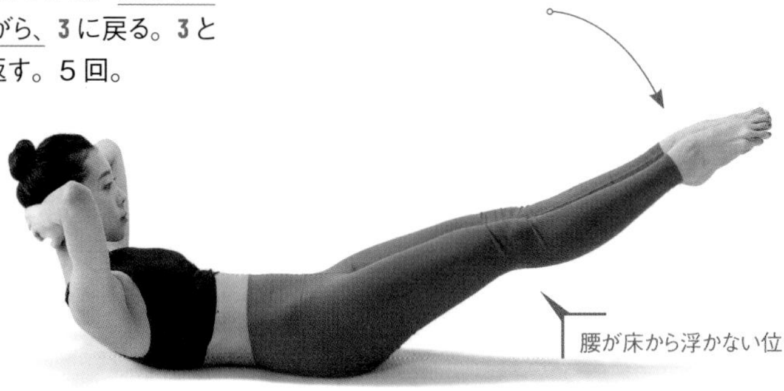

腰が床から浮かない位置まで脚を下げる。

ショルダー・ローテーション

SHOULDER ROTATION

背中の翼を大きく動かすように

肩甲骨と腕のつながりを
感じながら、ゆっくりと腕を回して。
無理に手を組もうとせず、
少しずつ近づけましょう。

CHECK POINT

- □ 肩甲骨から腕を動かしているか。
- □ ゆっくり丁寧に行っているか。
- □ 無理に手を組んでいないか。

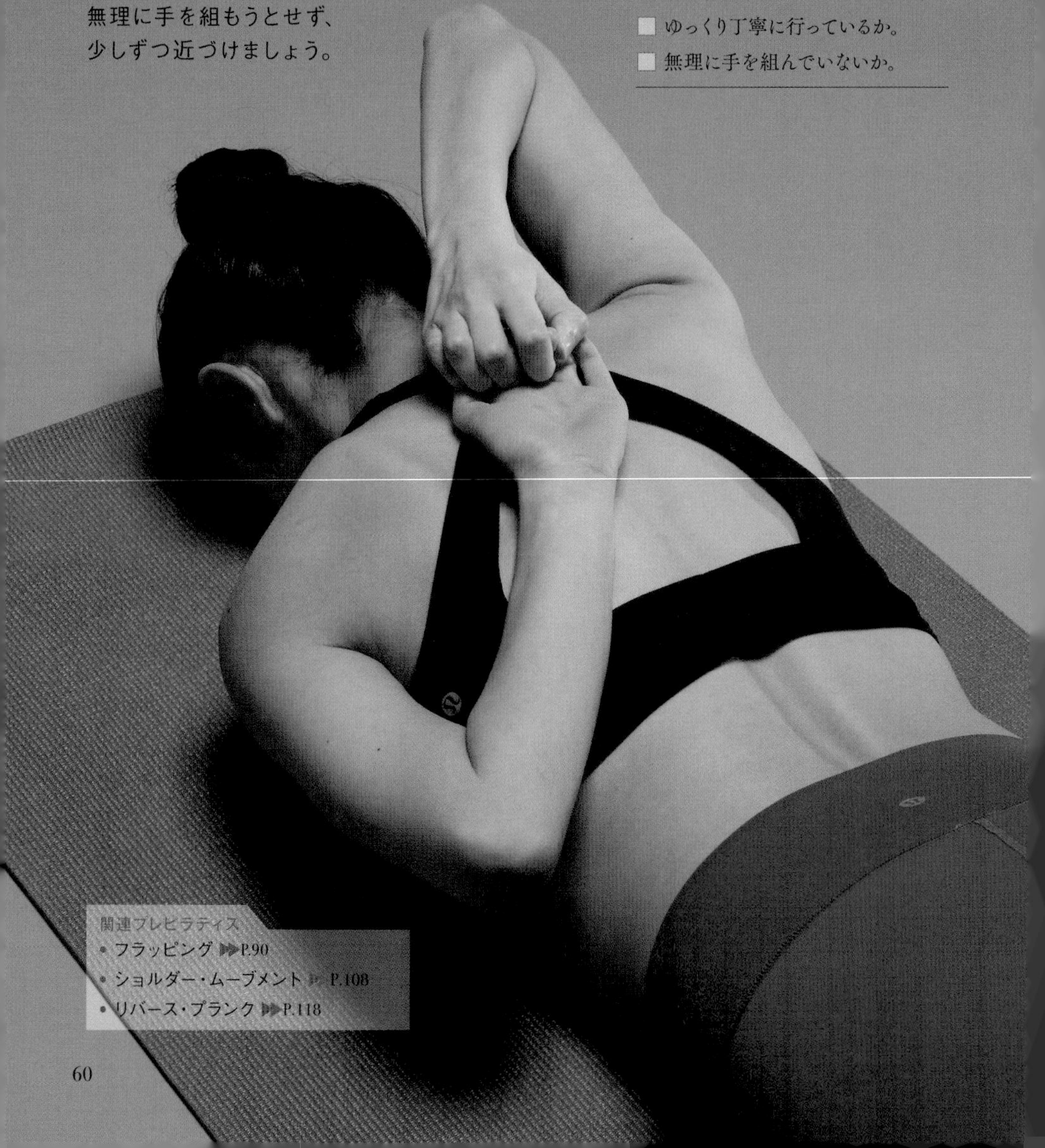

関連プレピラティス
• フラッピング ▶▶P.90
• ショルダー・ムーブメント ▶▶P.108
• リバース・プランク ▶▶P.118

1

うつ伏せになり、額を床につける。両腕は体の横に広げ、床から浮かせる。足の幅はこぶし1つ分。息を吸って準備。

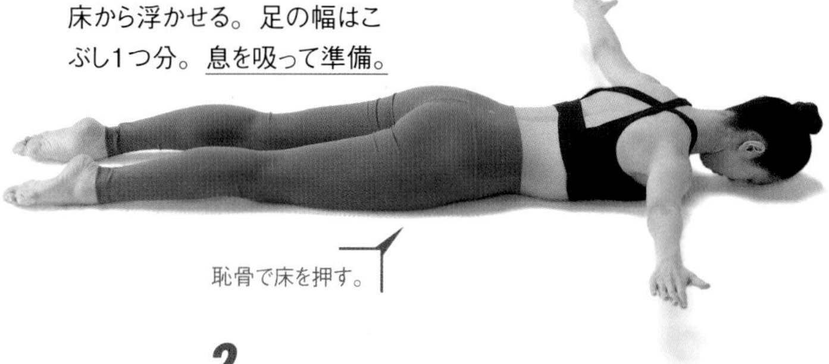

2

息を吐きつつ、片方の腕を上から、もう片方の腕を下から回していく。

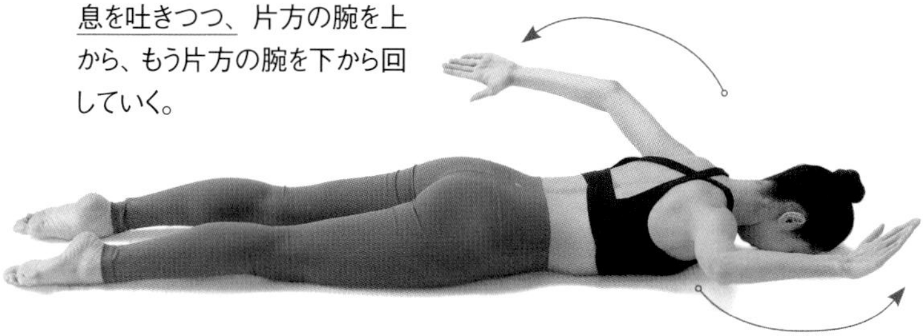

3

続けて、息をすべて吐きながら、背中で手を組む。息を吸いながら、1に戻る。

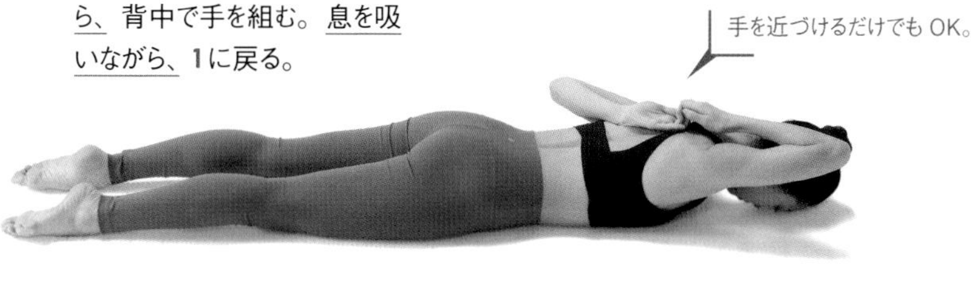

4

腕を入れ替えて同様にする。交互に5セット。

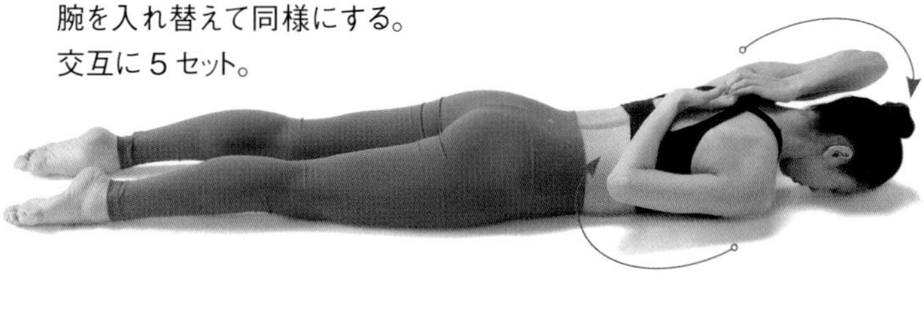

コブラ

COBRA

デコルテを正面に向けるように

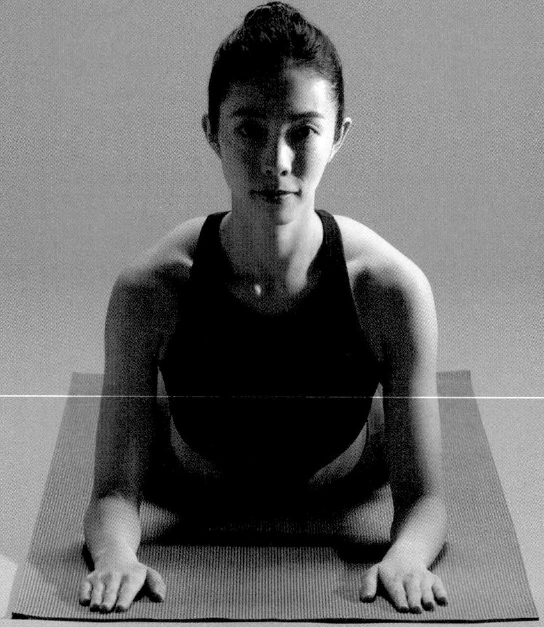

手で床を押す力を借りて、胸を反らせるエクササイズ。
腰ではなく、背中の上部に意識を向けましょう。

CHECK POINT

- 手で床を押しているか。
- 胸を反らせているか。
- 顔が正面を向いているか。

関連プレピラティス

- シュノーケリング ▶▶P.64
- プレ・スイミング ▶▶P.74
- ダウン・ストレッチ ▶▶P.98

1

うつ伏せになる。両腕を耳の横で伸ばし、手のひらを床につける。足の幅はこぶし1つ分。息を吸って準備。

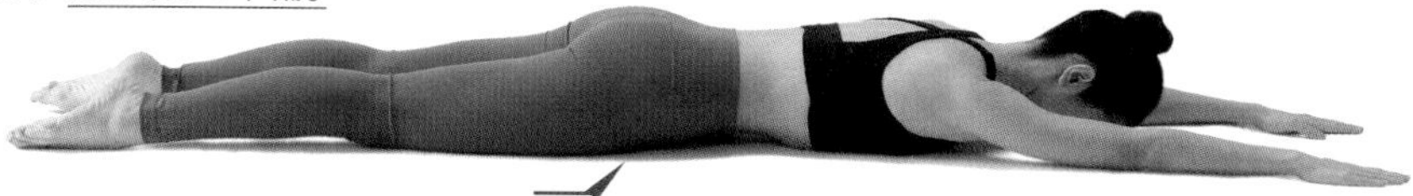

2

息をすべて吐きながら、腕を手前に引いてひじを曲げ、上体を持ち上げ、顔を正面に向ける。息を吸いながら、1に戻る。5回。

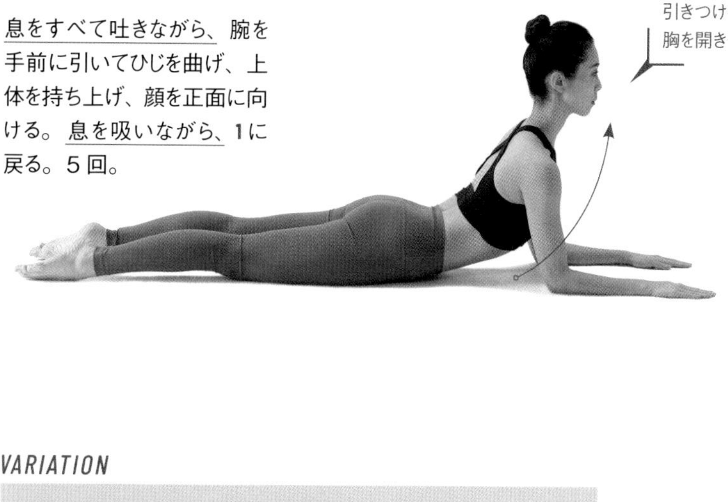

VARIATION

上のエクササイズにツイストの動きを入れる。上体を持ち上げたら、息をすべて吐きながら、片方のひじを伸ばして床を押し、上体を斜めにひねる。息を吸いながら、元に戻る。反対側も同様に。左右交互に各5回。

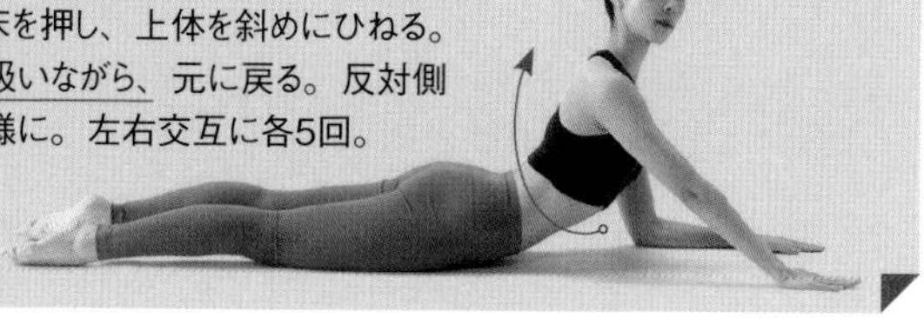

シュノーケリング

SNORKELING

フィンをつけて海の中を進むように

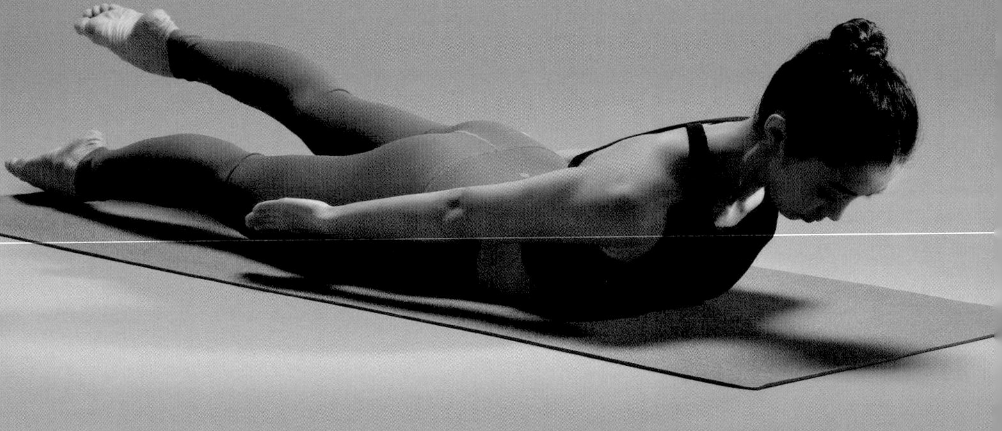

前にスーッと進むイメージで、呼吸に合わせて脚をパタパタと動かします。
胸と股関節が伸びる感覚を味わって。

CHECK POINT

- □ 上体が反りすぎていないか。
- □ 腕が動いていないか。
- □ 背骨の伸張（エロンゲーション）を意識しているか。

関連プレピラティス

- ラテラル・ベンディング ▶▶P.66
- ヒップ・エクステンション ▶▶P.70
- プレ・スイミング ▶▶P.74

1

うつ伏せになる。両腕は体の横で伸ばし、手のひらを天井に向ける。足の幅はこぶし1つ分。息を吸って準備。

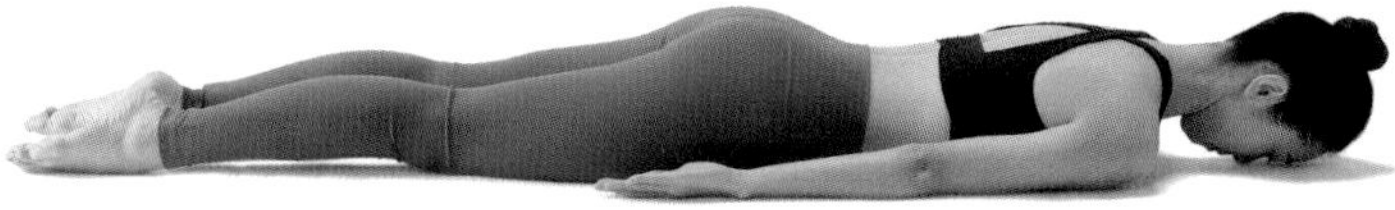

恥骨で床を押す。

2

息をすべて吐きながら、胸を軽く持ち上げ、両腕を床から離す。

頭と脚を引っ張り合い、背骨を引き伸ばすイメージ。

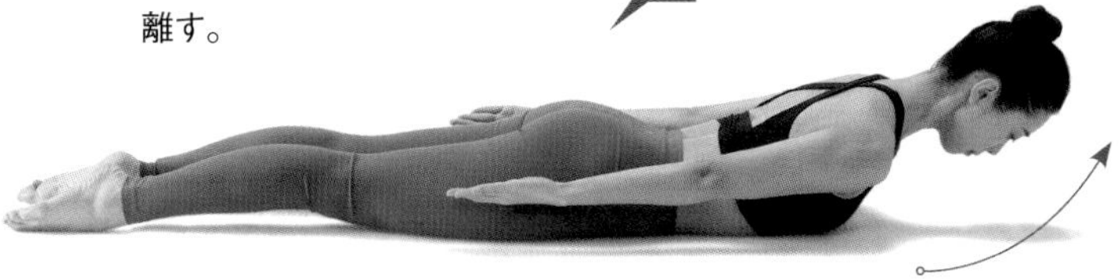

3

「ススススス」と4カウントで息を吸うリズムに合わせ、両脚を交互に動かしたら、「ハハハハ」と4カウントで息を吐くリズムに合わせ、両脚を同様に動かす。5セット。

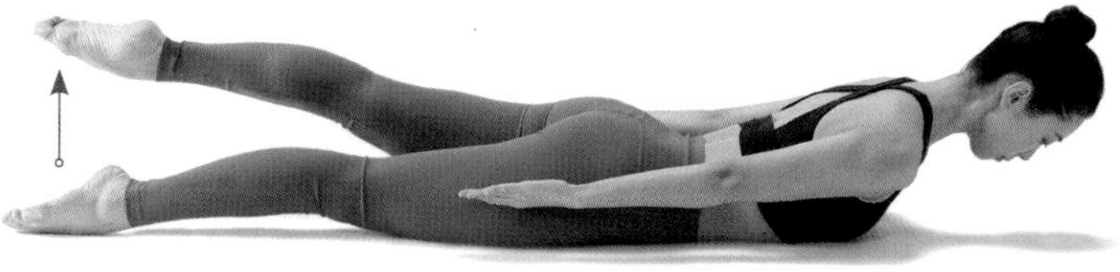

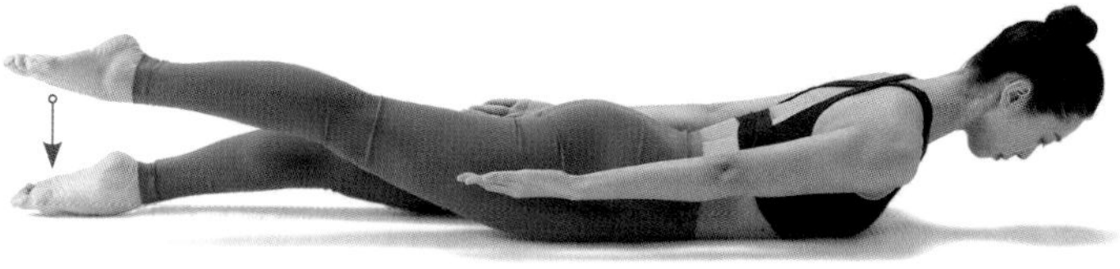

ラテラル・ベンディング

LATERAL BENDING

肋骨と肋骨の間を広げるように

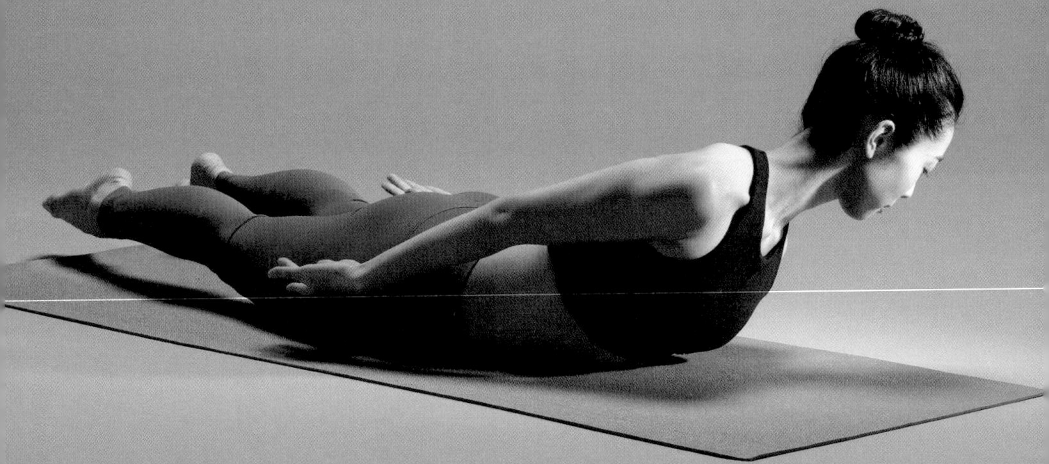

胸を反らせてから、体を左右にしならせます。
無理に横に曲げて、わき腹をつぶさないように注意。

CHECK POINT

- 腰が反りすぎていないか。
- 肋骨のあたりが伸びているか。
- 背骨の伸張（エロンゲーション）を意識しているか。

関連プレピラティス
- シュノーケリング ▶▶P.64
- サイド・リフト ▶▶P.82
- ダイヤル・ムーブメント ▶▶P.106

1

うつ伏せになる。両腕は体の横で伸ばし、手のひらを天井に向ける。足の幅はこぶし1つ分。息を吸って準備。

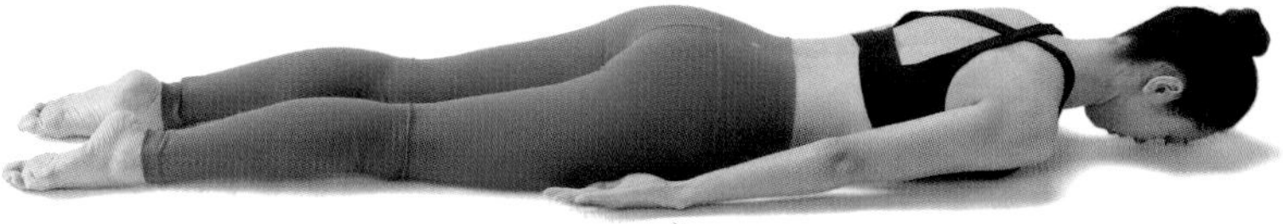

2

息をすべて吐きながら、胸を軽く持ち上げ、両腕を床から離す。

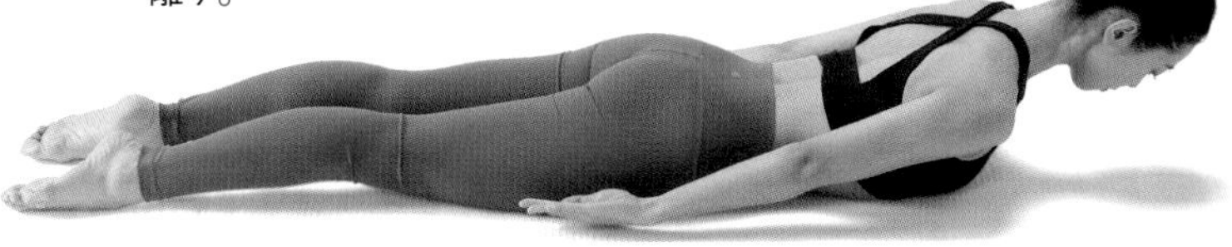

3

息を吸い、息をすべて吐きながら、上体を片側にしならせる。息を吸いながら、**2**に戻る。

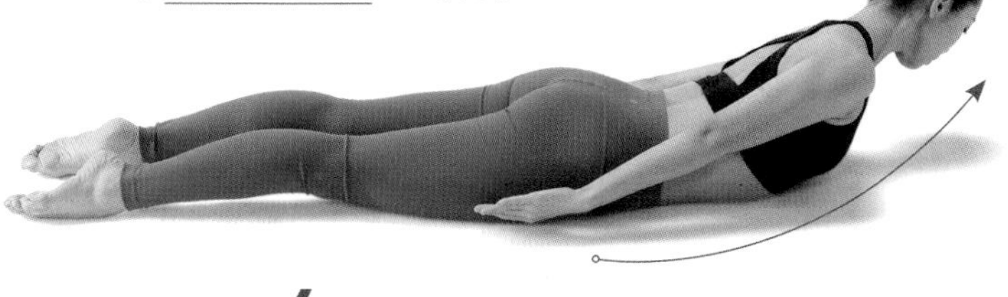

4

息をすべて吐きながら、上体を反対側にしならせる。息を吸いながら、**2**に戻る。左右交互に5セット。

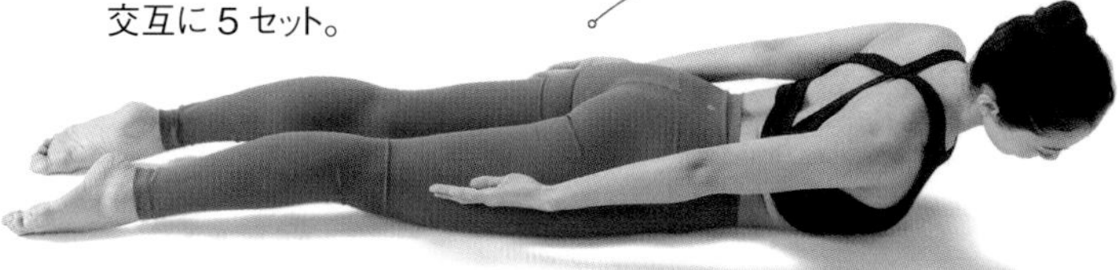

ワイパー

WIPER

車のワイパーのようにかかとをパタパタ

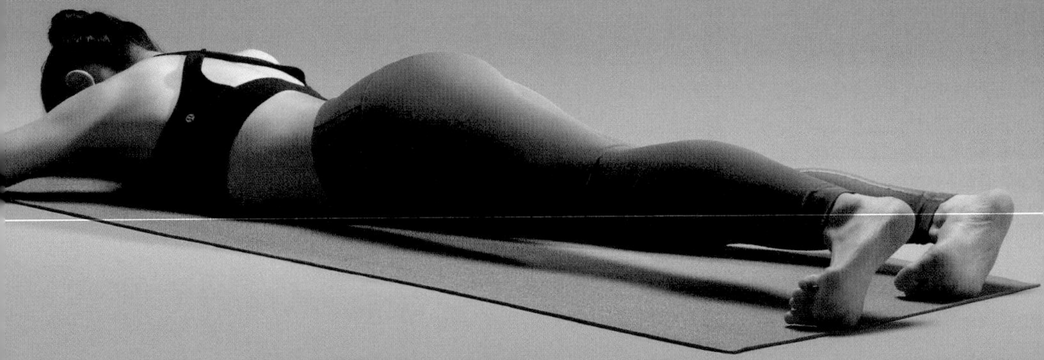

腕と胸を床に押しつけたまま、かかとを左右に倒します。
腰やひざで無理にひねらないようにしましょう。

CHECK POINT

- 前腕を床につけているか。
- 股関節を動かしているか。
- 背骨（特に胸椎）のひねりを感じているか。

関連プレピラティス

- ヘッド・ロール・アップ・ツイスト ▶▶P.44
- ニー・スウェイ ▶▶P.52
- ボウ・アンド・アロー ▶▶P.84

1

うつ伏せになる。両手を重ねて額の下におく。足の幅はこぶし1つ分に開き、つま先を立てる。息を吸って準備。

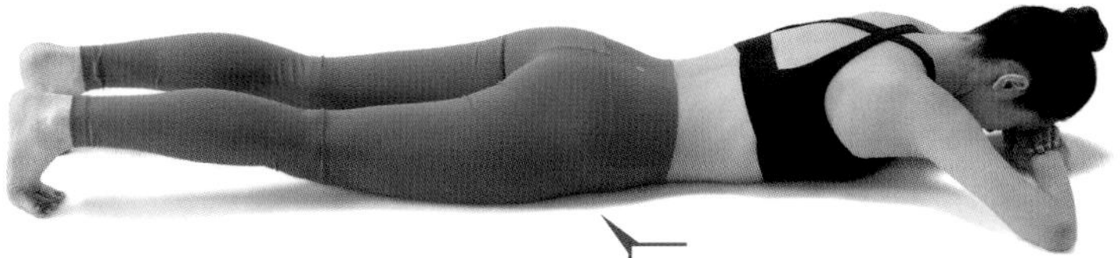

恥骨で床を押す。

2

息をすべて吐きながら、胸を床につけたまま、かかとを片側に倒す。息を吸いながら、1に戻る。

かかとを倒し、骨盤を床から浮かせると、胸椎をひねることができる。

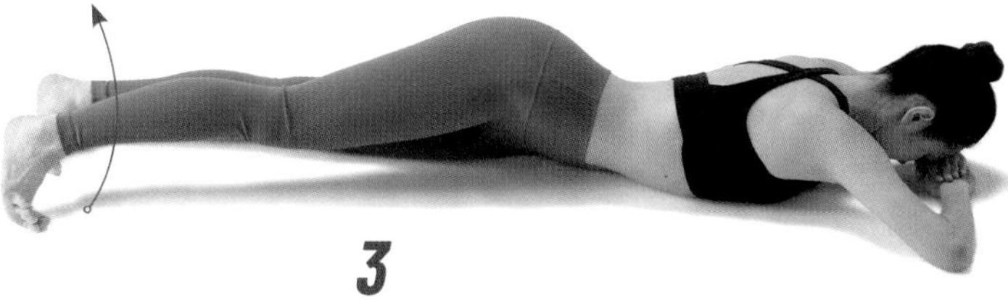

3

息をすべて吐きながら、かかとを反対側に倒す。息を吸いながら、1に戻る。左右交互に5セット。

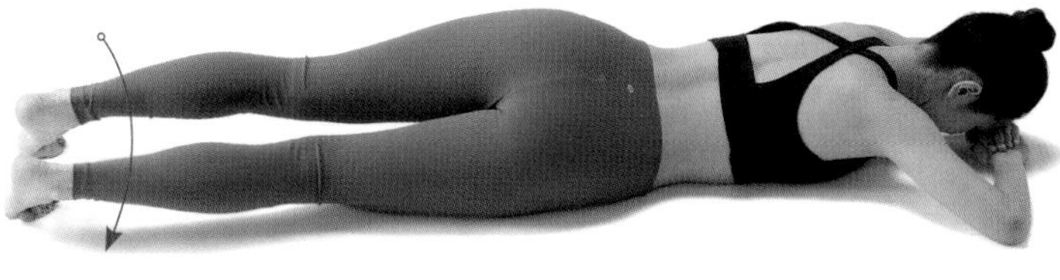

VARIATION

ひざを曲げると、胸椎のひねりがさらに強くなる。つま先を伸ばしてひざを直角に曲げ、足先から左右に倒す。左右交互に5セット。

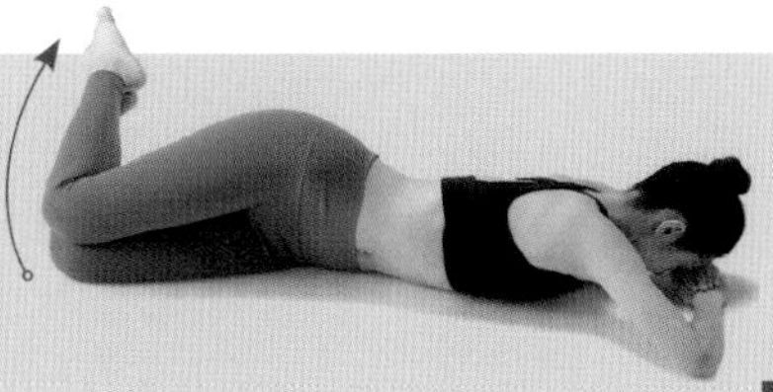

ヒップ・エクステンション

HIP EXTENSION

おしりの筋肉を使って脚を押し上げて

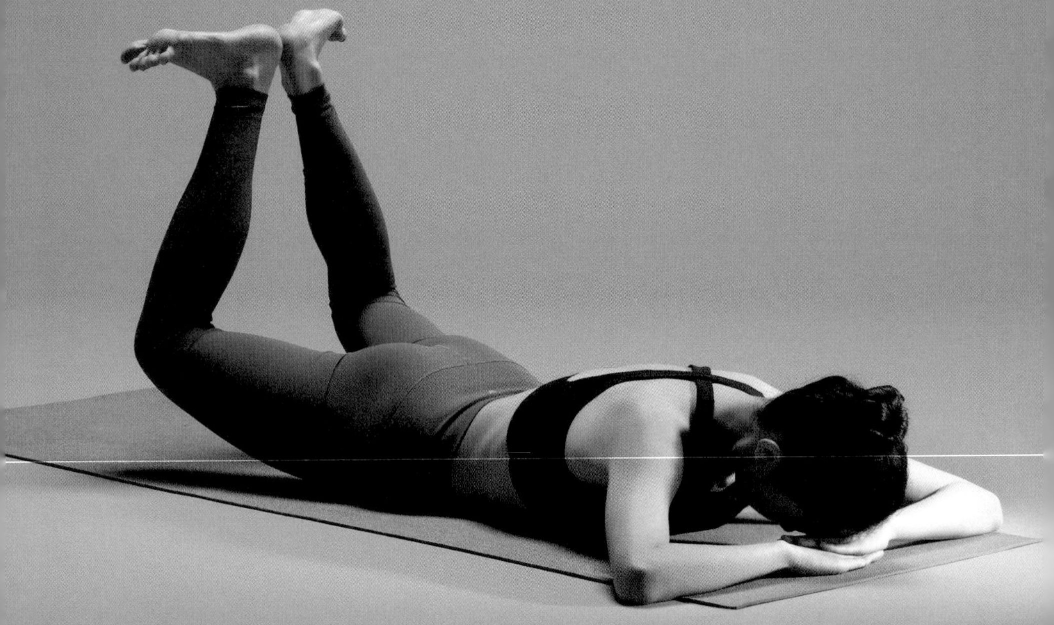

おしりの筋肉を使い、足裏を天井につけにいくイメージ。
脚を無理に上げるのはNG。股関節を引き伸ばす意識が大切です。

CHECK POINT

- かかとがしっかりついているか。
- おしりに力が入っているか。
- 股関節の伸びを感じているか。

関連プレピラティス

- バンザイ・ブリッジ ▶▶P.34
- シュノーケリング ▶▶P.64
- プレ・スイミング ▶▶P.74

1

うつ伏せになる。両手を重ねて額の下におく。足は腰幅に開く。

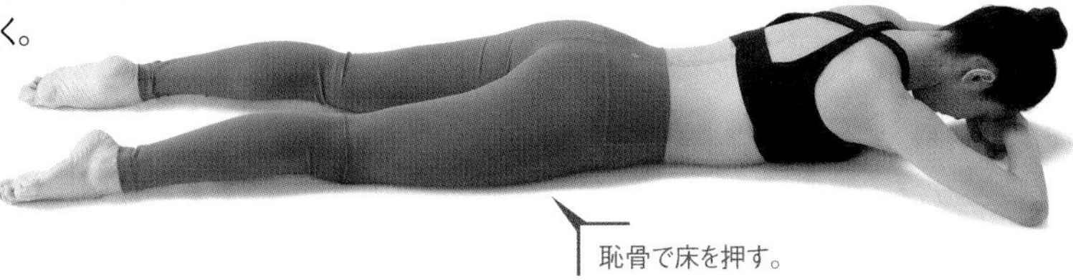

2

ひざを直角に曲げ、左右のかかとをつける。息を吸って準備。

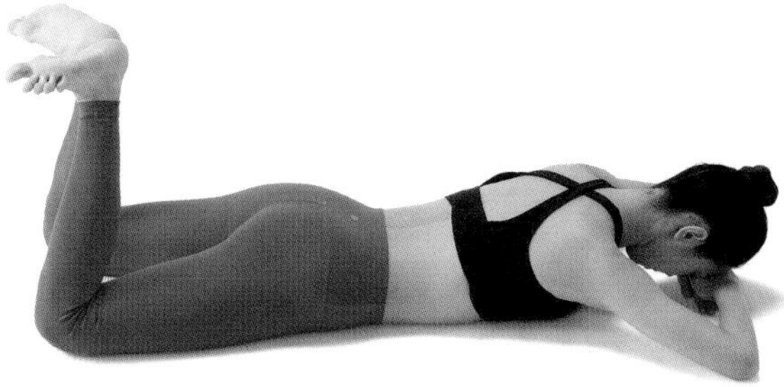

3

息をすべて吐きながら、おしりの筋肉に力を入れ、脚を天井に向かって押し上げる。

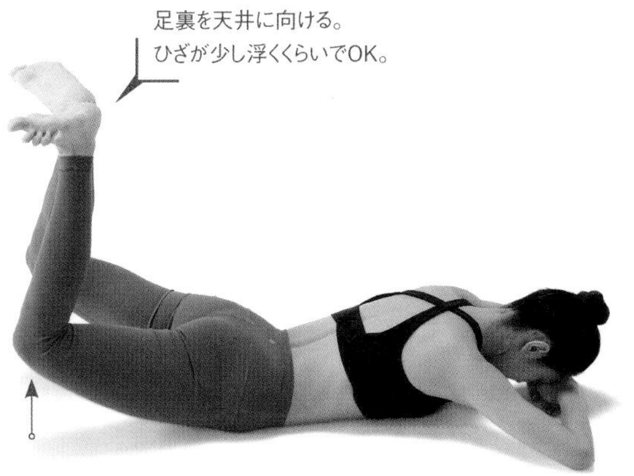

4

息を吸いながら、脚を下ろす。3と4を繰り返す。5回。

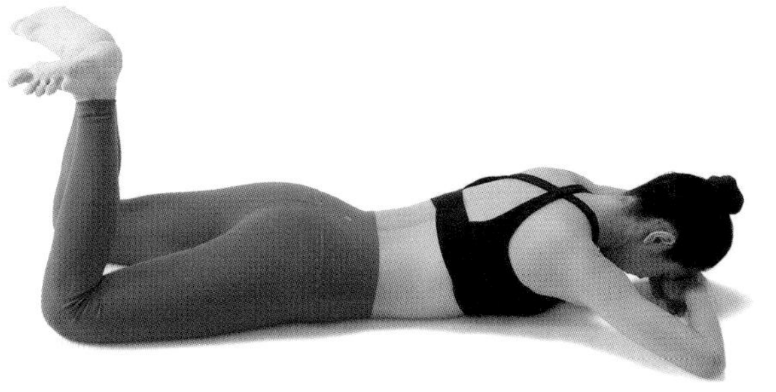

プランク

PLANK

板のようにした体を前後にスライド

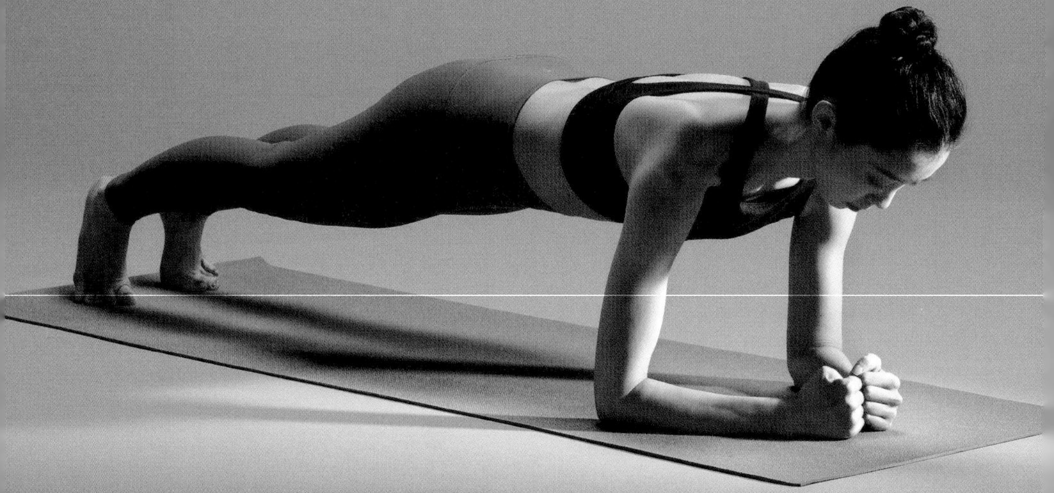

ひじをついたプランクの姿勢で、
体を前後に動かします。腹部(コア)を意識して、体を安定させましょう。

CHECK POINT

- 腰が反っていないか。
- 手で床を押しているか。
- 姿勢が安定しているか。

関連プレピラティス

- サイド・プランク ▶▶P.86
- ダウン・ストレッチ ▶▶P.98
- サイ・ストレッチ ▶▶P.120

1

ひじを曲げて床につき、こぶしを握って合わせ、体を一直線にして支える。足の幅はこぶし1つ分。息を吸って準備。

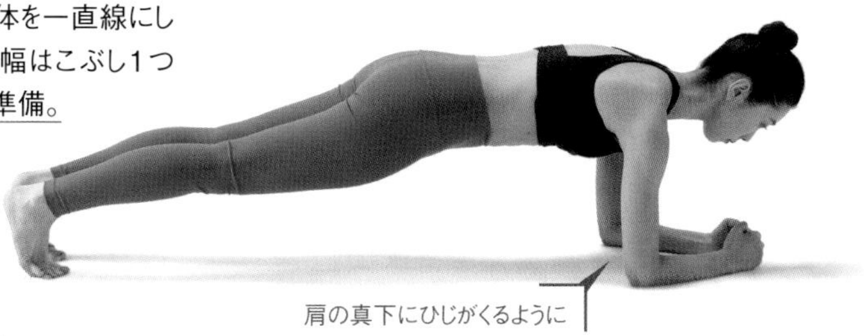

2

息をすべて吐きながら、体を前へ移動させる。

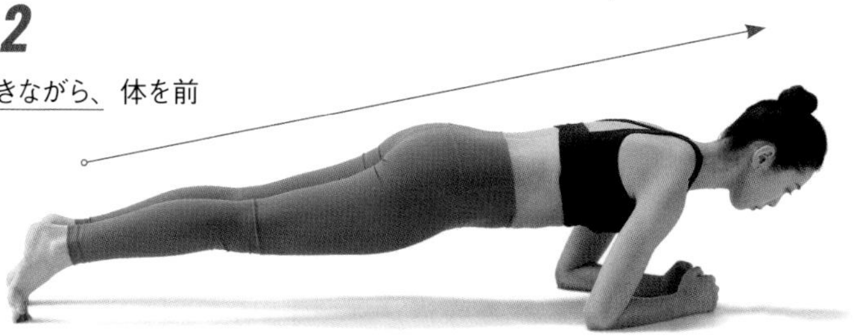

3

息を吸いながら、体を後ろへ移動させる。**2**と**3**を繰り返す。5セット。

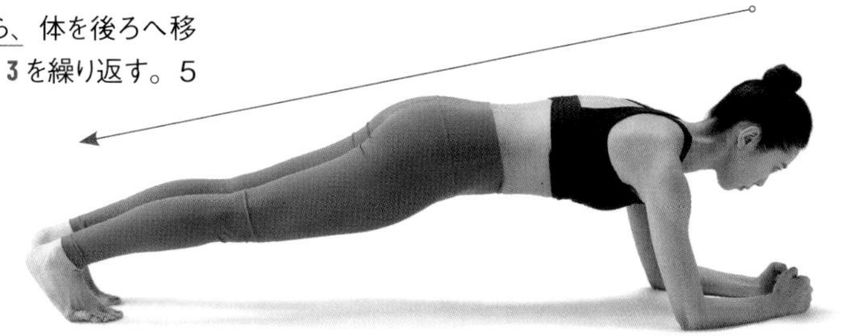

VARIATION

ひじを伸ばし、手のひらを床につけた状態で同様に行うと、より強度が上がる。5 セット。

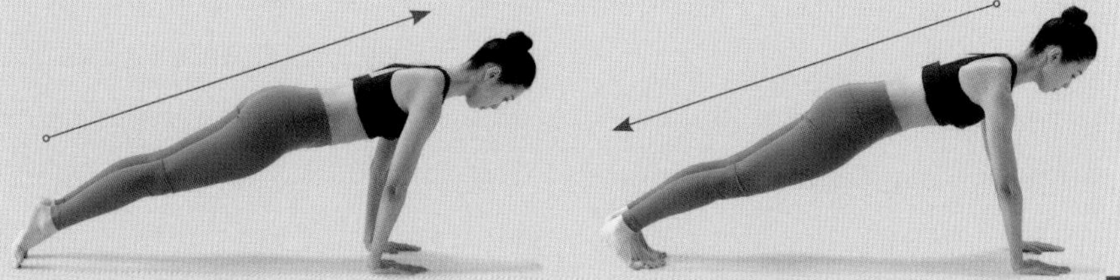

プレ・スイミング

PRE SWIMMING

手と足で強く引っ張り合って

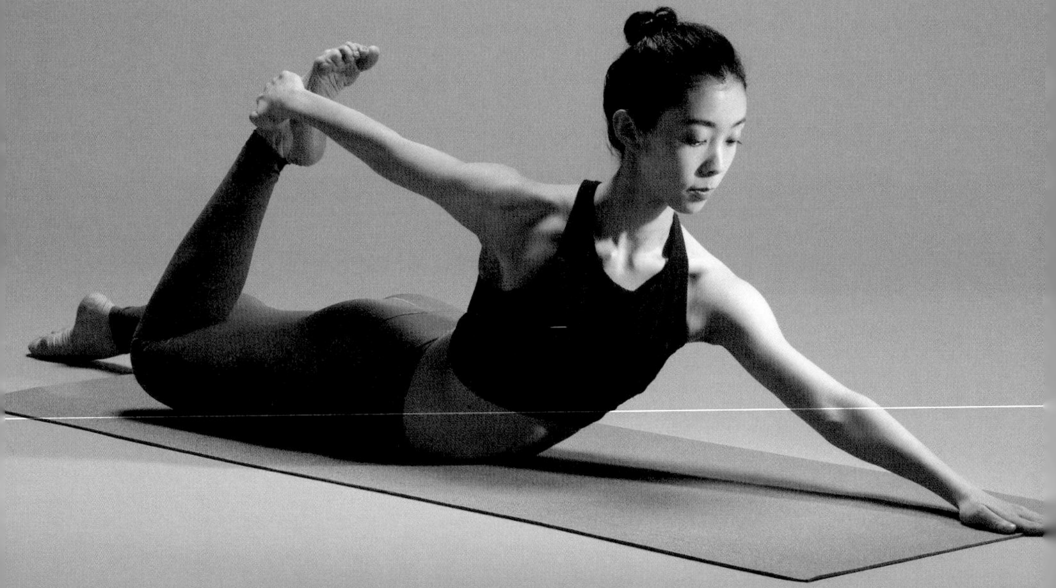

つかんだ足を手で引っ張り、胸を大きく開きます。
太もも前側の筋肉(大腿四頭筋)も気持ちよくストレッチ。

CHECK POINT

- □ 腰が反っていないか。
- □ 手で床を押しているか。
- □ 腹部（コア）が安定しているか。

関連プレピラティス
- コブラ ▶▶P.62
- シュノーケリング ▶▶P.64
- スコーピオン ▶▶P.102

1

うつ伏せになる。両腕は耳の横で伸ばし、手のひらを床につける。足の幅はこぶし1つ分。

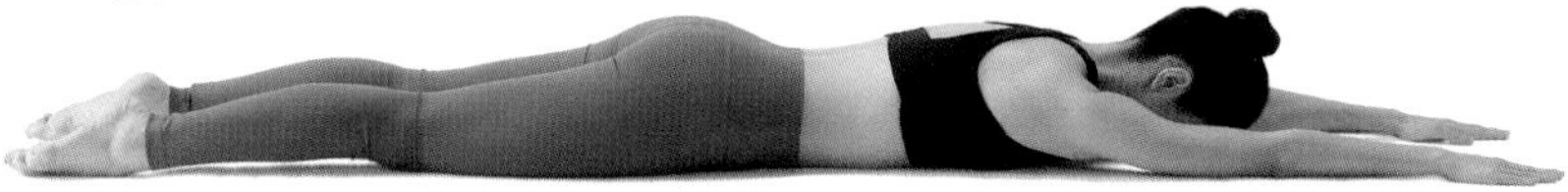

恥骨で床を押す。

2

片方のひざを曲げ、同じ側の手で足の甲をつかんで引っ張る。息を吸って準備。

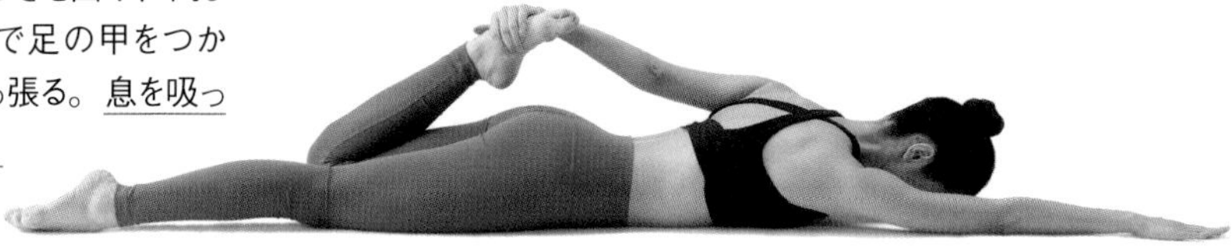

つかんでいる手と足を引っ張り合う。股関節が伸びるのを感じて。

3

息をすべて吐きながら、手で床を押して上体を持ち上げ、胸を開く。息を吸いながら、**2**に戻る。**2**と**3**を繰り返す。5回。

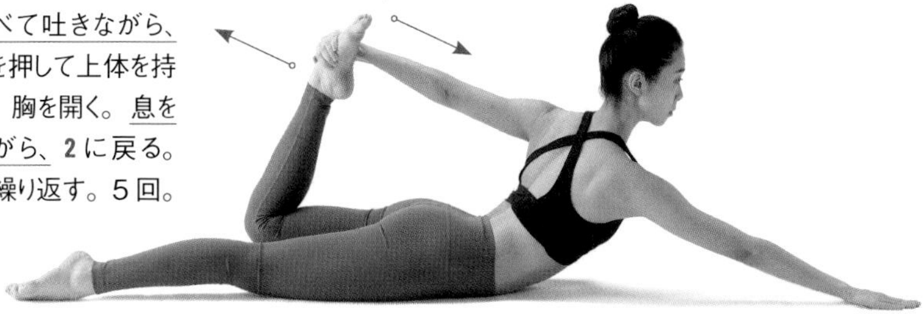

4

反対側も同様に。

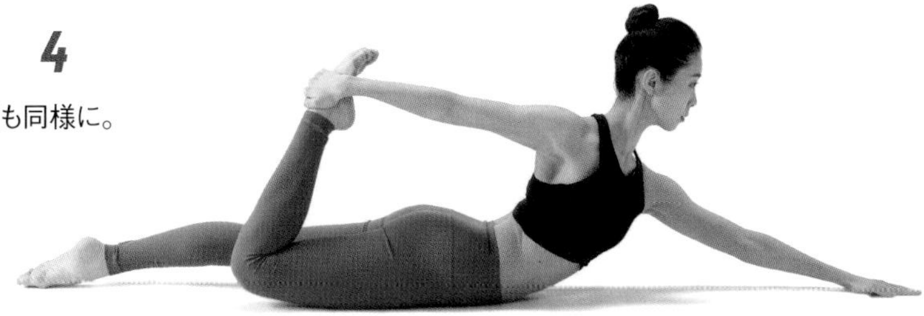

クラム

CLAM

二枚貝が口を開くように

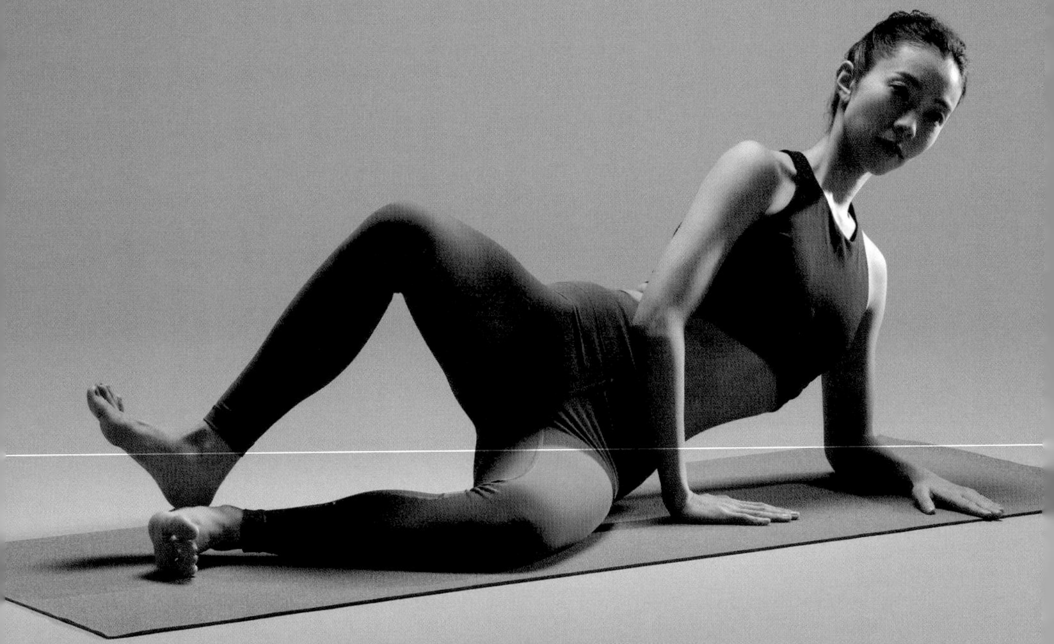

かかとを支点にひざの開閉を繰り返します。
おしりのインナーマッスルを使い、股関節をねじるように開きましょう。

CHECK POINT

- ■ 骨盤が正面を向いているか。
- ■ かかとがついているか。
- ■ おしりの筋肉が刺激されているか。

関連プレピラティス
- スネーキング ▶▶P.28
- パッセ ▶▶P.80
- サイド・プランク ▶▶P.86

1

ひざを曲げて横向きに座る。片方のひじを床について上体を支え、もう片方の手を体の前におく。息を吸って準備。

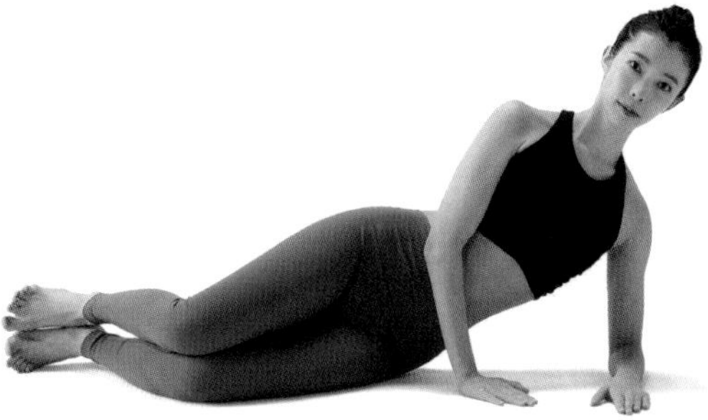

2

息をすべて吐きながら、かかとを支点にして上のひざを開く。息を吸いながら、1に戻る。5回。反対側も同様に。

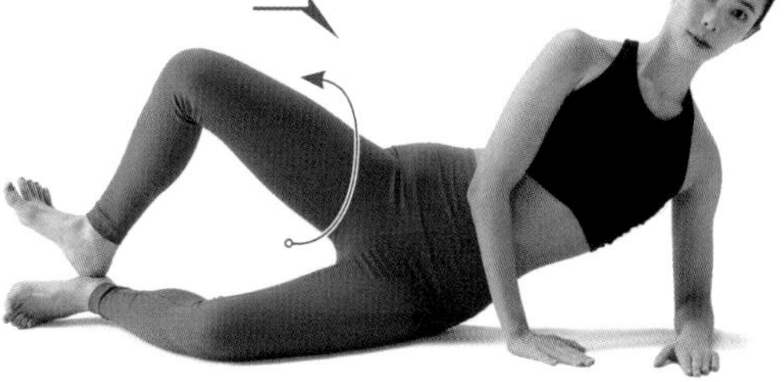

VARIATION

ひざを支点にして脚を開くと、股関節まわりの筋肉を強化できる。上のエクササイズと同じスタートポジションになり、ひざをつけたまま股関節を内側にねじり、脚を開く。左右各５回。

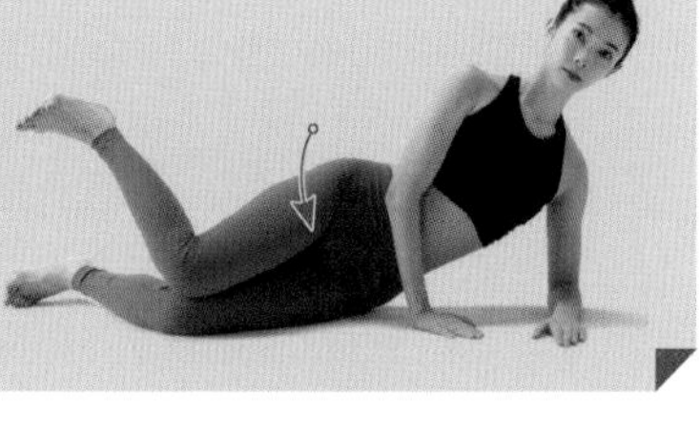

プレ・サイド・キック

PRE SIDE KICK

ひざを平行にしたままスイング

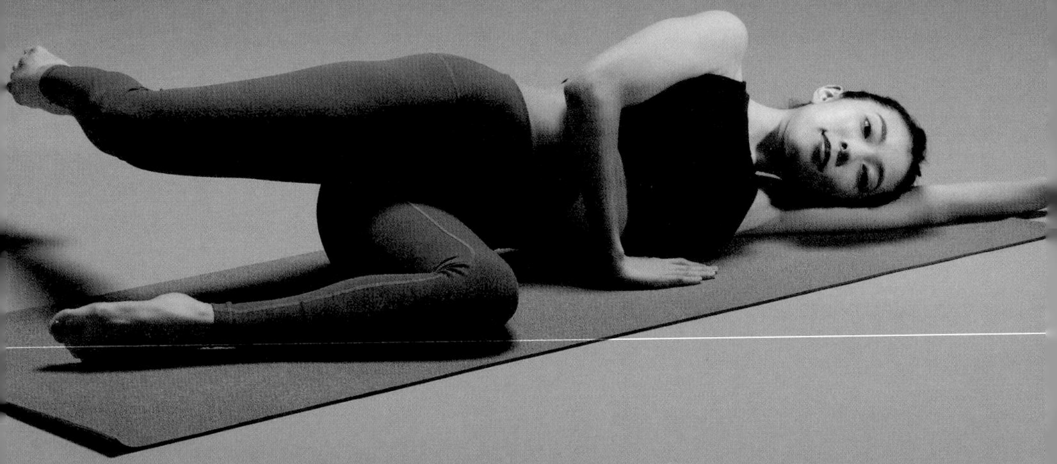

動かすのは、上の脚の股関節だけ。
上体をキープしたままひざを前と後ろに動かすと、おしりの筋肉を強化できます。

CHECK POINT

- ■ 股関節を支点に動かしているか。
- ■ 腰を反らせたり、
丸めたりしていないか。
- ■ おしりの筋肉が刺激されているか。

関連プレピラティス

- アブダクション ▶▶P.36
- アダクション ▶▶P.38
- スモール・レッグ・サークル ▶▶P.54

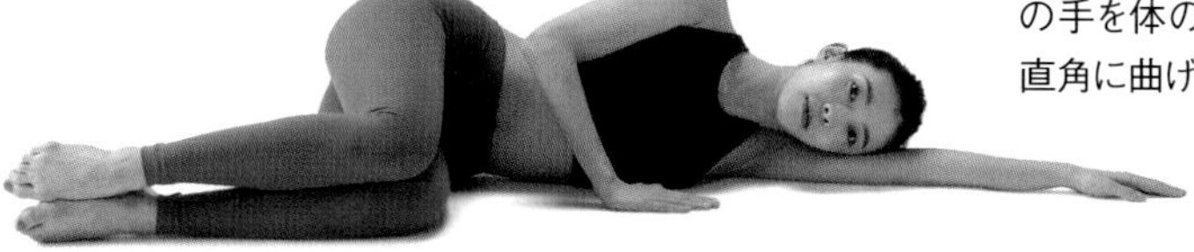

1

片方の腕を耳の下において伸ばし、横向きになる。もう片方の手を体の前におく。ひざを直角に曲げ、つま先を伸ばす。

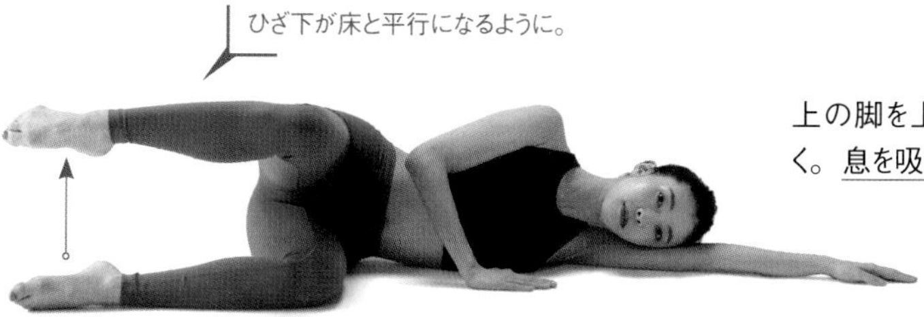

2

上の脚を上げて、腰幅に開く。息を吸って準備。

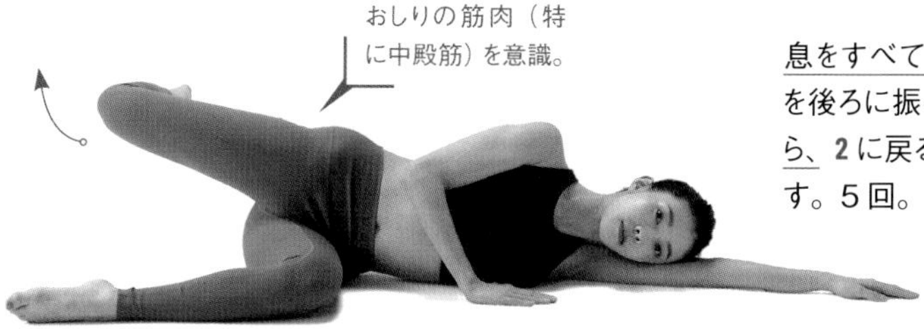

3

息をすべて吐きながら、ひざを後ろに振る。息を吸いながら、**2**に戻る。**2**と**3**を繰り返す。５回。反対側も同様に。

VARIATION

ひざを上下に動かすと、おしりの筋肉をさらに強化できる。上のエクササイズの**2**をスタートポジションにして、ひざを天井に向かって横に開き、元に戻る。左右各５回。

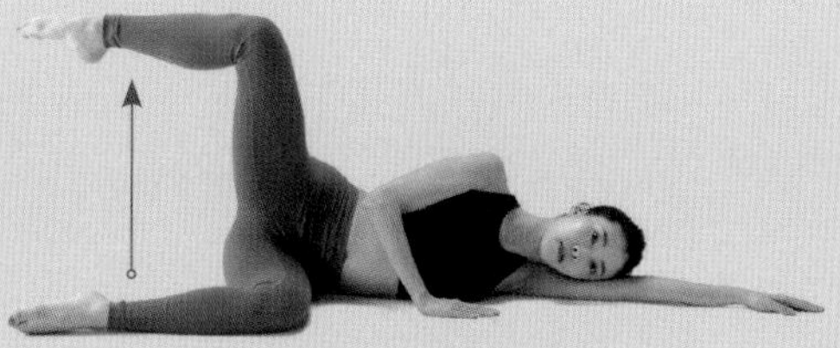

パッセ

PASSE

目指すはバレエのような足さばき

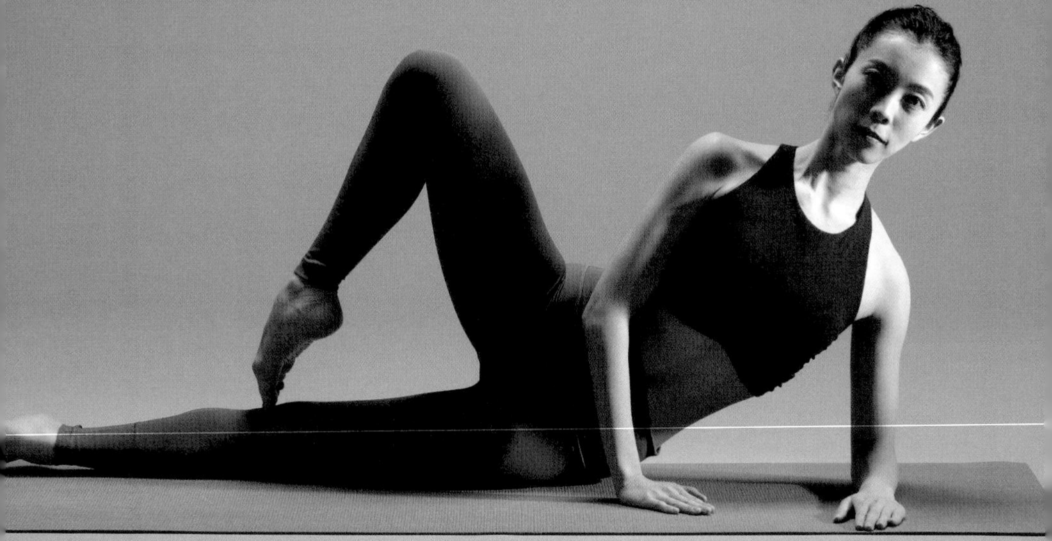

バレエダンサーのように、つま先をひざにつけて。
おしりの筋肉をしっかり使い、股関節まわりを柔軟にします。

CHECK POINT

- □ 股関節を支点に動かしているか。
- □ 腰を反らせたり、丸めたりしていないか。
- □ おしりの筋肉が刺激されているか。

関連プレピラティス

- スネーキング ▶▶P.28
- アブダクション ▶▶P.36
- クラム ▶▶P.76

1

脚を伸ばして横向きになる。片方のひじを床について上体を支え、もう片方の手を体の前におく。つま先を伸ばす。息を吸って準備。

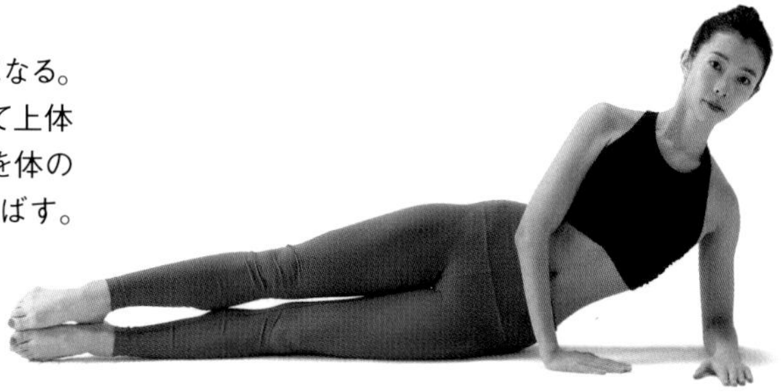

手で床を押して体を安定させる。

2

息をすべて吐きながら、上の股関節を開いて足の甲を天井に向け、つま先を下の脚から離さずにすべらせるようにしてひざを曲げ、つま先を下のひざにつける。息を吸いながら、1に戻る。5回。反対側も同様に。

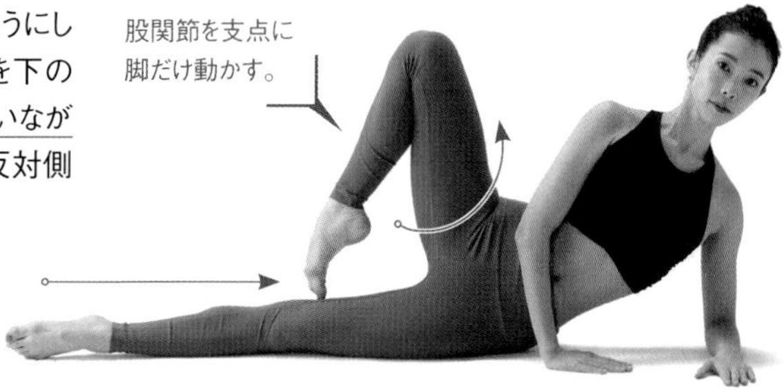

VARIATION

脚を上げると、おしりの筋肉をさらに強化できる。上のエクササイズの2をスタートポジションにして、ひざを伸ばしてつま先を天井に向かって上げ、元に戻る。左右各5回。

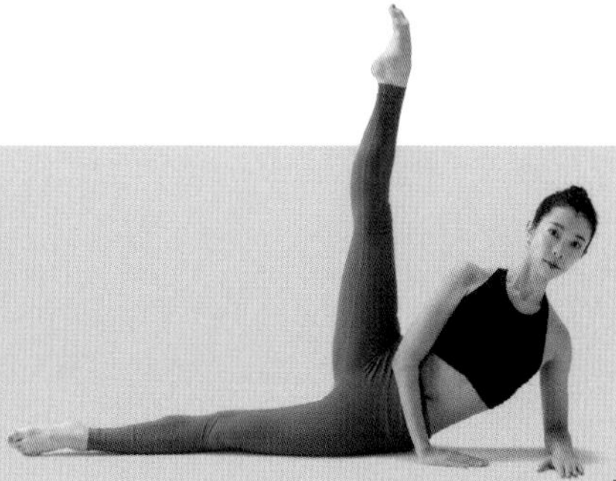

サイド・リフト

SIDE LIFT

バナナのようなカーブをイメージ

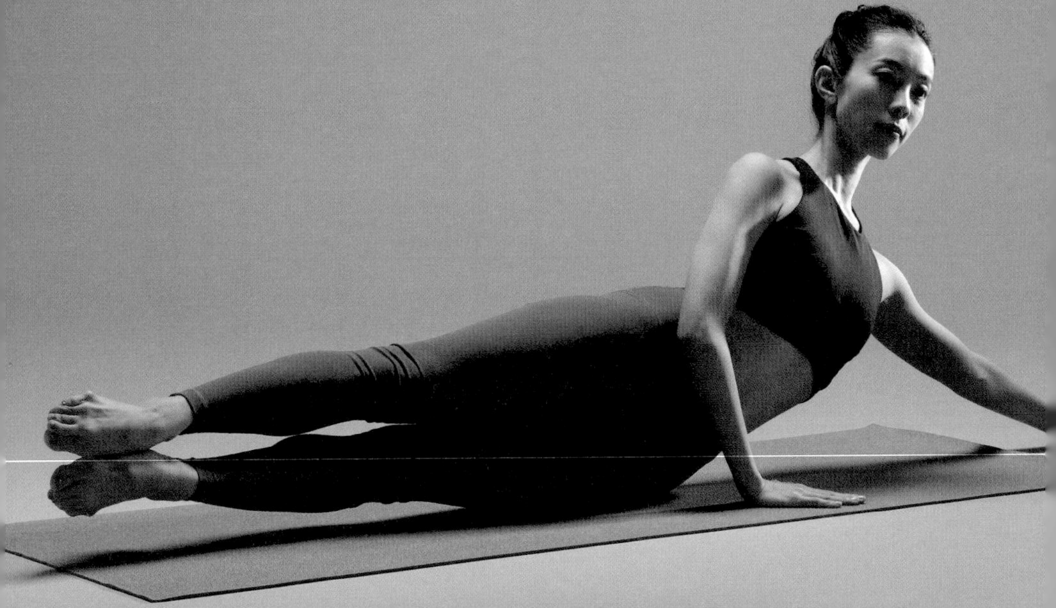

頭と脚を同時に上げ、体をしならせます。
ぐらつかないようにするためには、腹部(コア)の意識が重要です。

CHECK POINT

- 腰を曲げたり、反らせたりしていないか。
- 手で床を押しているか。
- 姿勢が安定しているか。

関連プレピラティス

- アダクション ▶▶P.38
- ラテラル・ベンディング ▶▶P.66
- ワグ・ザ・テイル ▶▶P.92

1

片方の腕を耳の下におき、横向きになる。もう片方の手を体の前におく。両脚をそろえ、つま先を伸ばす。息を吸って準備。

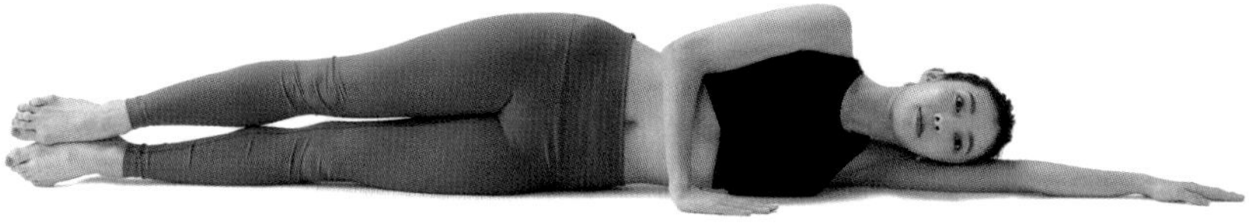

2

息をすべて吐きながら、下の手をスライドさせて上体を起こす。同時に両脚を床から浮かせる。息を吸いながら、1に戻る。5回。反対側も同様に。

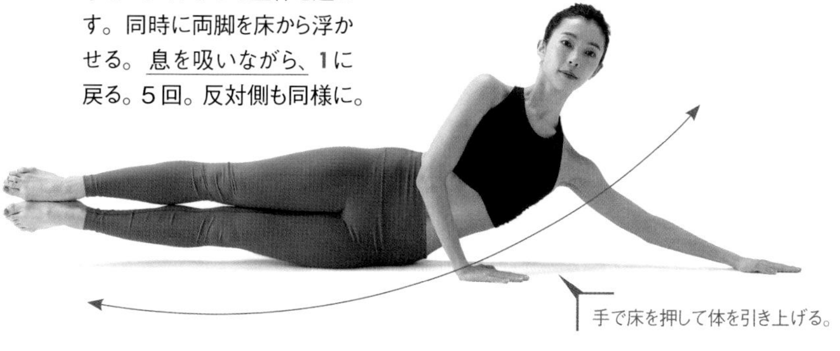

VARIATION

上体を起こすのが難しい人は、脚を浮かせるだけでもよい。左右各5回。

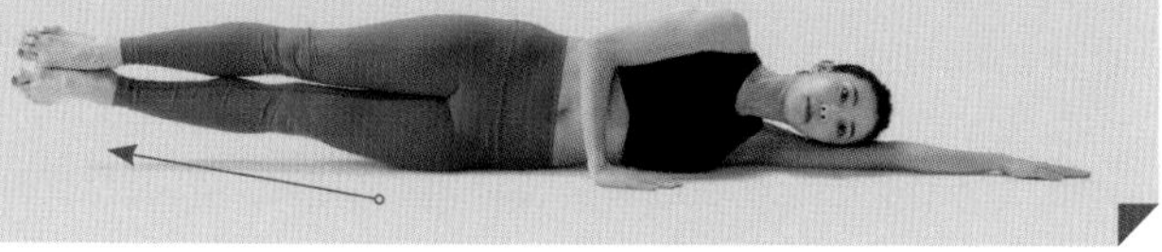

ボウ・アンド・アロー

BOW AND ARROW

ゆっくりと弓を引くように胸をねじる

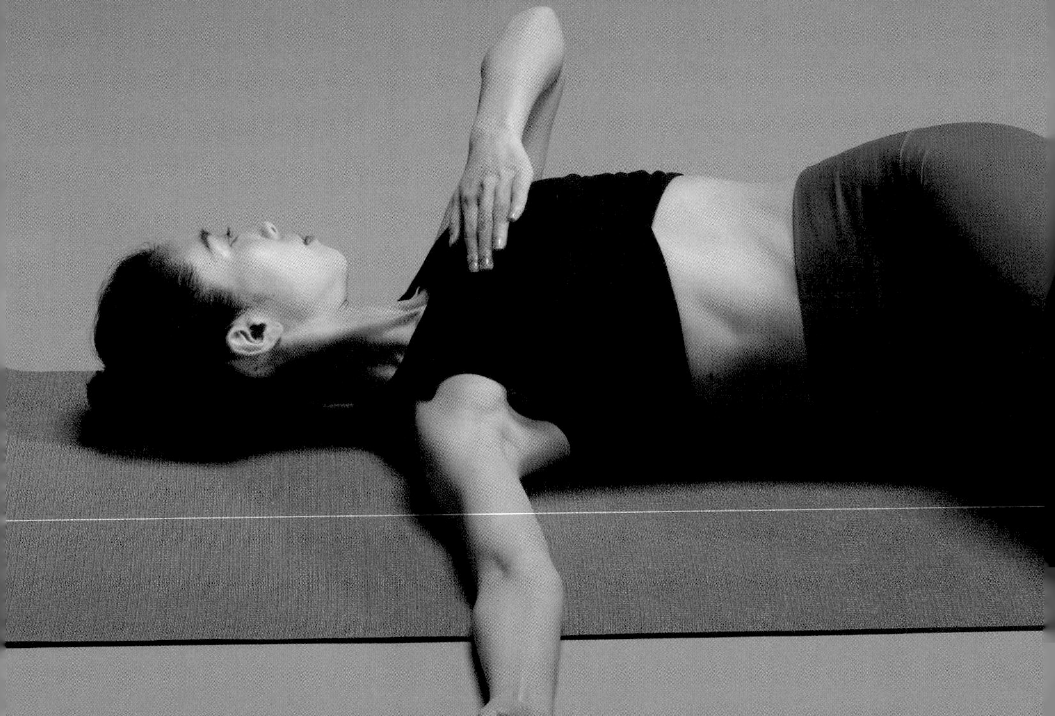

背骨と肩甲骨の柔軟性を
高めるエクササイズ。
肩甲骨を床につけるのが理想ですが、
まずはできるところまで。

CHECK POINT

- □ 腰をひねっていないか。
- □ 骨盤が倒れていないか。
- □ 背骨（特に胸椎）の
ひねりを感じているか。

関連プレピラティス

- ニー・スウェイ ▶▶P.52
- ワイパー ▶▶P.68
- ソラシック・ツイスト ▶▶P.96

1

ひざを曲げて横向きになる。両腕を前に出し、手のひらを重ねる。息を吸って準備。

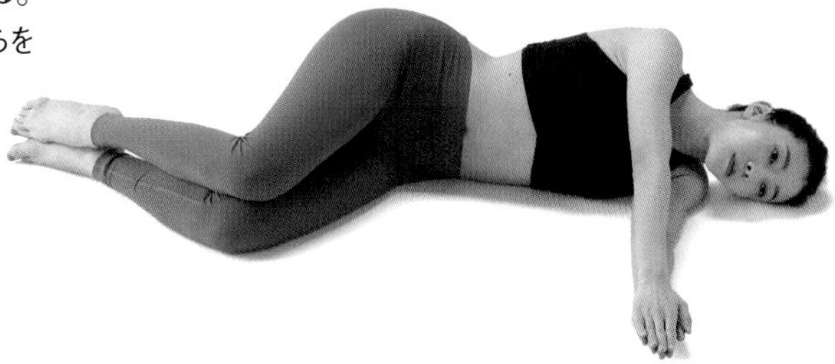

2

息を吐きつつ、上の手を少しずつ肩に向かって滑らせる。

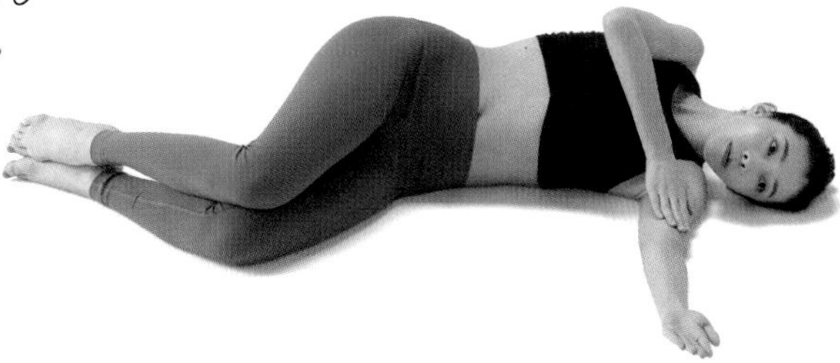

3

続けて、手を胸まで滑らせ、上側の肩を床に近づける。

背骨（特に胸椎）をひねる意識で。

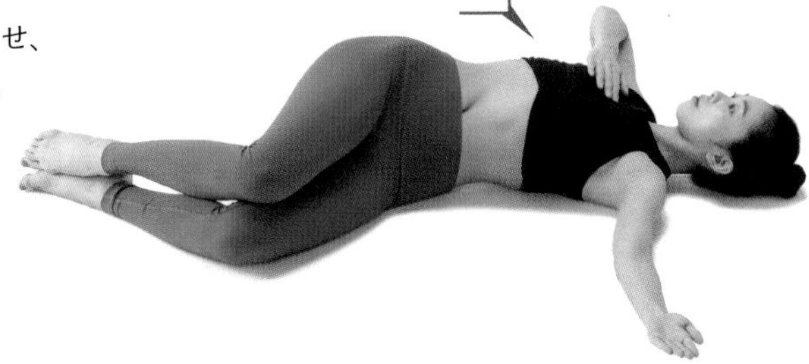

4

そのまま、息をすべて吐きながら、胸を開き、肩甲骨と腕を広げて床につける。息を吸いながら、逆の動きで1に戻る。5回。反対側も同様に。

上体の向きに合わせて顔も動かす。

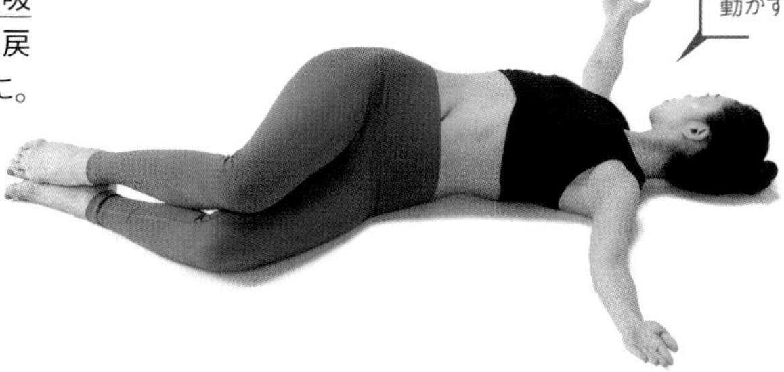

サイド・プランク

SIDE PLANK

見えない壁を両手・両足で押すように

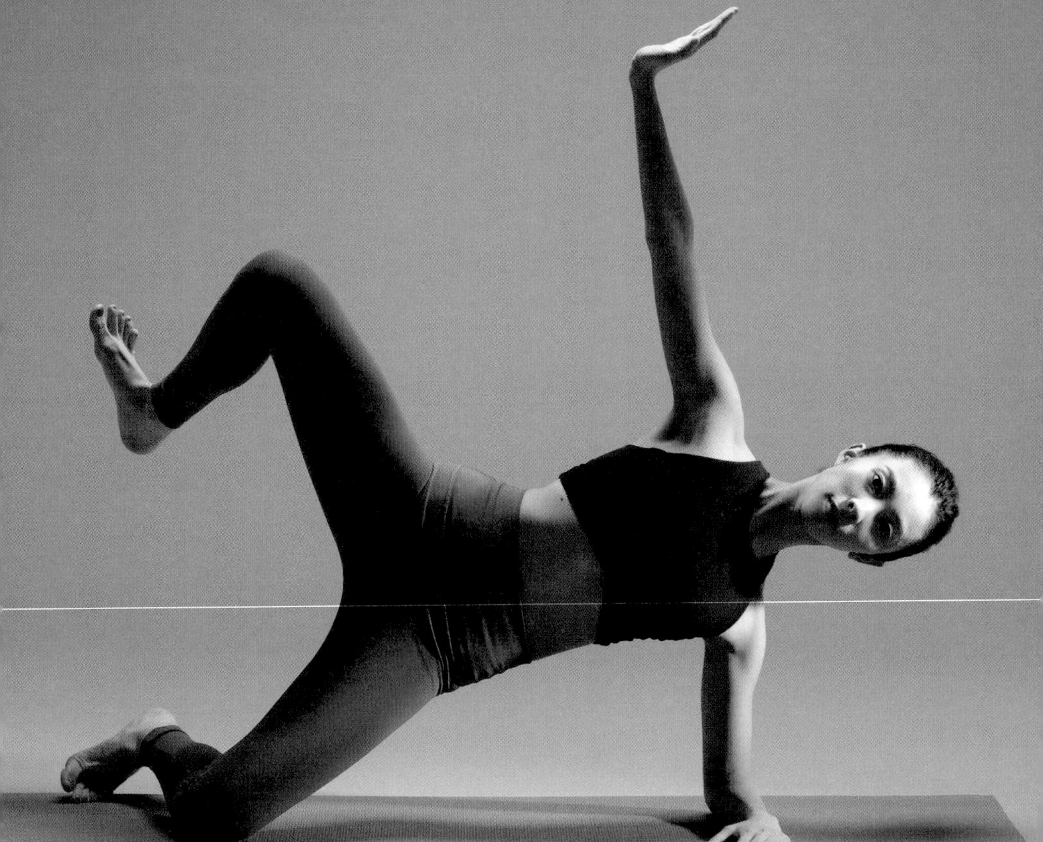

横向きの姿勢を保ちながら、手足を力強くキープします。
腹部(コア)の安定やおしりの筋肉の強化におすすめ。

CHECK POINT

- 下の手足で床を押しているか。
- 上の手足で天井を押しているか。
- 股関節を開いているか。

関連プレピラティス

- スネーキング ▶▶P.28
- クラム ▶▶P.76
- ドッグ・ピー ▶▶P.104

1

ひざを曲げて横向きに座る。下のひじを床について上体を支え、上の手を骨盤におく。足首を曲げる。

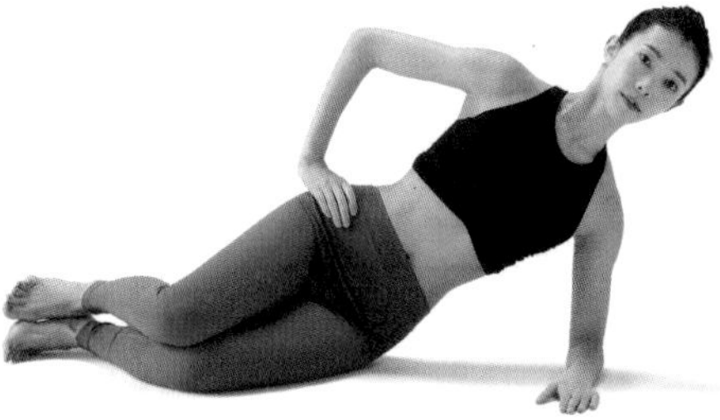

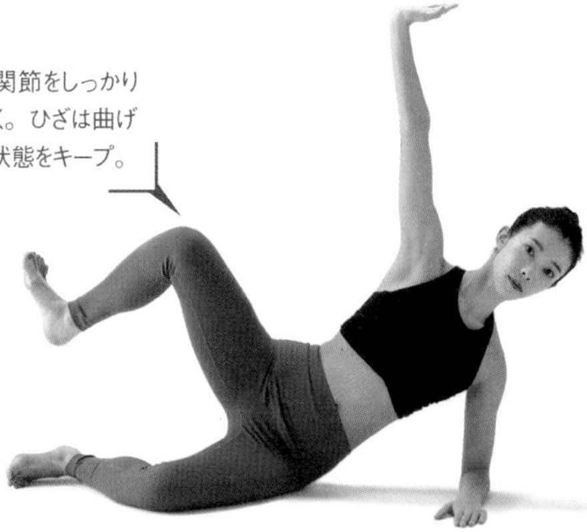

2

上の手のひらとつま先を天井に向かって上げる。息を吸って準備。

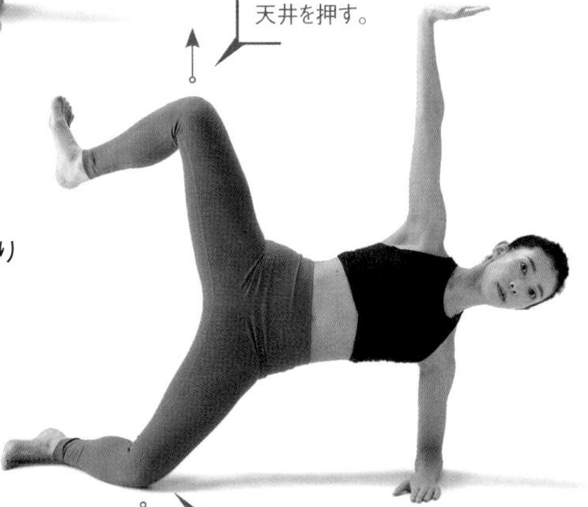

3

息をすべて吐きながら、おしりを高く持ち上げる。

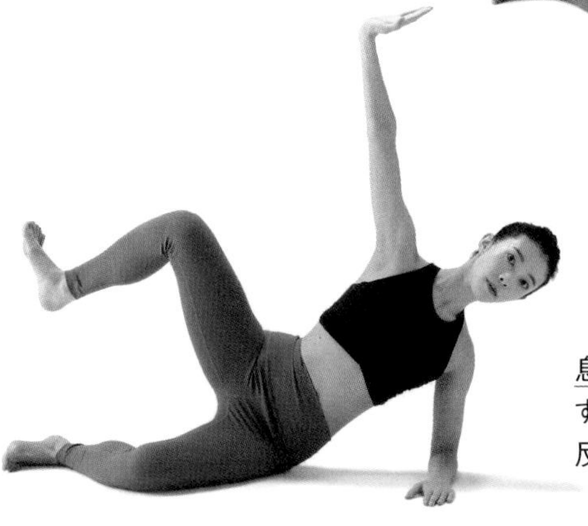

4

息を吸いながら、おしりを下ろす。**3**と**4**を繰り返す。5回。反対側も同様に。

サイド・ローテーション

SIDE ROTATION

腕で空気を包み込むようにひねる

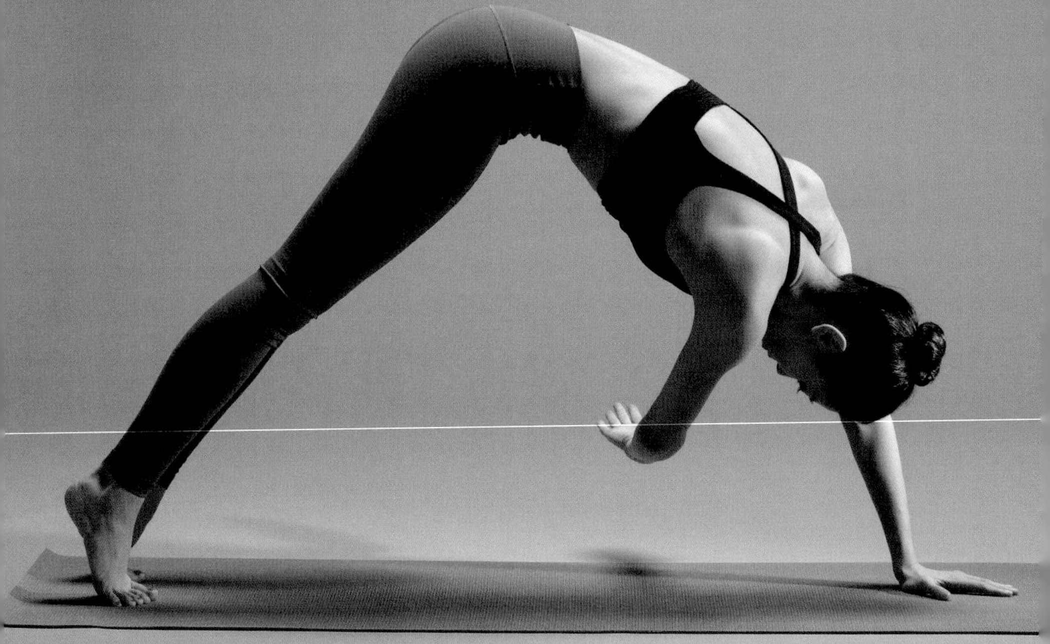

おしりを高く上げたポジションで、胸をひねってストレッチ。
動きに集中しながら、体をコントロールして。

CHECK POINT

- □ 胸のひねりを感じているか。
- □ 手と足で床を押しているか。
- □ 腹部（コア）が安定しているか。

関連プレピラティス

- リーチング・アームス ▶▶P.50
- サイド・リフト ▶▶P.82
- スタンディング・ソウ ▶▶P.134

1

片方の手のひらを床につけ、ひざを曲げて横向きに座る。上のひざを立てて下の足の前におき、手のひらを上にしてのせる。息を吸って準備。

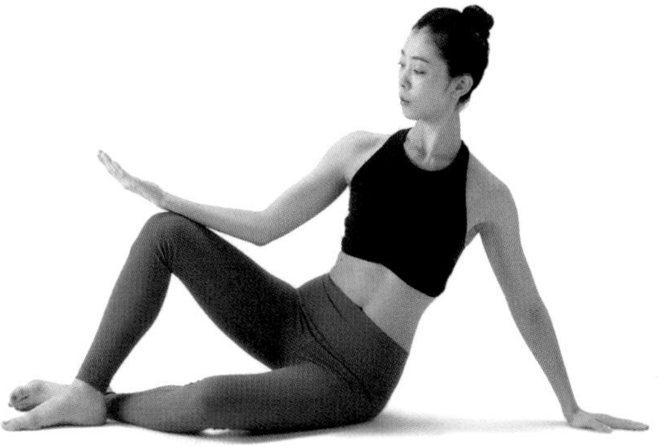

2

息を吐きつつ、おしりを引き上げて脚を伸ばす。

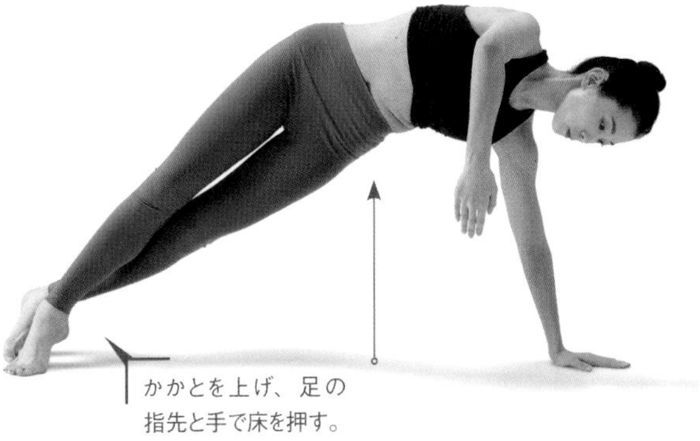

3

続けて、息をすべて吐きながら、体を下に向け、腕を向こう側へ伸ばして上体をひねる。息を吸いながら、逆の動きで1に戻る。5回。反対側も同様に。

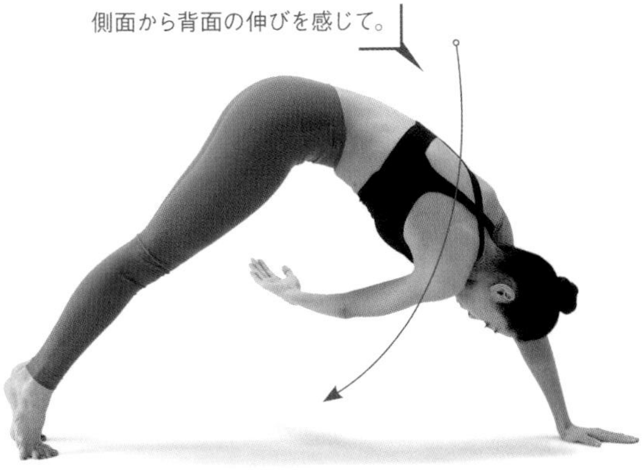

フラッピング

FLAPPING

鳥が翼を広げて羽ばたくように

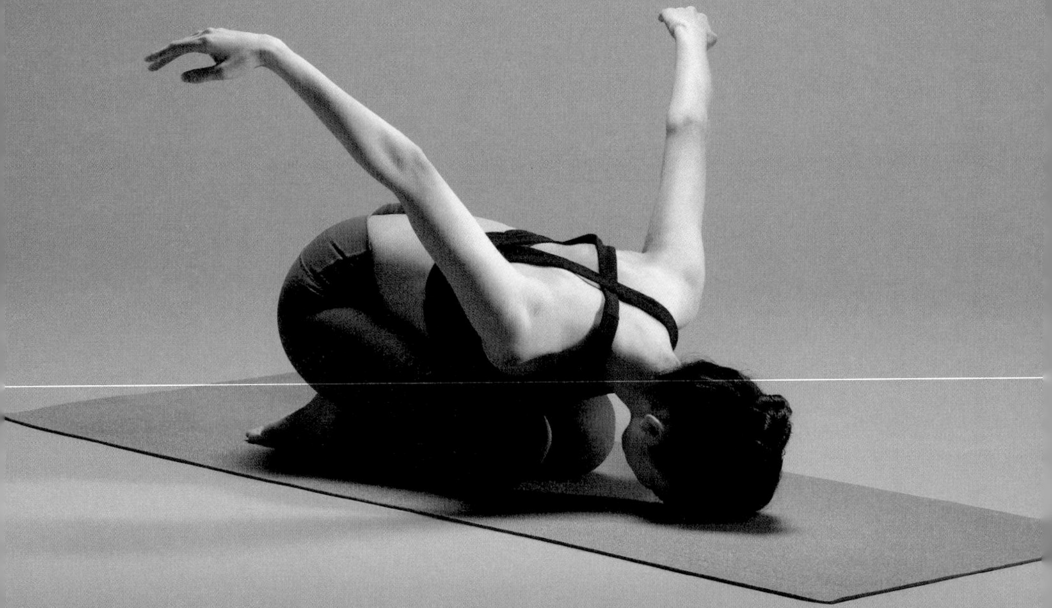

肩甲骨の内側に意識を集中させながら、ゆったりと腕を動かします。
腕だけの動きにならないように注意して。

CHECK POINT

- おしりがかかとにのっているか。
- 肩甲骨の動きを感じているか。
- なめらかに腕を動かせているか。

関連プレピラティス
- リーチング・アームス ▶▶P.50
- ショルダー・ムーブメント ▶▶P.108
- リバース・プランク ▶▶P.118

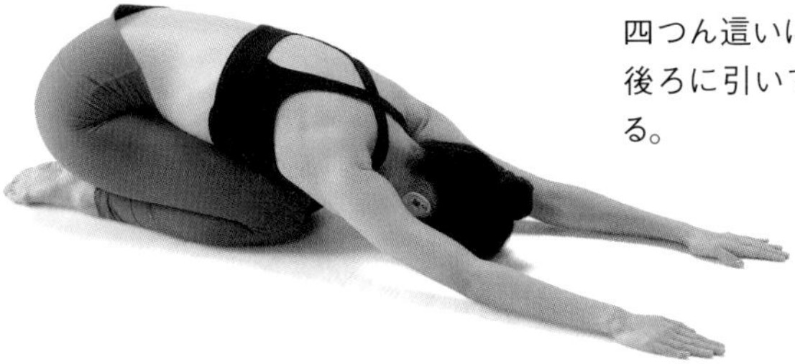

1

四つん這いになり、おしりを後ろに引いてかかとにのせる。

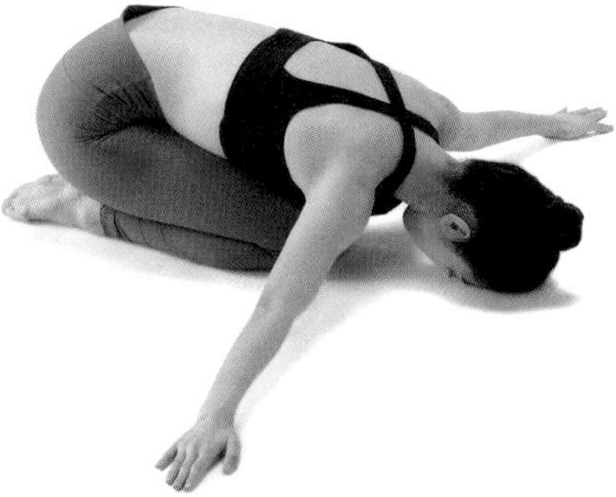

2

腕を横に広げる。息を吸って準備。

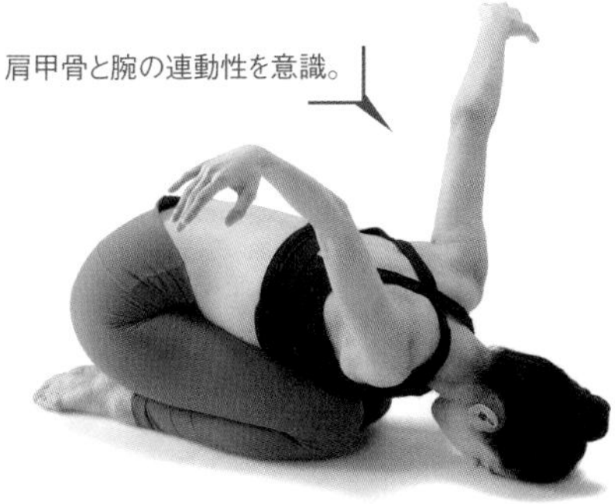

3

息をすべて吐きながら、肩甲骨を内側に寄せ、肩、腕の順にしならせながら上げる。

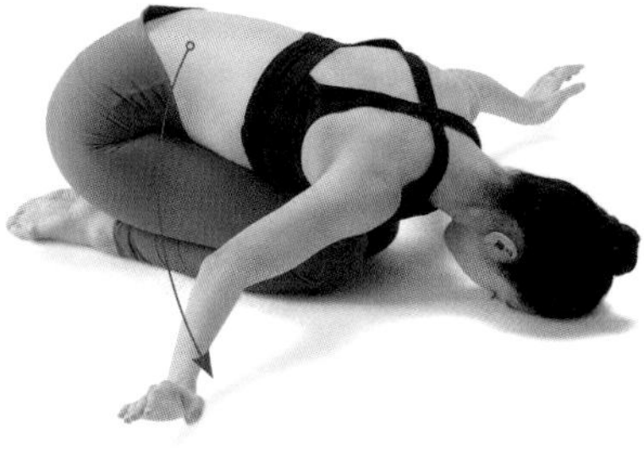

4

息を吸いながら、肩甲骨を外側に開き、腕を下ろす。**3**と**4**を繰り返す。5回。

ワグ・ザ・テイル

WAG THE TAIL

犬がしっぽを振るように

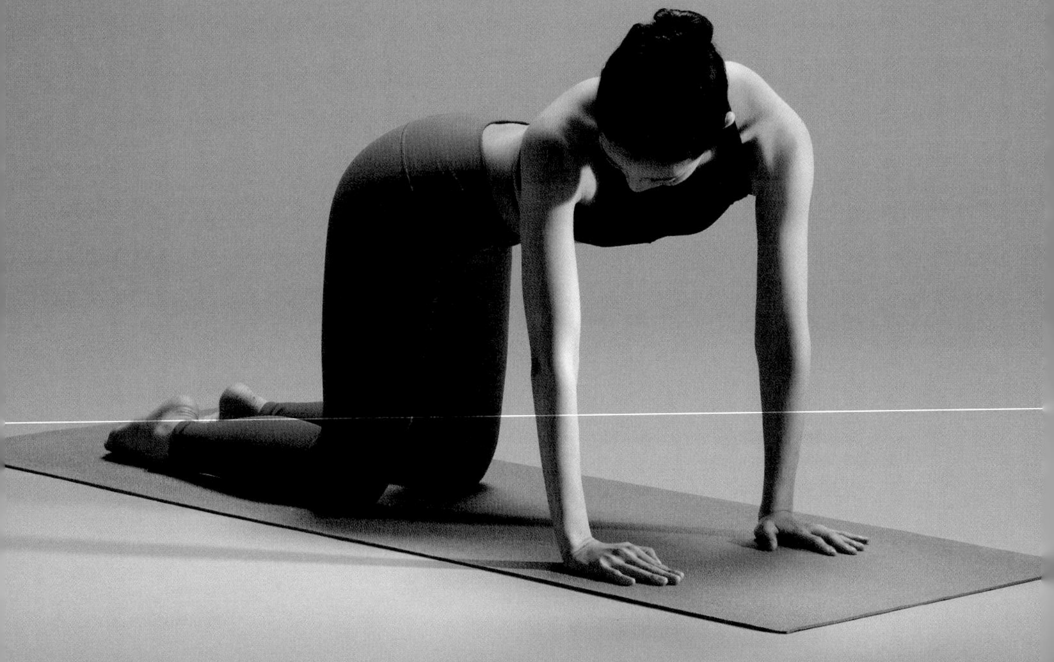

背骨のしなやかさをつくる動き。
手足を固定したまま、骨盤を左右に引き上げ、背中をしならせます。

CHECK POINT

- ひじを曲げていないか。
- 背骨のカーブを感じているか。
- わき腹が収縮しているか。

関連プレピラティス

- ノーズ・サークル ▶▶P.48
- ラテラル・ベンディング ▶▶P.66
- ダイヤル・ムーブメント ▶▶P.106

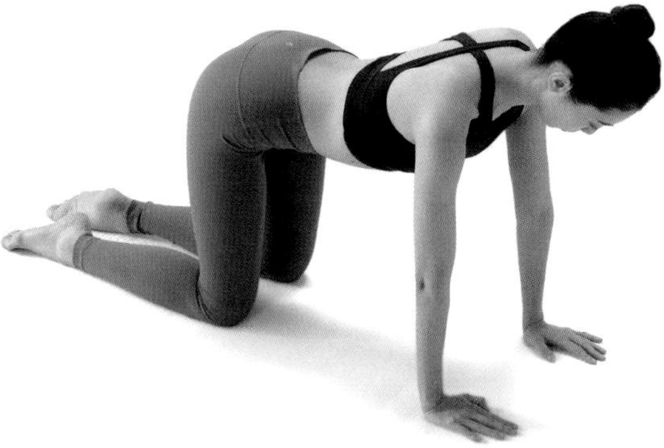

1

四つん這いになり、足の甲を床につける。息を吸って準備。

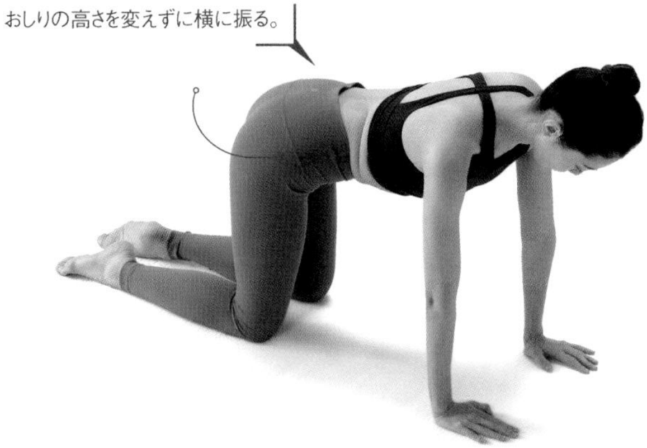

2

息をすべて吐きながら、上体をキープしたまま、おしりを片側にひねり、背中をしならせる。息を吸いながら、**1**に戻る。左右交互に 5 セット。

VARIATION

上体を大きくしならせ、上のエクササイズよりもさらに背骨を大きくカーブさせると、わき腹をより伸ばすことができる。左右交互に 5 セット。

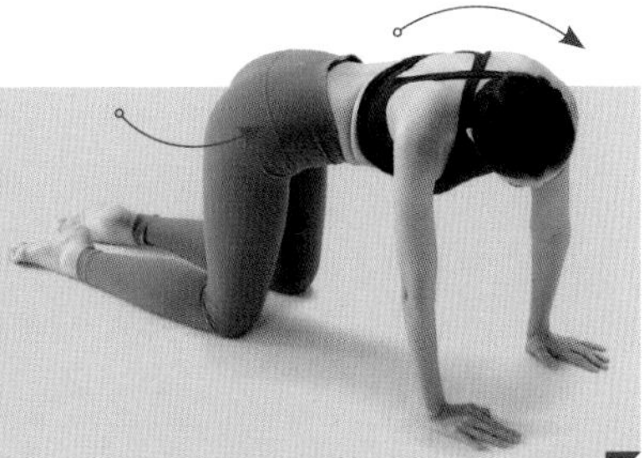

キャット・ローテーション

CAT ROTATION

猫のしなやかな動きをまねて

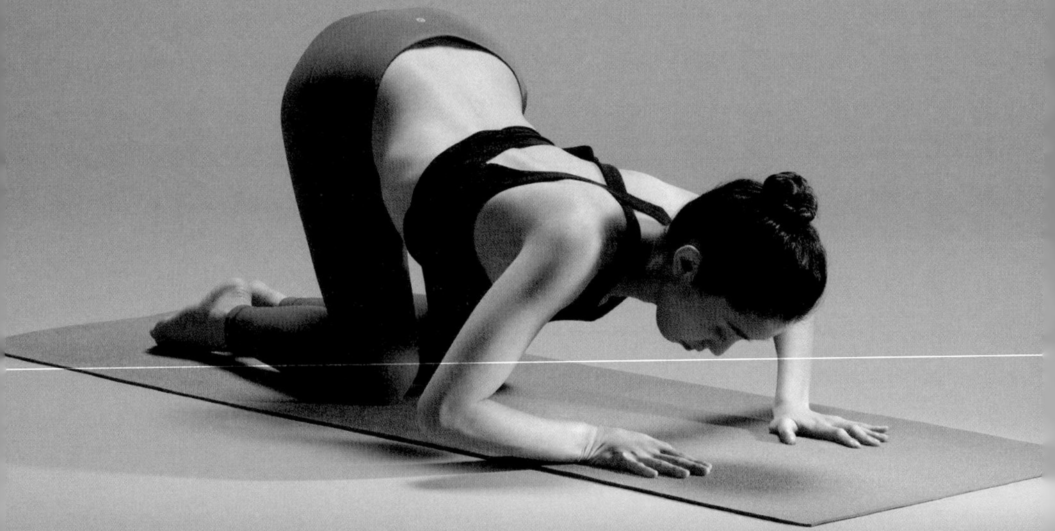

背中をダイナミックに動かし、柔軟な背骨を目指します。
上体を大きく回転させるほど効果アップ！

CHECK POINT

- 肩甲骨の動きを意識しているか。
- 手のひらで床を押しているか。
- なめらかに背中を動かせているか。

関連プレピラティス

- スモール・ロッキング ▶▶P.40
- ダイヤル・ムーブメント ▶▶P.106
- ショルダー・ムーブメント ▶▶P.108

1

四つん這いになり、足の甲を床につける。

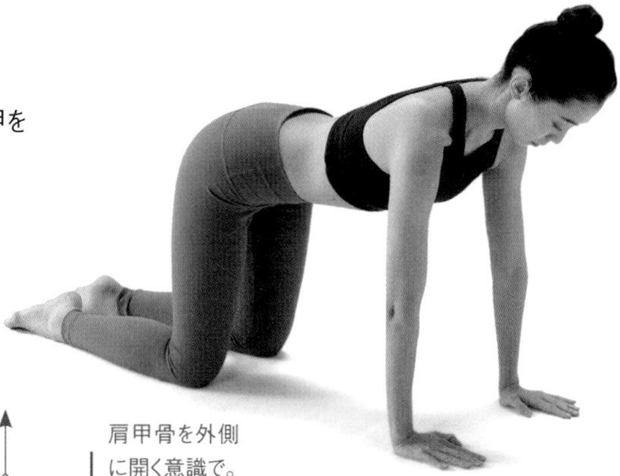

肩甲骨を外側に開く意識で。

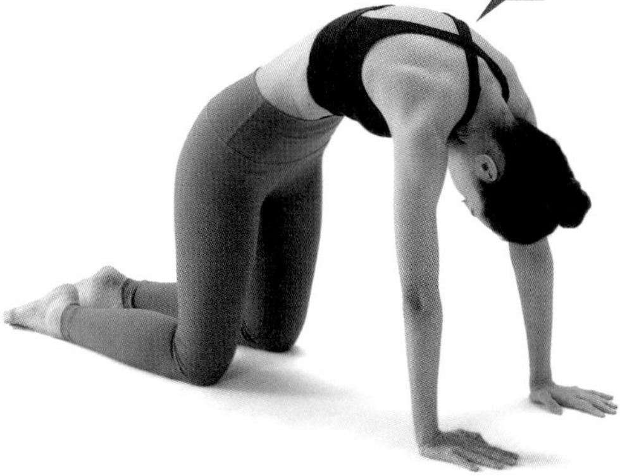

2

息を吸いながら、背中を丸め、天井に向かって持ち上げる。

3

息をすべて吐きながら、丸めた背中を横から下に動かしてひじを曲げ、胸を床に近づけ、円を描くように上体を回す。息を吸いながら、**2**に戻る。5回。反対回しも同様に。

肩甲骨を内側に寄せ、胸を開きながら背中を押し下げて。

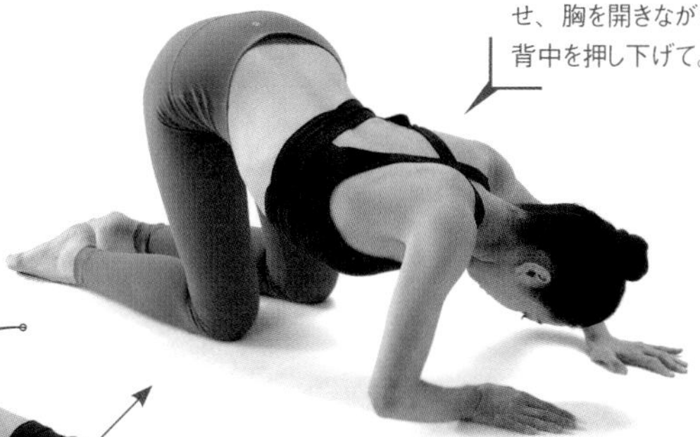

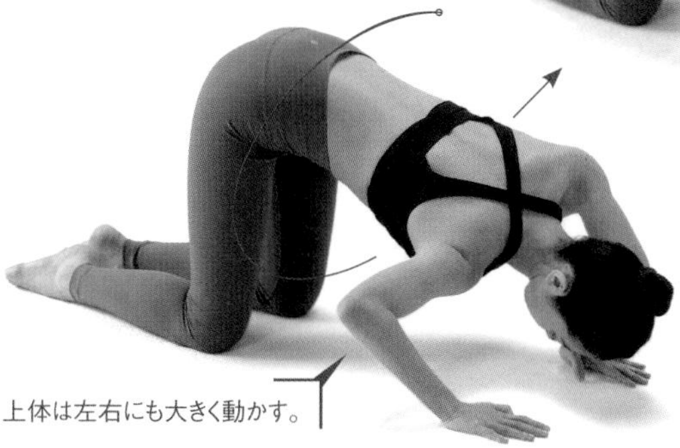

上体は左右にも大きく動かす。

ソラシック・ツイスト

THORACIC TWIST

壁に胸の中心を見せるように

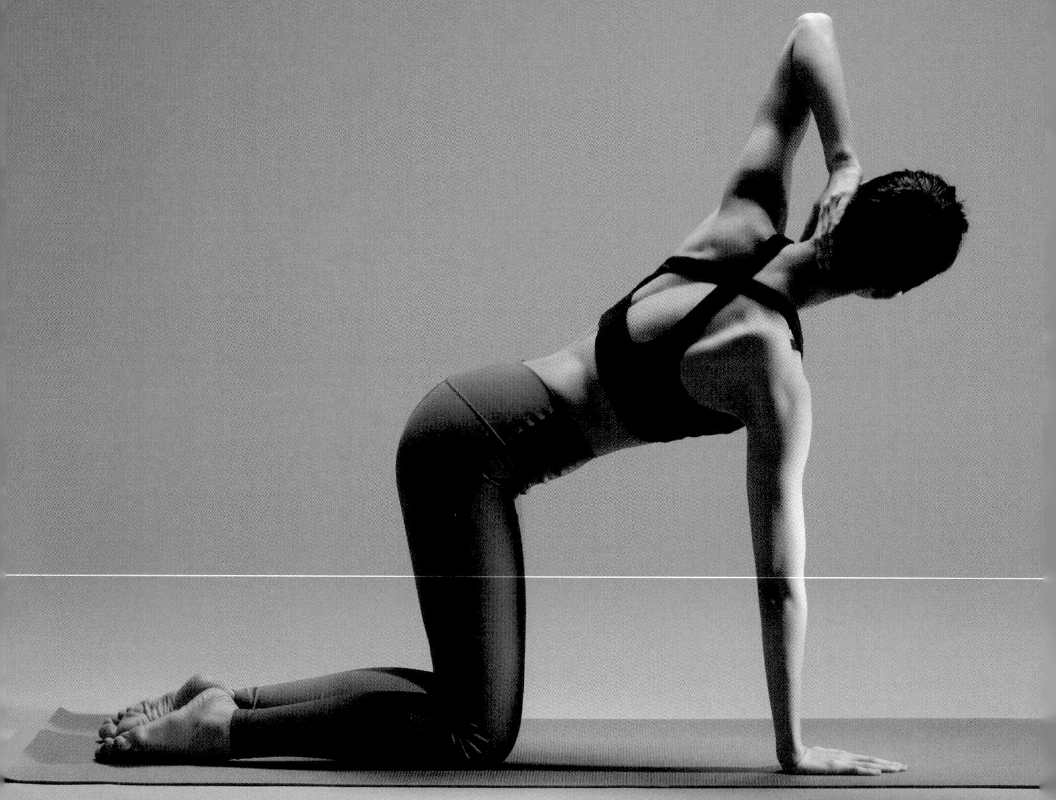

背骨（特に胸椎）をひねりやすくするためのエクササイズ。
骨盤の位置は変えずに、気持ちよく胸を開きましょう。

CHECK POINT

- □ 胸椎のひねりを感じているか。
- □ 手のひらで床を押しているか。
- □ ひじが内側に入らないように。

関連プレピラティス
- ニー・スウェイ ▶▶P.52
- ワイパー ▶▶P.68
- ボウ・アンド・アロー ▶▶P.84

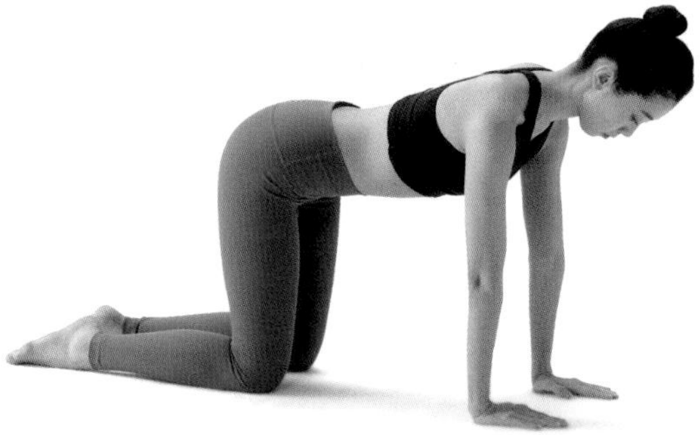

1

四つん這いになり、足の甲を床につける。

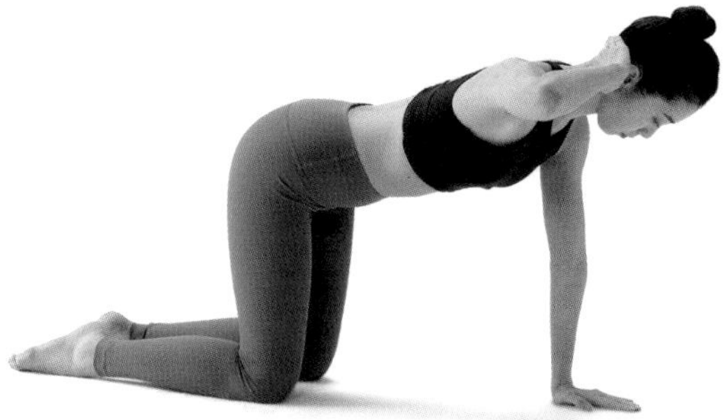

手のひらで床をプッシュ。

2

片手を耳の後ろに当てる。息を吸って準備。

骨盤は下に向けたままキープ。

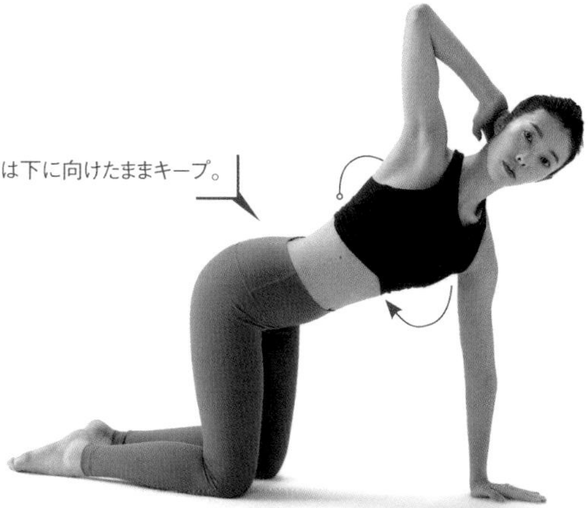

3

息をすべて吐きながら、上体をひねって胸を横に開く。息を吸いながら、**2**に戻る。**2**と**3**を繰り返す。５回。反対側も同様に。

ダウン・ストレッチ

DOWN STRETCH

床をなめるように伸びあがって

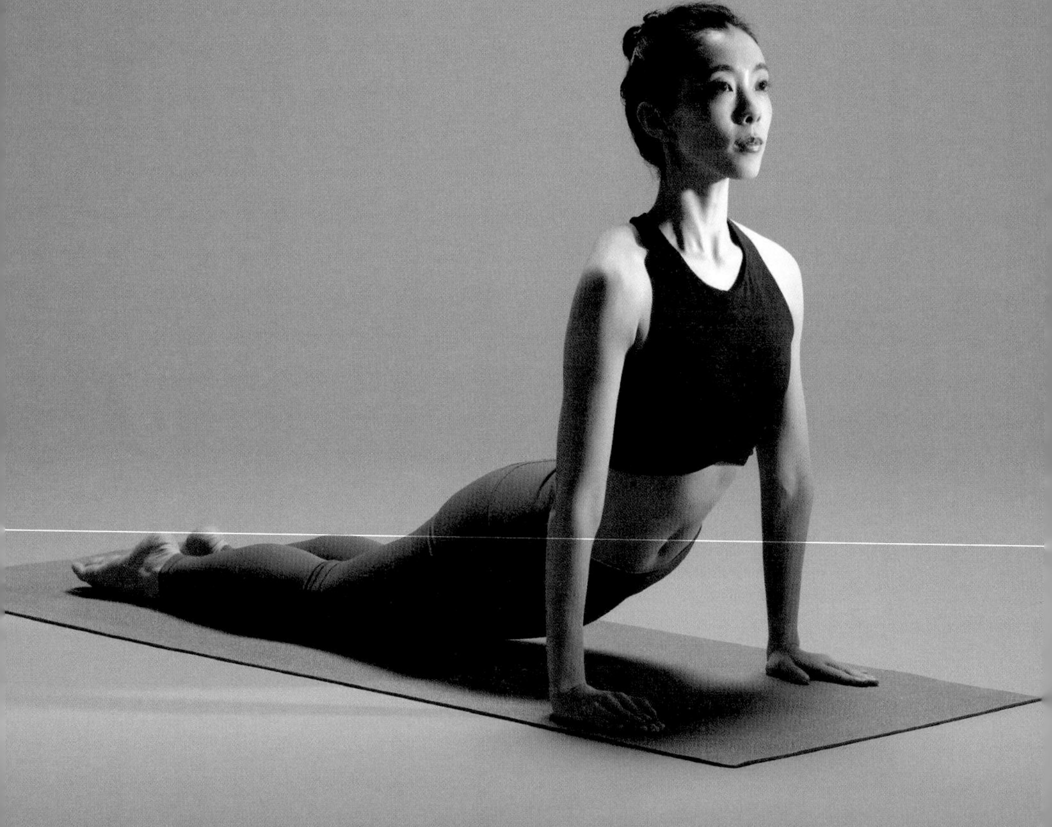

下から上に向かってグーンと伸び上がるように体重移動させながら、
体の前面を気持ちよく伸ばしましょう。

CHECK POINT

- □ 胸を開いているか。
- □ 手のひらで床を押しているか。
- □ 肩をすくめていないか。

関連プレピラティス

- コブラ ▶▶P.62
- プレ・スイミング ▶▶P.74
- スコーピオン ▶▶P.102

1

四つん這いになり、おしりを後ろに引いてかかとにのせる。息を吸って準備。

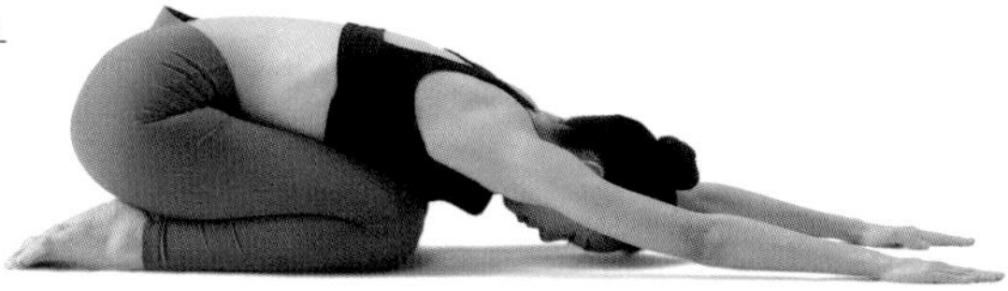

2

息を吐きつつ、体重を前へ移動させながらひじを曲げる。

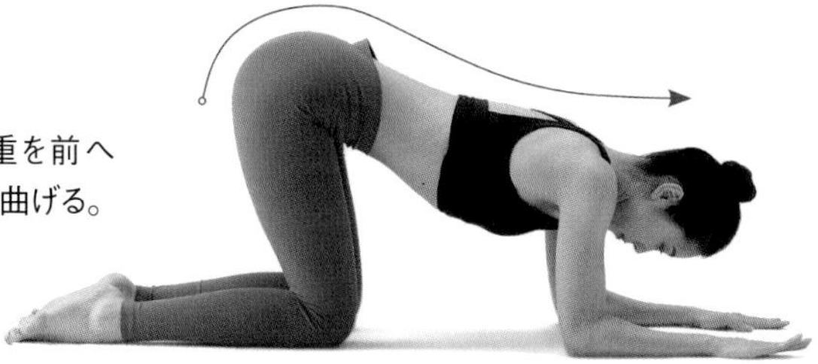

前腕で床を押し、背中を反らせながら前へ。

3

肩を手の前に移動させてお腹を床につけ、うつ伏せになる。

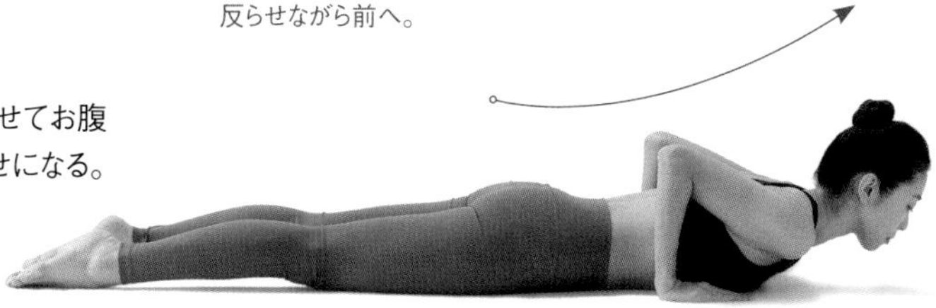

床すれすれの高さで胸を移動させる。

4

続けて、息をすべて吐きながら、腕を伸ばして上体を起こす。息を吸いながら、逆の動きで1に戻る。5回。

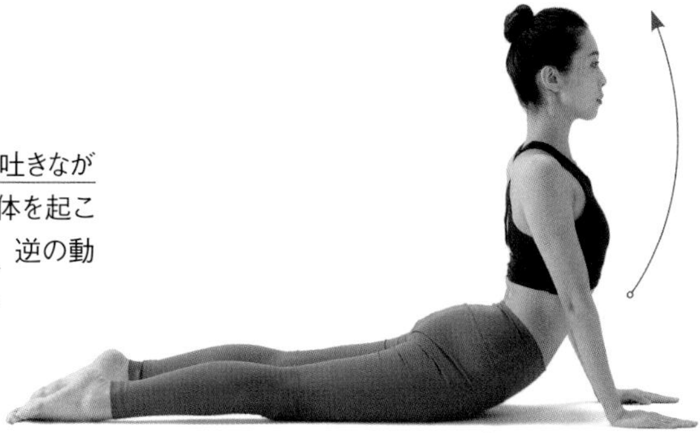

できる人は骨盤を床から浮かせ、手のひらとひざ下で体を支える。

アップ・ストレッチ

UP STRETCH

背中を天に向かって突き上げる

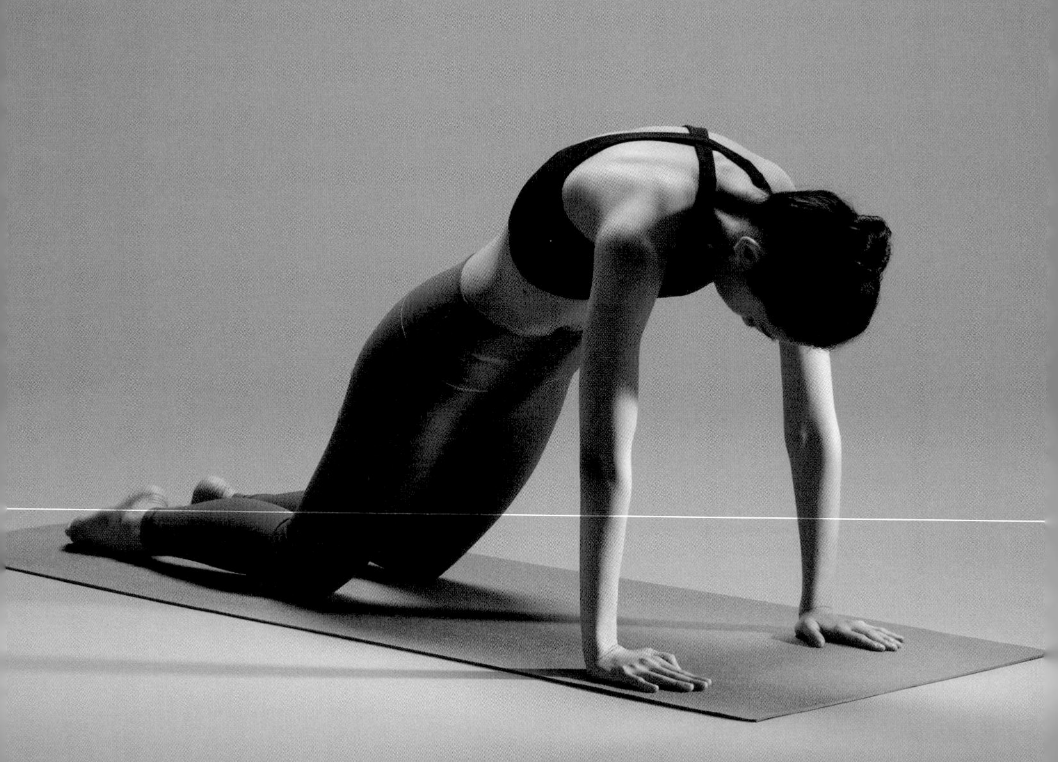

体の後面を伸ばし続けるエクササイズ。
お腹を突き上げる力を抜かないように、体重を移動させましょう。

CHECK POINT

- 背中の丸みをキープしているか。
- 手で床を押しているか。
- お腹の力を抜いていないか。

関連プレピラティス

- アッパー・バック・カール ▶▶P.32
- キャット・ローテーション ▶▶P.94
- ショルダー・ムーブメント ▶▶P.108

1

四つん這いになり、おしりを後ろに引いてかかとにのせる。息を吸って準備。

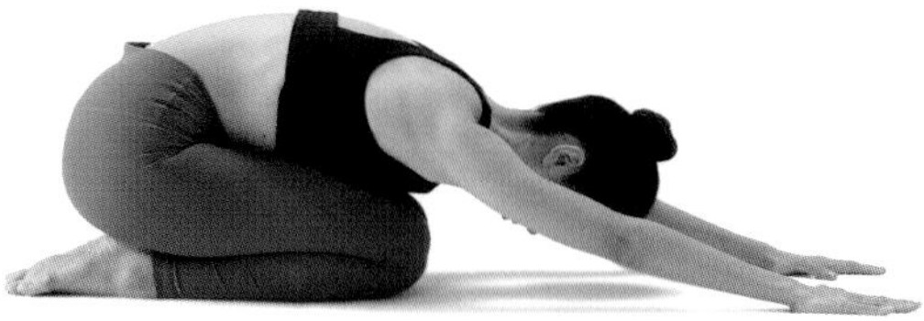

2

息を吐きつつ、手で床を押しながらおしりを持ち上げる。

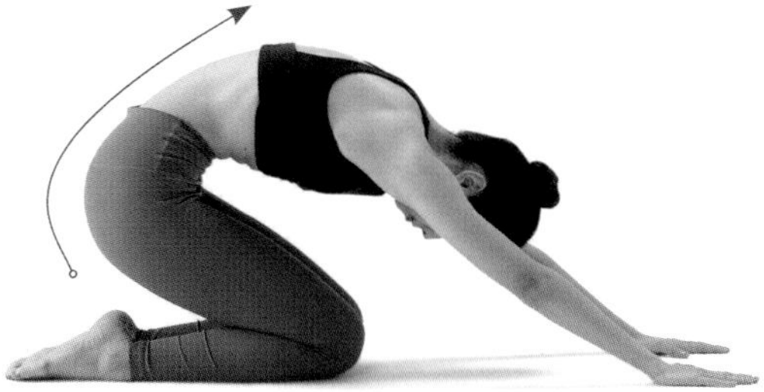

3

お腹を引き上げながらさらにおしりを持ち上げ、体重を前に移動させる。

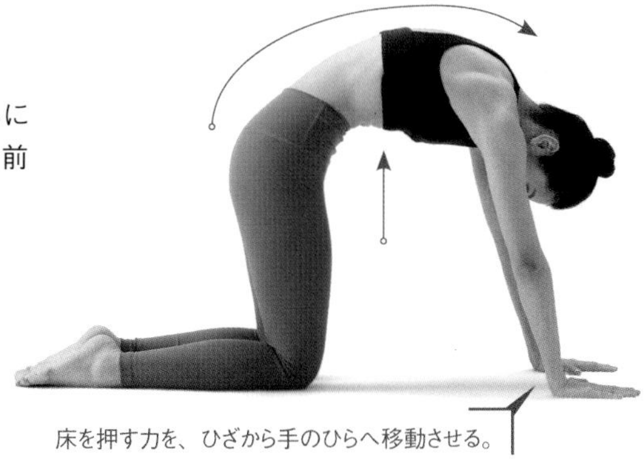

4

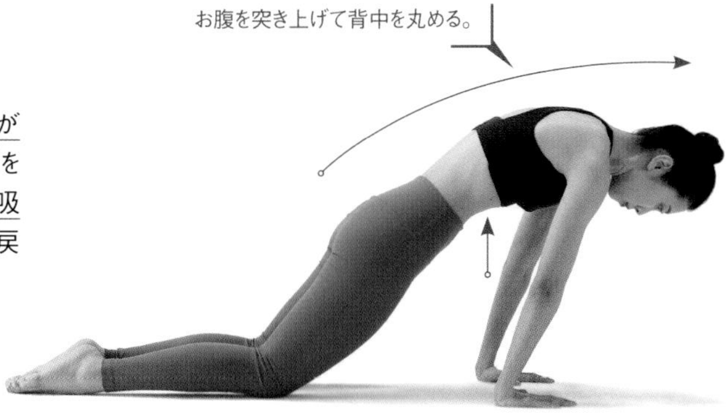

続けて、息をすべて吐きながら、股関節を伸ばして、肩を手の前に移動させる。息を吸いながら、逆の動きで1に戻る。5回。

スコーピオン

SCORPION

バランスをとりながら力強く美しく

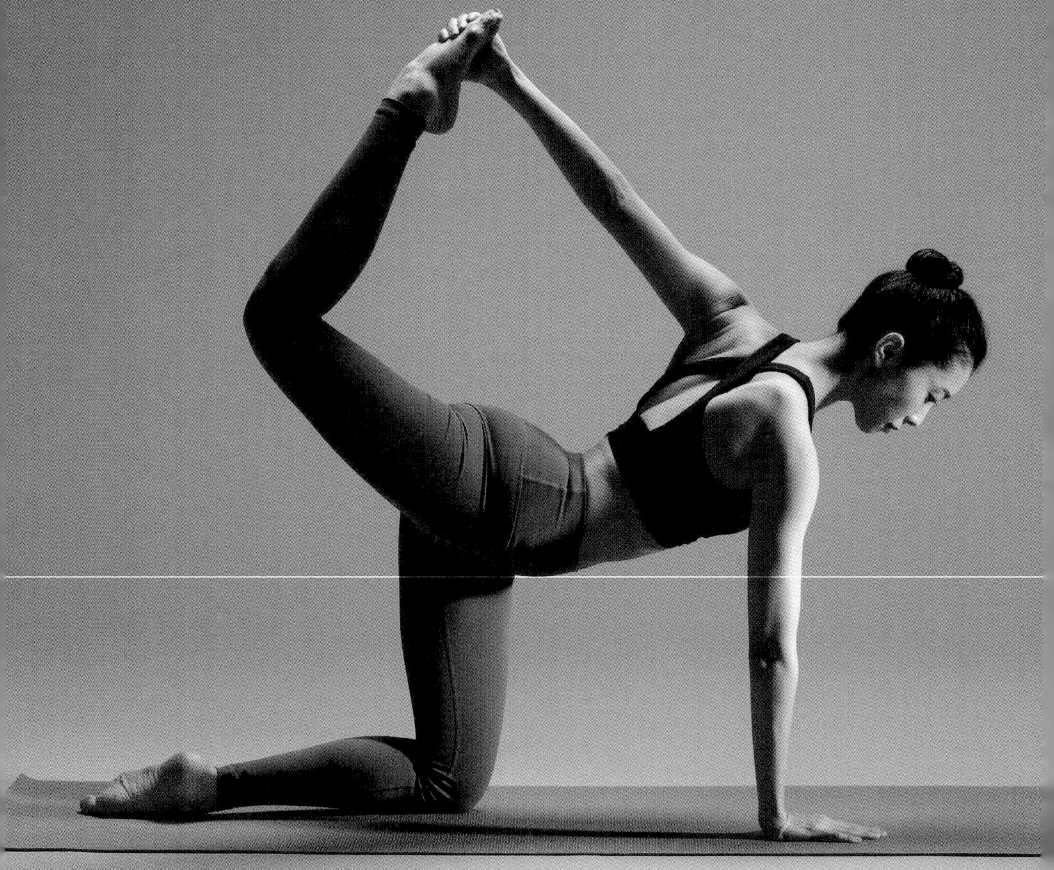

さそりのしっぽのように脚を巻き上げ、胸と股関節をストレッチ。
全身の力を使ってチャレンジして！

CHECK POINT

- □ 股関節と胸が伸びているか。
- □ すねと手で床を押しているか。
- □ 腹部（コア）が安定しているか。

関連プレピラティス

- プレ・スイミング ▶▶P.74
- ダウン・ストレッチ ▶▶P.98
- サイ・ストレッチ ▶▶P.120

1

四つん這いになり、足の甲を床につける。

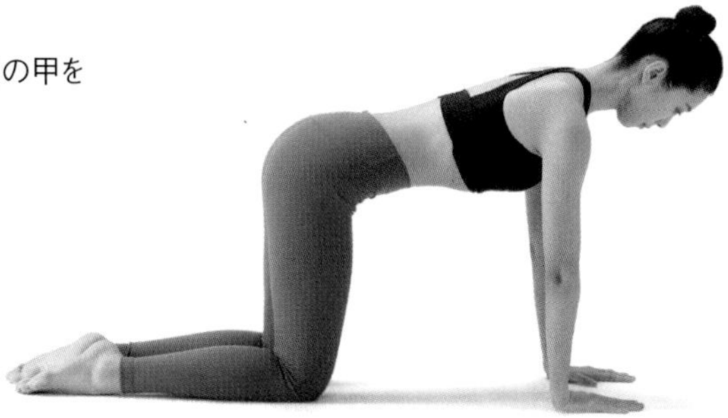

2

片手を上げて後ろに伸ばし、反対側の脚を上げて足の甲を内側からつかんで引っ張る。息を吸って準備。

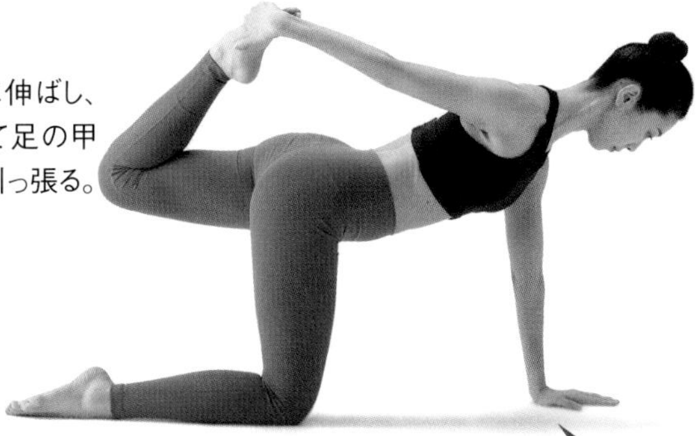

手とすねで床を押す。

3

息をすべて吐きながら、つかんだ手と足で引っ張り合い、股関節を伸ばして脚を高く上げ、胸を開く。息を吸いながら、**2**に戻る。**2**と**3**を繰り返す。５回。反対側も同様に。

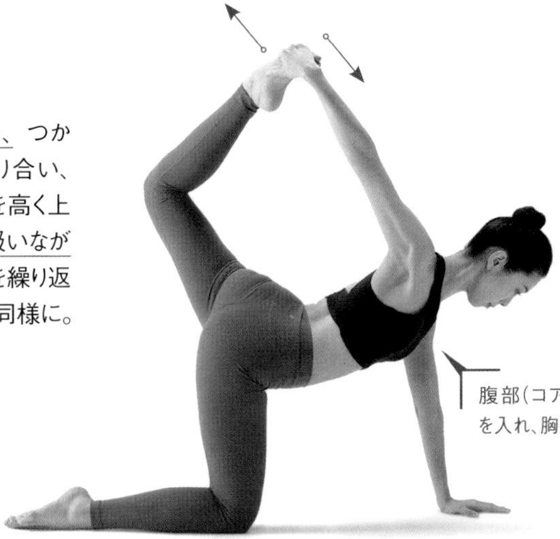

腹部（コア）に力を入れ、胸を開く。

ドッグ・ピー

DOG PEE

犬がおしっこをするときのポーズで

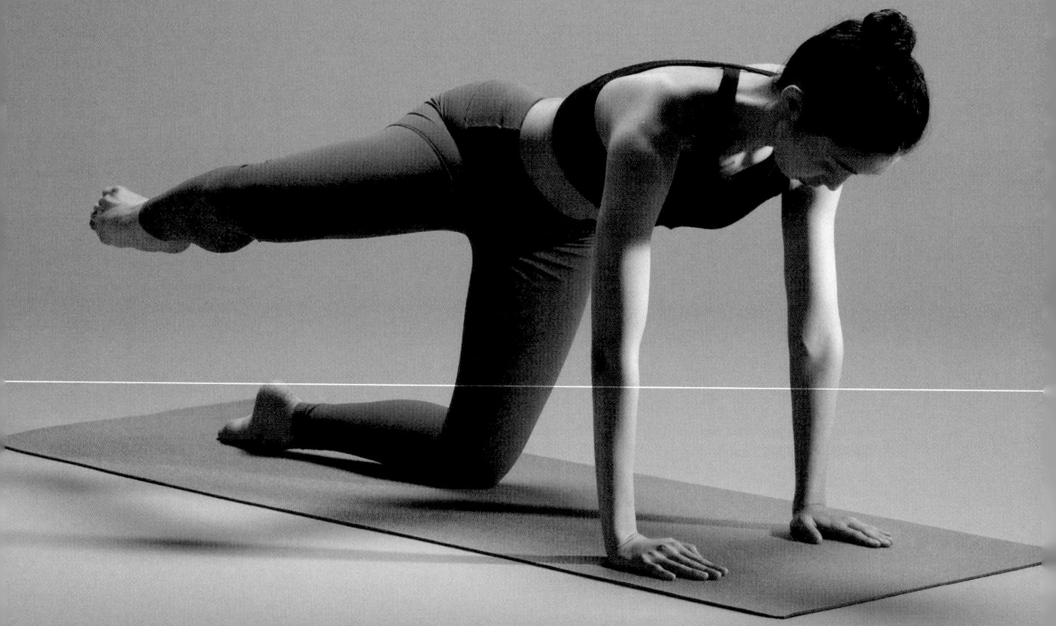

おしりに力を入れ、股関節を支点に脚を動かして。
両手で床を押し、体を安定させると動きがスムーズに。

CHECK POINT

- 骨盤が傾いていないか。
- おしりの筋肉に力が入っているか。
- 腹部（コア）が安定しているか。

関連プレピラティス

- スネーキング ▶▶P.28
- クラム ▶▶P.76
- サイド・プランク ▶▶P.86

1

四つん這いになる。息を吸って準備。

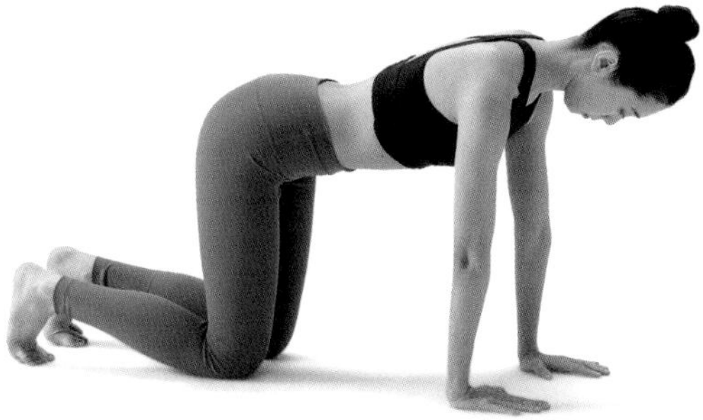

つま先は立てても伸ばしてもOK。やりやすい方を選んで。

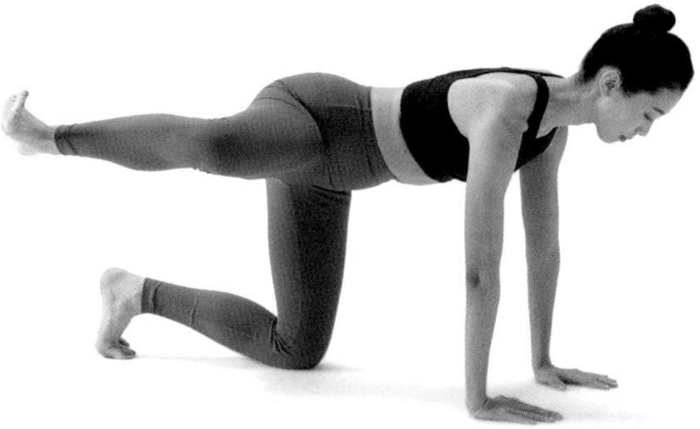

2

息をすべて吐きながら、ひざを曲げたまま、片脚を骨盤の高さまで横に持ち上げる。息を吸いながら、1に戻る。5回。反対側も同様に。

手と足で床を押す。体の軸（背骨）がぶれないように注意。

VARIATION

ひざを伸ばすと、おしりの筋肉をさらに強化できる。四つん這いの姿勢から片方のひざを伸ばし、骨盤の高さまで持ち上げ、元に戻る。左右各５回。

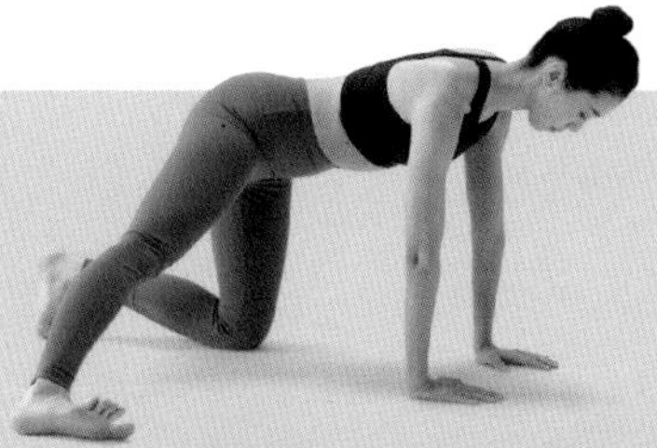

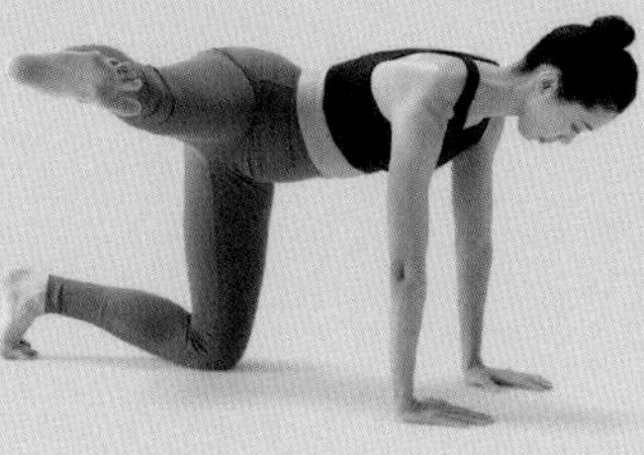

ダイヤル・ムーブメント

DIAL MOVEMENT

金庫のダイヤルをカチッと回すように

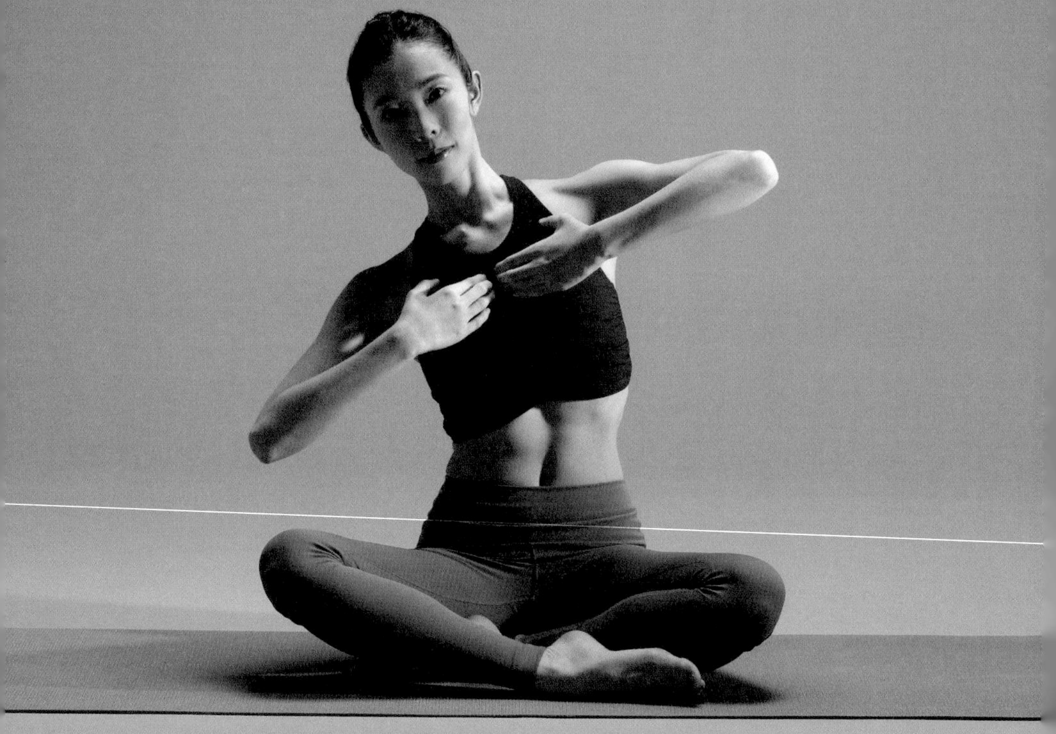

指の奥にある背骨を感じながら、その部分の骨だけを側屈させます。
動かす角度は小さくてOK。

CHECK POINT

- □ 坐骨が浮いていないか。
- □ 椎骨の動きを感じているか。
- □ 背骨の伸張（エロンゲーション）を意識しているか。

関連プレピラティス

- ラテラル・ベンディング ▶▶P.66
- ワグ・ザ・テイル ▶▶P.92
- シーテッド・マーメイド ▶▶P.110

1

坐骨を床につけ、脚を組んで座る。指先を胸の骨（鎖骨のすぐ下あたり）に当てる。息を吸って準備。

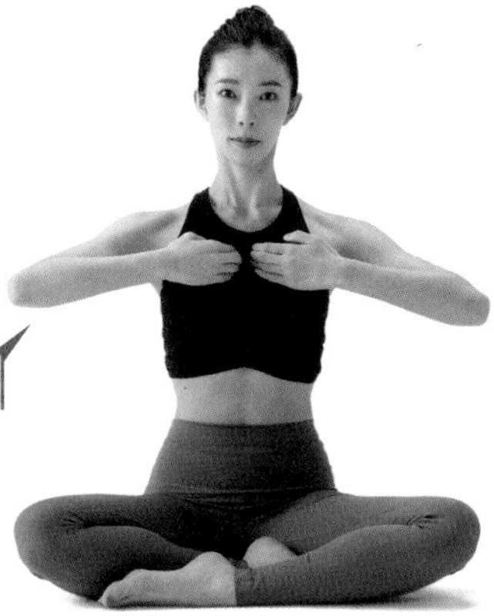

指先の奥にある背骨をイメージする。

背骨を上下に引っ張り合いながら、椎骨を意識して倒す。

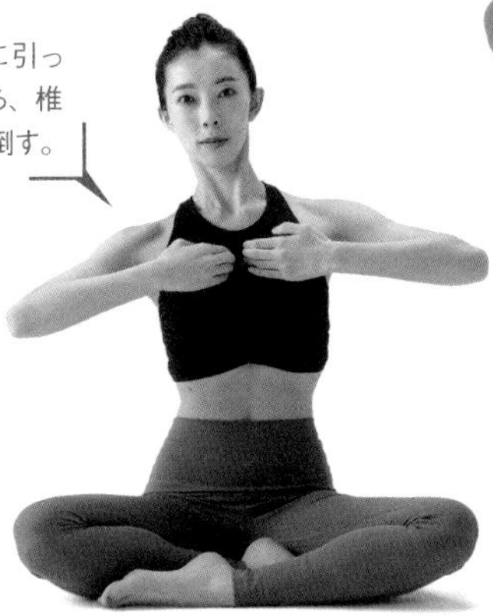

2

息をすべて吐きながら、胸の骨を支点に体を横に倒す。息を吸いながら、1に戻る。

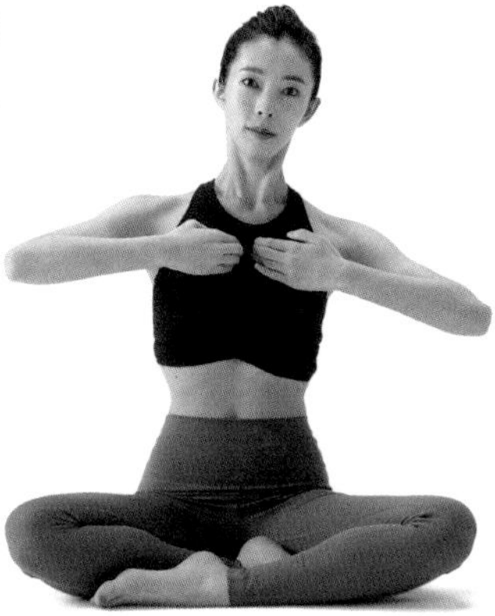

3

反対側も2と同様に。左右交互に３セット。

VARIATION

指先を当てる位置を胸からへそまで少しずつ下げ、その場所を支点にして左右に体を倒す。椎骨１つ１つをイメージしながら動かす練習になる。ときどき脚の組み方を変えるとよい。

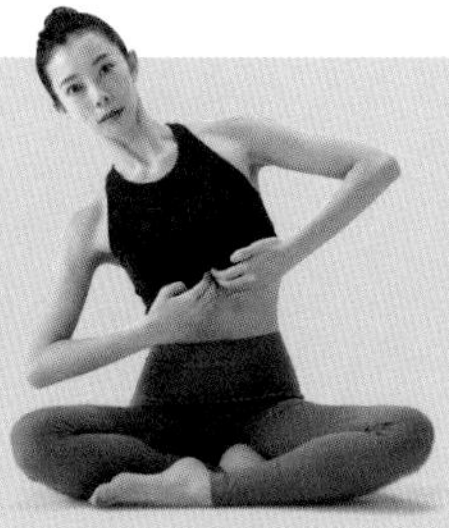

ショルダー・ムーブメント

SHOULDER MOVEMENT

背骨から腕がつながっているイメージ

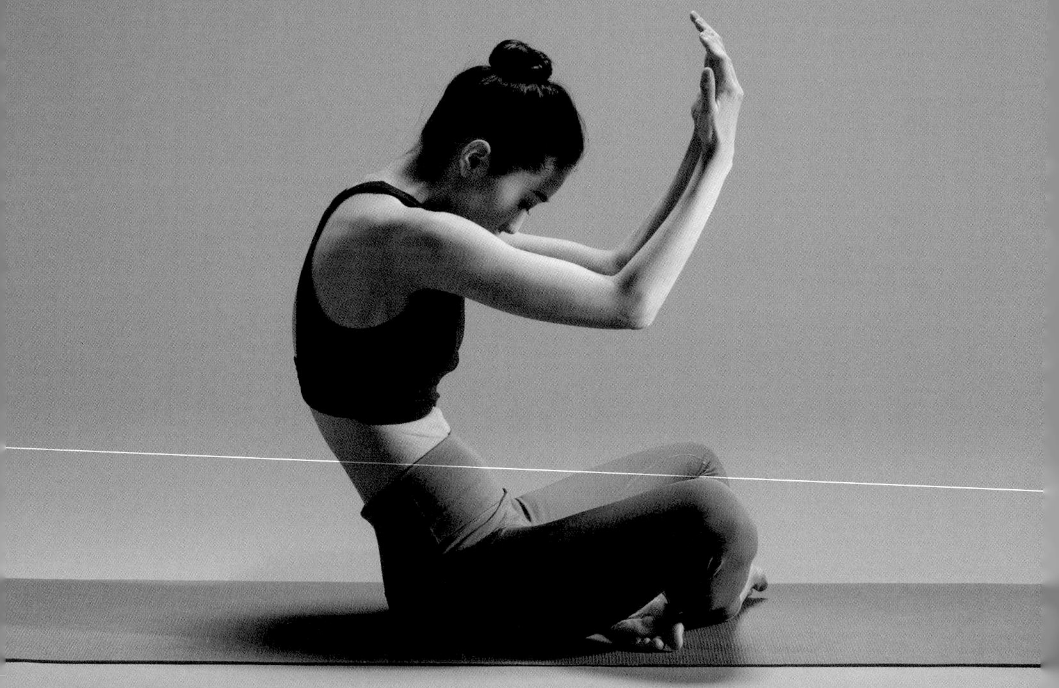

肩甲骨と腕を大きく動かして、しなやかな背骨に。
繰り返すたびに、肩や肩甲骨がほぐれていくはず。

CHECK POINT

- □ 坐骨で床を押しているか。
- □ 背骨の動きを感じているか。
- □ 肩甲骨の動きを意識しているか。

関連プレピラティス

- ショルダー・ローテーション ▶▶P.60
- フラッピング ▶▶P.90
- キャット・ローテーション ▶▶P.94

1

坐骨を床につけ、脚を組んで座る。ひじを直角に曲げ、手のひらを正面に向けて横に開く。息を吸って準備。

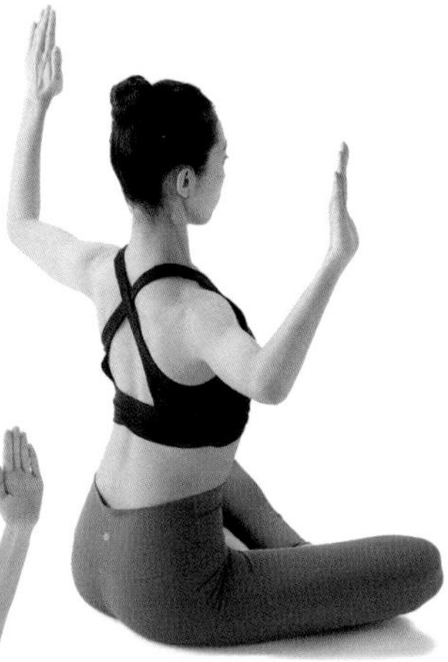

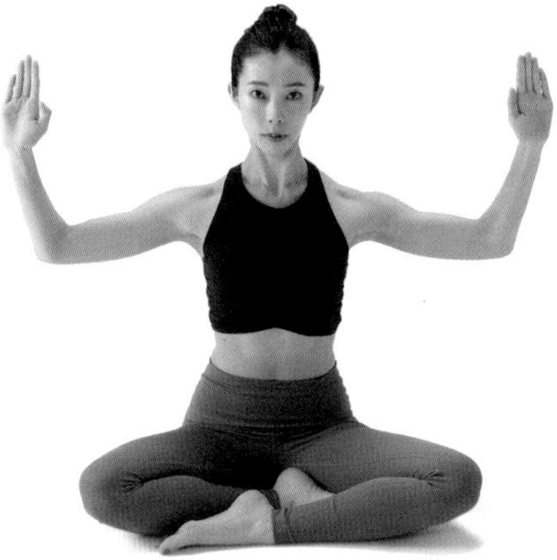

2

息をすべて吐きながら、両腕を体の前で閉じ、背中を丸めて頭を下げる。

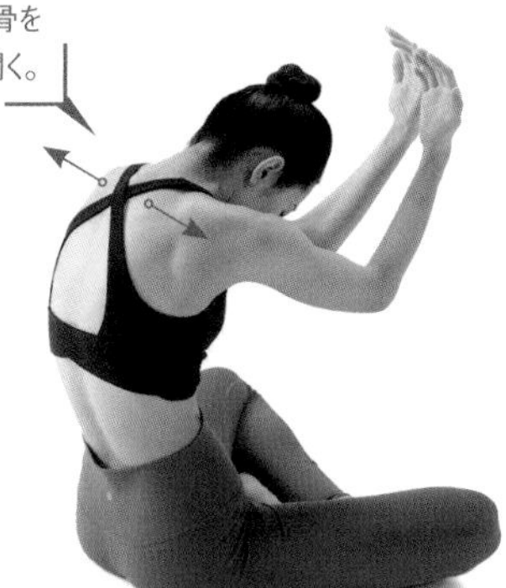

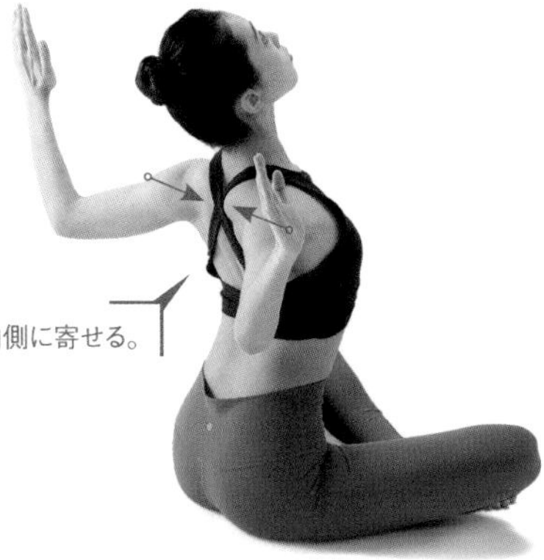

3

息を吸いながら、両腕を後ろに引き、胸を開いて頭を上げる。2と3を繰り返す。5回。

シーテッド・マーメイド

SEATED MERMAID

人魚のように美しく伸びる

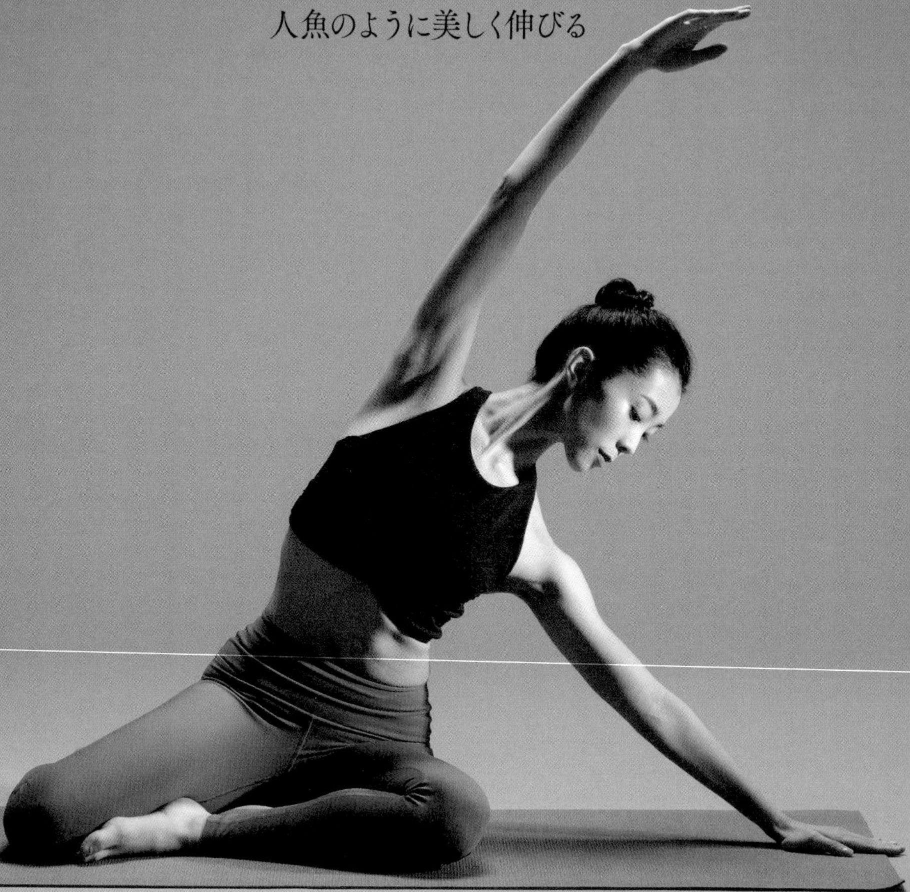

体の側面を気持ちよくストレッチ。
骨盤と肋骨を引きはがすようなイメージで、わき腹を伸ばしましょう。

CHECK POINT

- 坐骨が床から浮いていないか。
- 上体が前に倒れていないか。
- 背骨の伸張（エロンゲーション）を意識しているか。

関連プレピラティス
- サイド・ローテーション ▶▶P.88
- ワグ・ザ・テイル ▶▶P.92
- ダイヤル・ムーブメント ▶▶P.106

1

坐骨を床につけ、ひざ下を同じ方向に曲げて座る。両手を体の横につく。

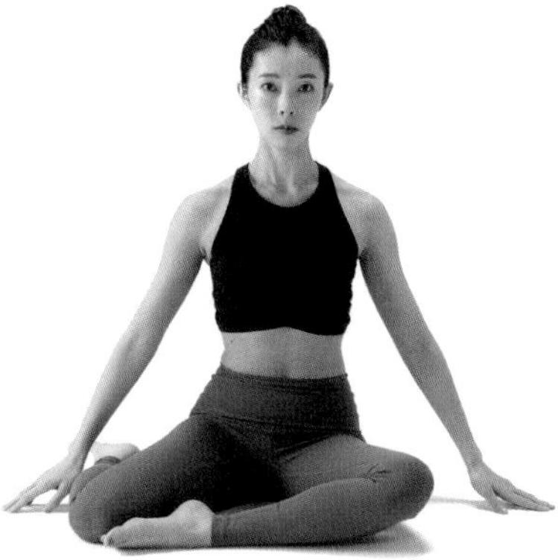

2

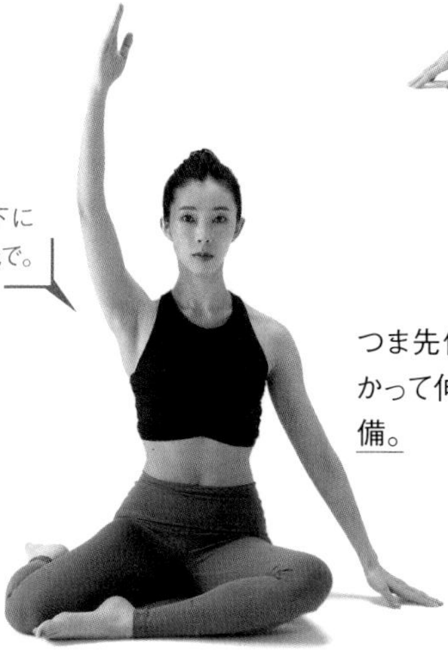

背骨を上下に伸ばす意識で。

つま先側の片手を天井に向かって伸ばす。息を吸って準備。

3

息をすべて吐きながら、床の手を滑らせ、上体を倒して体側を伸ばす。息を吸いながら、2に戻る。5回。反対側も同様に。

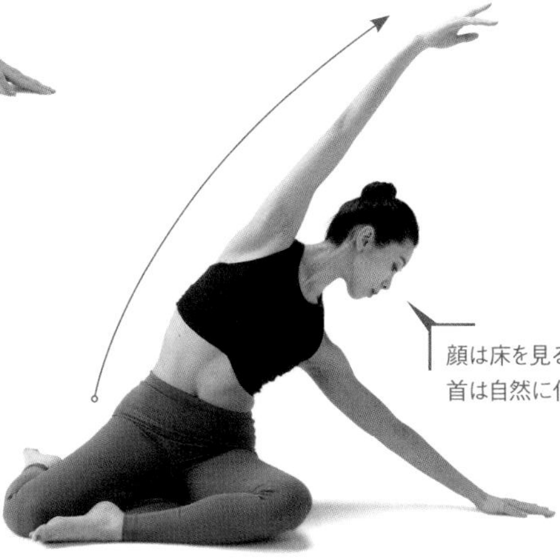

顔は床を見る。
首は自然に伸ばす。

VARIATION

上のエクササイズの3で伸ばした手を、わきの下に入れて向こう側に伸ばし、背骨をひねる。おしりの筋肉まで伸ばすことができる。

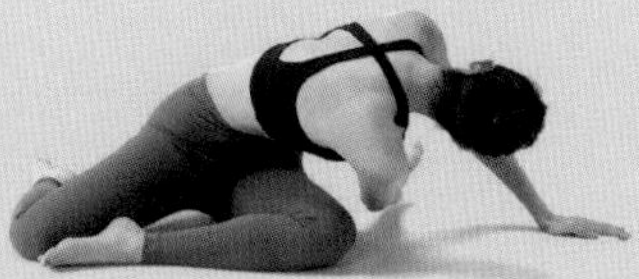

プレ・スパイン・ストレッチ

PRE SPINE STRETCH

お腹を引き込みながら、背骨を後ろへ

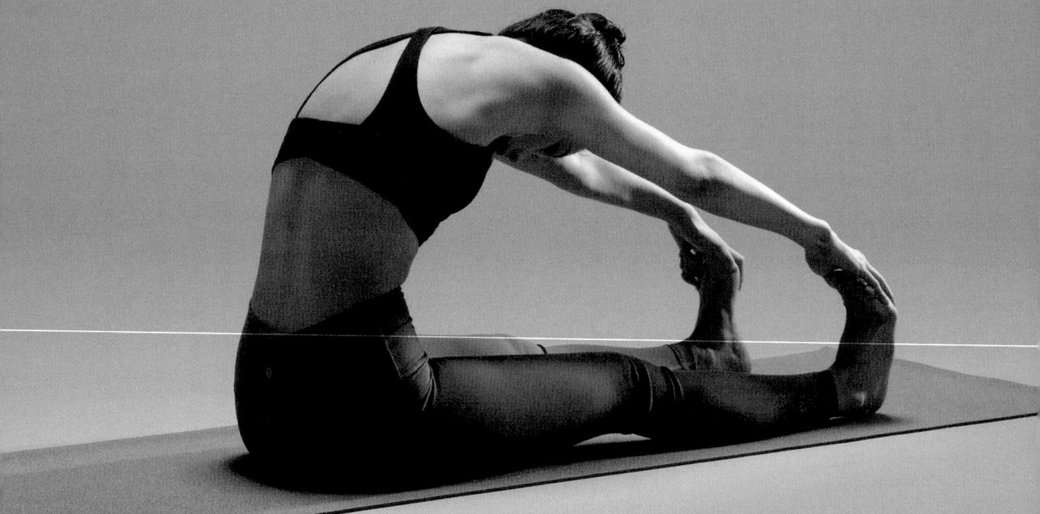

前屈するのではなく、背骨を伸ばすイメージで丸めます。
かかとをグーンと押し出すと、ストレッチ効果倍増！

CHECK POINT

- かかとを押し出しているか。
- お腹を引き込んでいるか。
- 背骨の伸びを感じているか。

関連プレピラティス
- ペルビック・ティルト ▶▶P.30
- アップ・ストレッチ ▶▶P.100
- ハーフ・ロール・ダウン ▶▶P.132

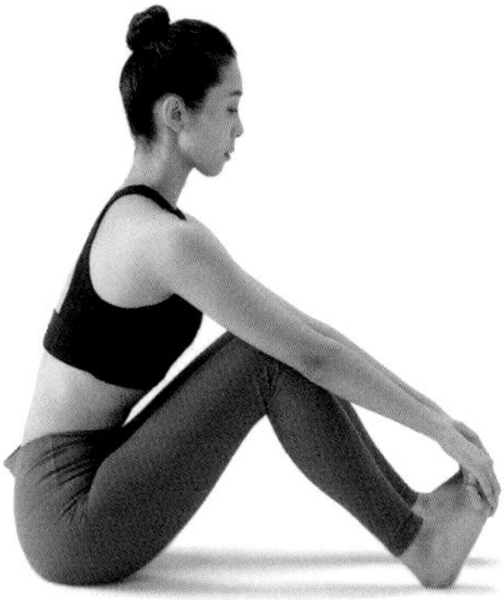

1

坐骨を床につけ、ひざを曲げて座る。両手で足の指をつかむ。息を吸って準備。

足は腰幅に開く。

2

息をすべて吐きながら、かかとを押し出して両脚を伸ばし、背中を丸める。息を吸いながら、1に戻る。5回。

お腹を引き込み、
背中をストレッチする意識。

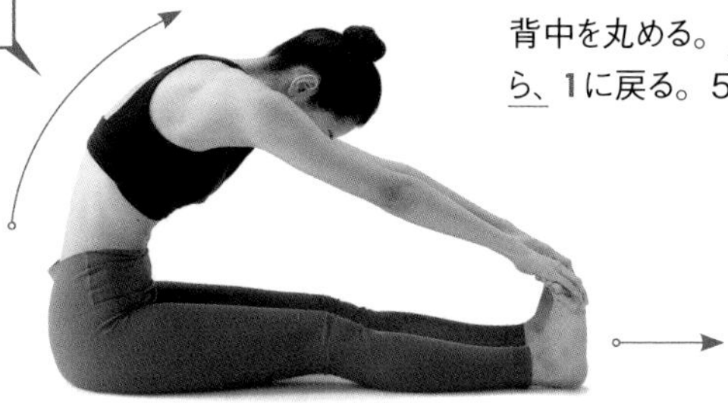

VARIATION

顔を上げると、背骨の柔軟性をさらに高めることができる。上のエクササイズの**2**で背中を丸めた後、息を吸いながら、顔を上げて背中を反らせる。この動きを5回繰り返す。

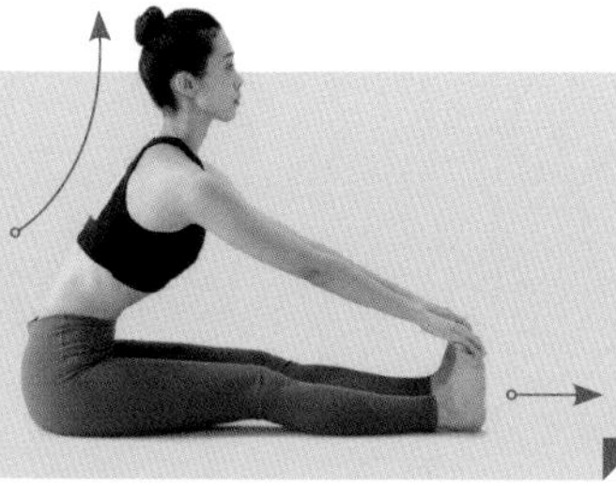

ヘリコプター

HELICOPTER

背骨を軸にして、ヘリコプターのように

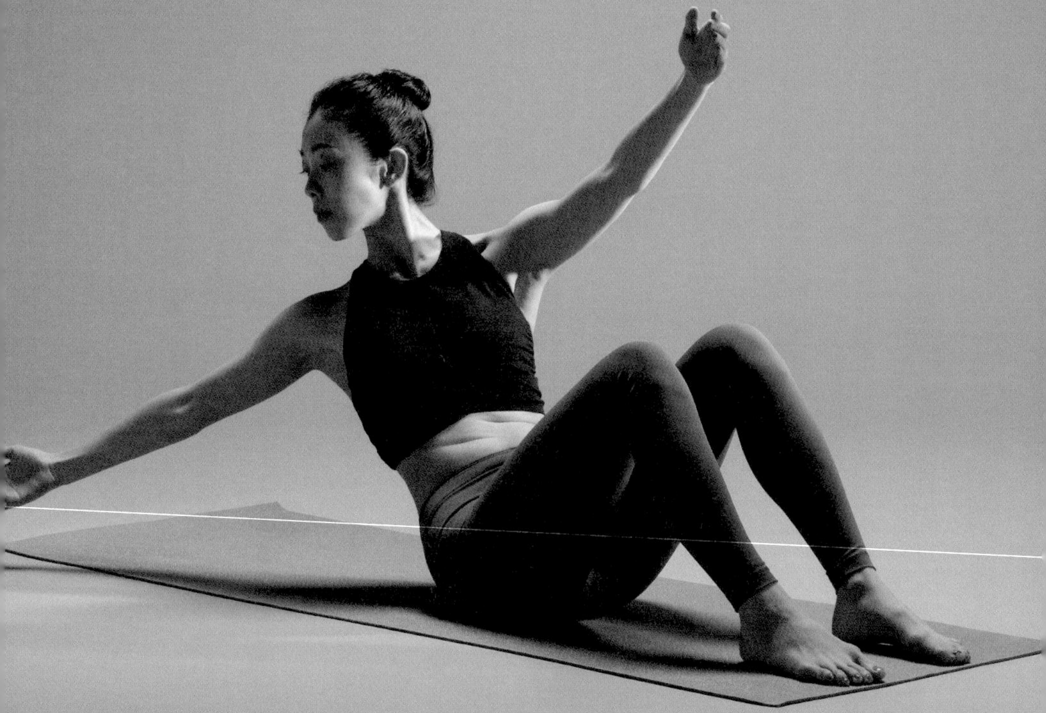

背骨をなめらかに丸めたりひねったりするのがポイント。
腹筋を使って、体を安定させながら行って。

CHECK POINT

- 腹筋（特に腹斜筋）を使っているか。
- 背骨がなめらかに動いているか。
- 体の軸（背骨）がぶれていないか。

関連プレピラティス

- ヘッド・ロール・アップ・ツイスト ▶▶P.44
- ワイパー ▶▶P.68
- チクタク ▶▶P.116

1

坐骨を床につけ、ひざを曲げて座る。足の幅はこぶし１つ分。両腕を肩の高さに上げ、軽くひじを曲げて指先どうしをつける。息を吸って準備。

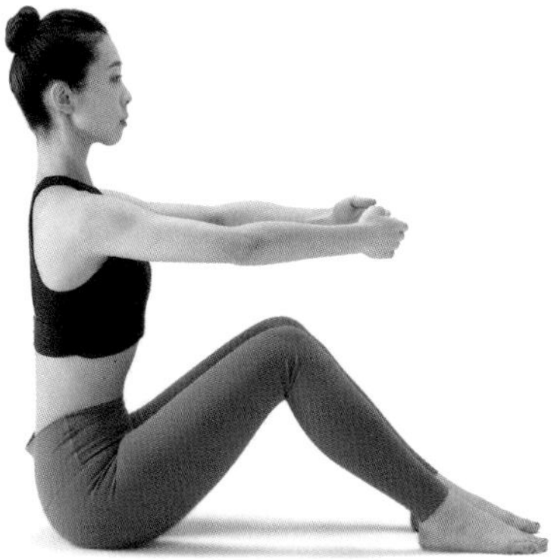

2

息を吐きつつ、尾骨から少しずつ背骨を丸めていき、背中を丸める。

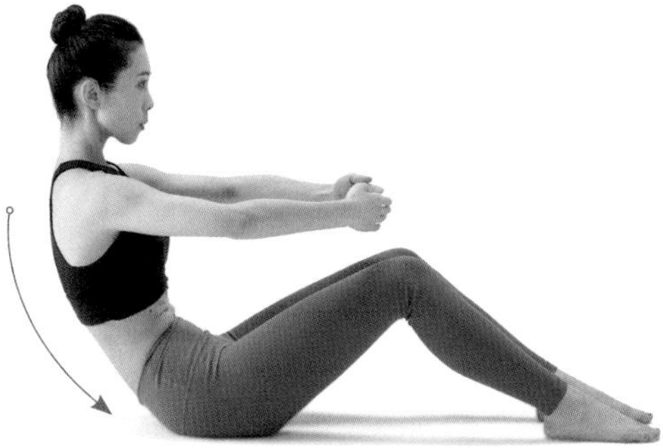

3

続けて、息をすべて吐きながら、上体をひねり、腕を大きく開く。息を吸いながら、逆の動きで1に戻る。左右交互に各５回。

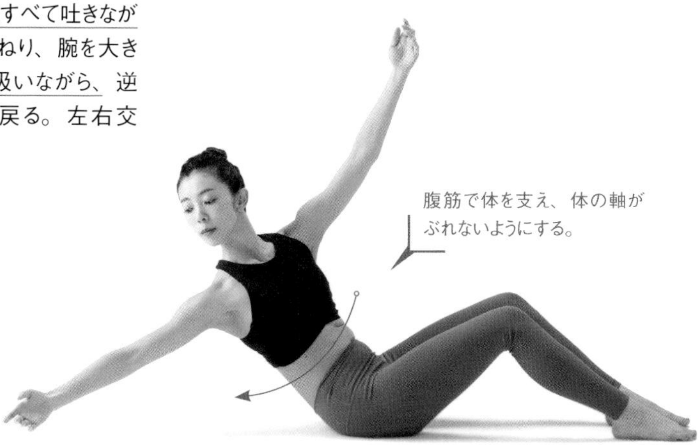

腹筋で体を支え、体の軸がぶれないようにする。

チクタク

TICKTACK

メトロノームのような脚の動きで

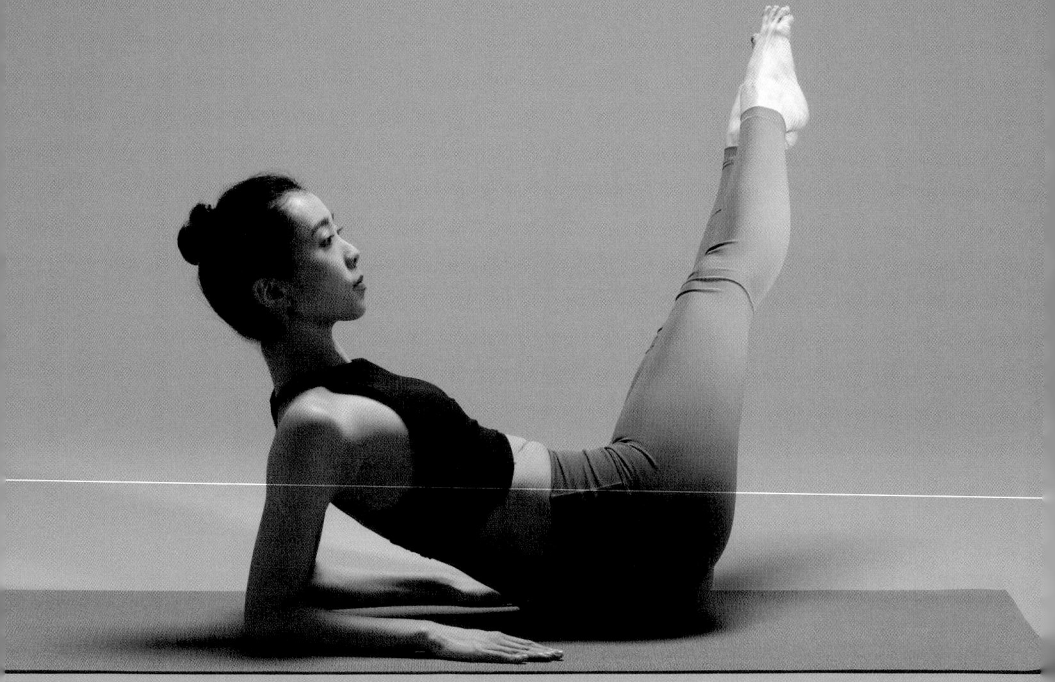

ひじで体を支えながら、脚を左右に動かし、背骨（特に胸椎）をひねります。
腹部（コア）の強化におすすめ。

CHECK POINT

- 体の軸（背骨）がぶれていないか。
- 腹筋（特に腹斜筋）を使っているか。
- 腹部（コア）が安定しているか。

関連プレピラティス

- ヘッド・ロール・アップ・ツイスト ▶▶P.44
- ヘリコプター ▶▶P.114
- スタンディング・ソウ ▶▶P.134

1

坐骨を床につけ、ひざを曲げて座る。体を後ろに倒してひじで支え、つま先をそろえて足を床から浮かせる。

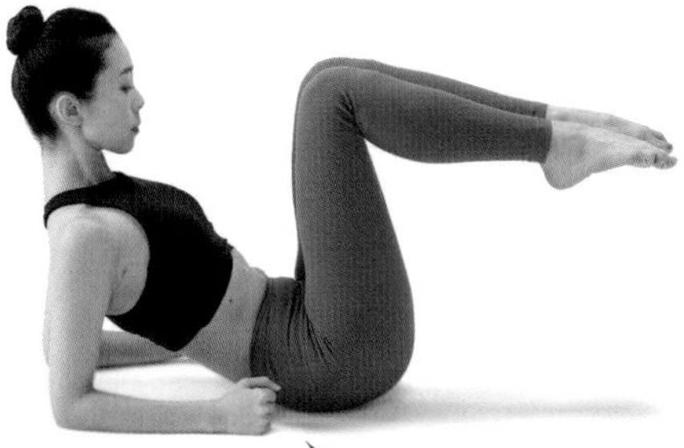

手は握っても開いてもOK。
やりやすい方を選んで。

2

ひざを伸ばし、脚を天井に向かって伸ばす。息を吸って準備。

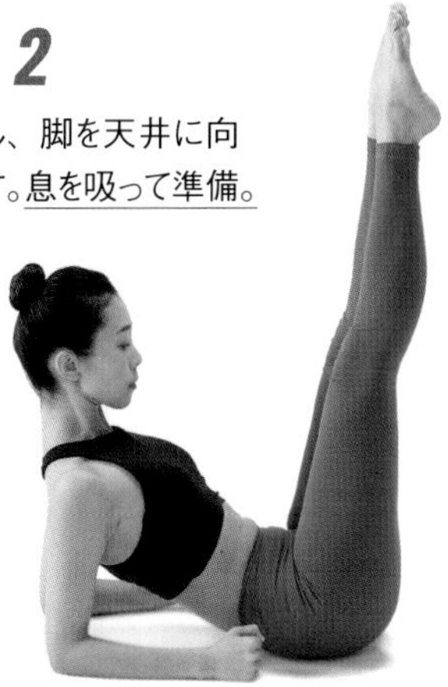

腹筋で体を支え、体の軸がぶれないようにする。

3

息をすべて吐きながら、脚を片側に倒す。息を吸いながら、**2**に戻る。

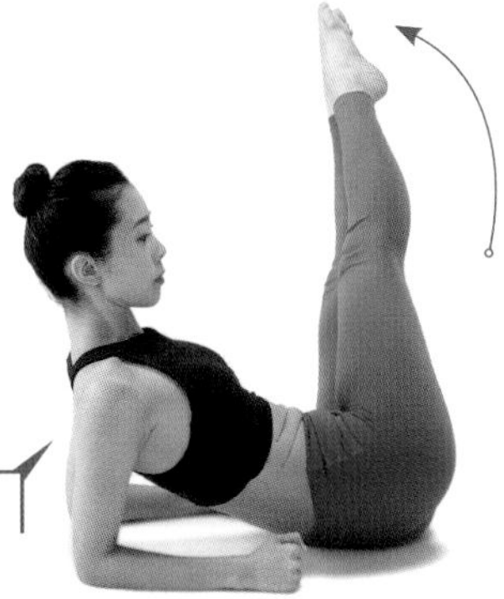

胸椎のひねりを意識。

4

息をすべて吐きながら、脚を反対側に倒し、息を吸いながら、**2**に戻る。左右交互に5セット。

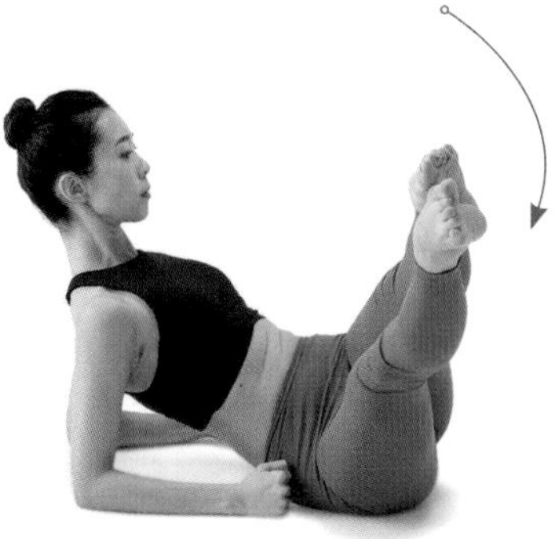

リバース・プランク

REVERSE PLANK

誰か上に座っても大丈夫な強さを目指して

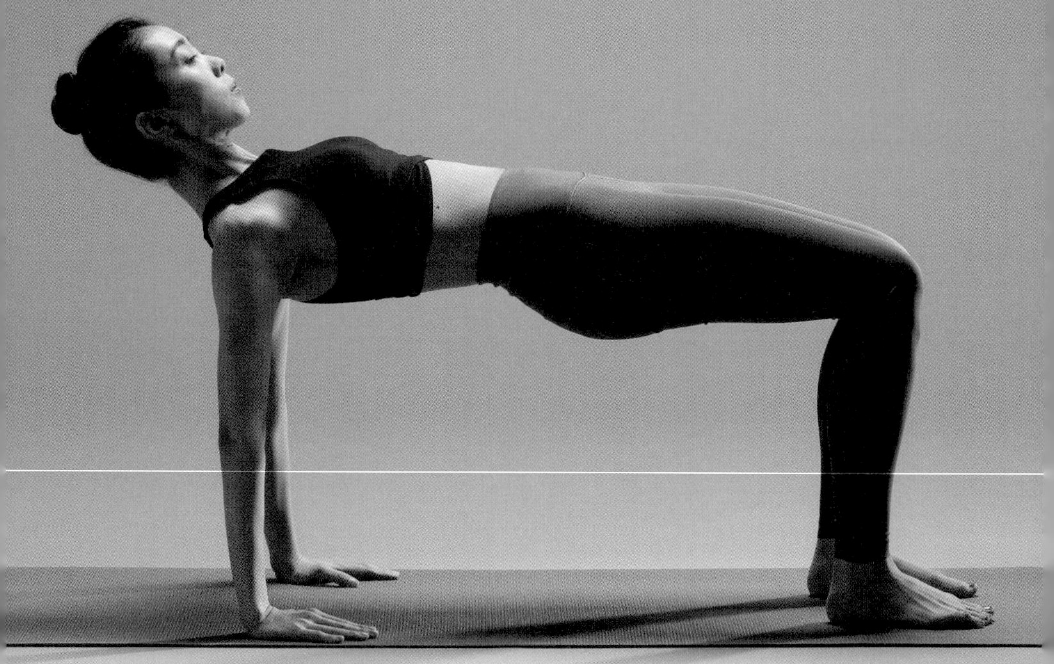

腕や肩、背中、お腹、おしり、太もも裏側など、
あらゆる筋肉を使って、ベンチのような姿勢をキープ。

CHECK POINT

- □ 体の軸（背骨）がぶれていないか。
- □ 腹筋（特に腹斜筋）を使っているか。
- □ 腹部（コア）が安定しているか。

関連プレピラティス

- バンザイ・ブリッジ ▶▶P.34
- ヒップ・エクステンション ▶▶P.70
- フラッピング ▶▶P.90

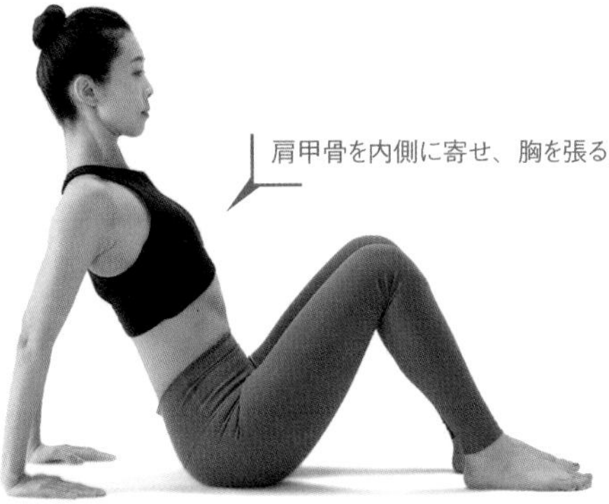

1

坐骨を床につけ、ひざを曲げて座る。足は腰幅に開く。指先を手前に向けて、手を体の後ろにつき、指先はおしりに向ける。息を吸って準備。

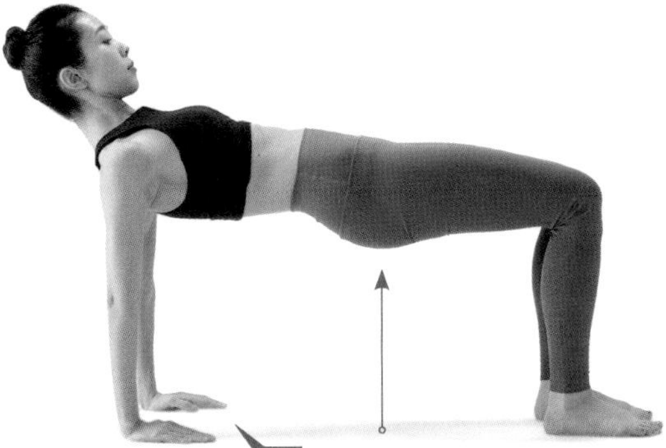

2

息をすべて吐きながら、おしりを持ち上げ、肩とひざを一直線にする。息を吸いながら、1に戻る。5回。

VARIATION

片脚を伸ばすと、腕とおしりの筋肉をさらに強化できる。上のエクササイズの2をスタートポジションにし、片方のひざを伸ばして、元に戻る。左右交互に5セット。

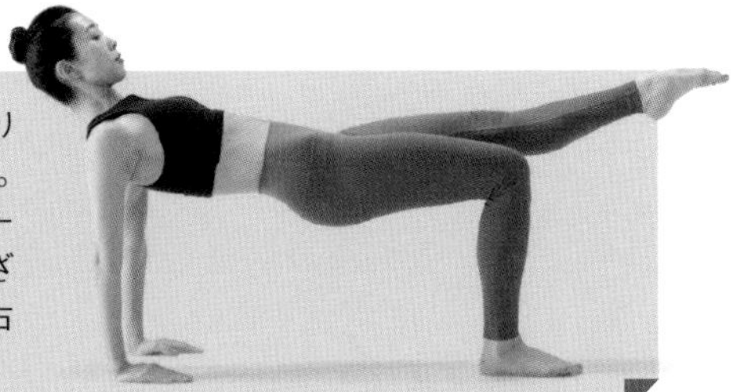

サイ・ストレッチ

THIGH STRETCH

蝶番《ちょうつがい》のように、ひざ関節を支点に動かす

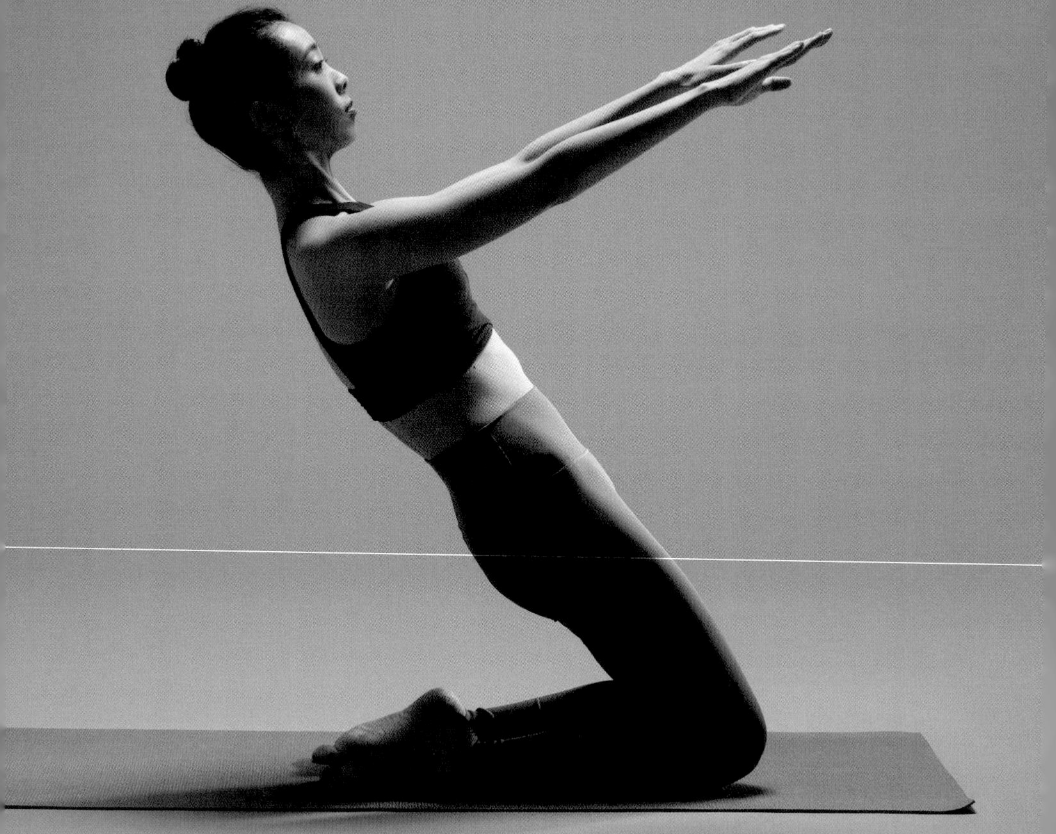

体を板のようにまっすぐ保ち、太ももの前側をストレッチします。
最初は無理をせず、できるところまでトライ。

CHECK POINT

- ☐ おしりが出ていないか。
- ☐ 背中が丸まっていないか。
- ☐ 腹部（コア）が安定しているか。

関連プレピラティス

- プランク ▶▶P.72
- プレ・スイミング ▶▶P.74
- スコーピオン ▶▶P.102

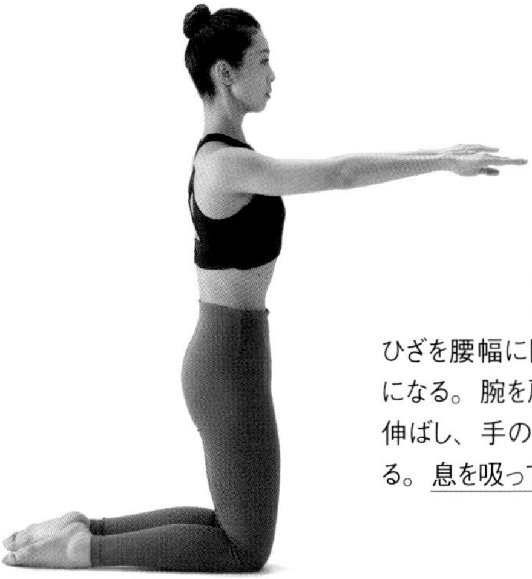

1

ひざを腰幅に開いてひざ立ちになる。腕を肩の高さで前に伸ばし、手のひらを下に向ける。息を吸って準備。

2

息をすべて吐きながら、ひざを支点に体を斜め後ろに倒す。息を吸いながら、1に戻る。5回。

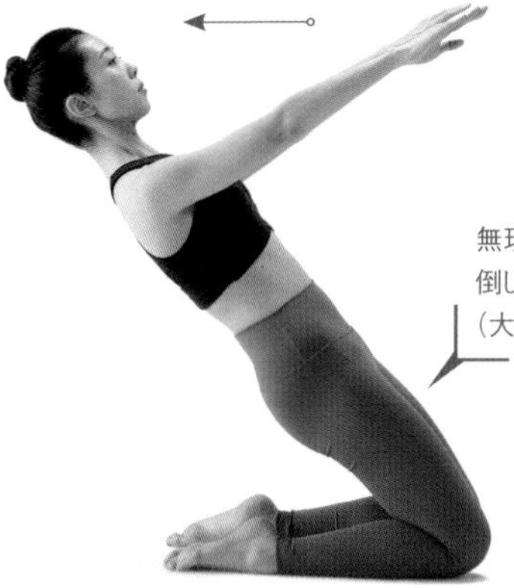

無理なくいけるところまで倒し、太もも前側の筋肉（大腿四頭筋）を伸ばす。

VARIATION

ひねりを加えると、腹斜筋を強化できる。上のエクササイズの2の姿勢から、息をすべて吐きながら、体をひねって腕を広げ、息を吸いながら、2に戻る。左右交互に5セット。

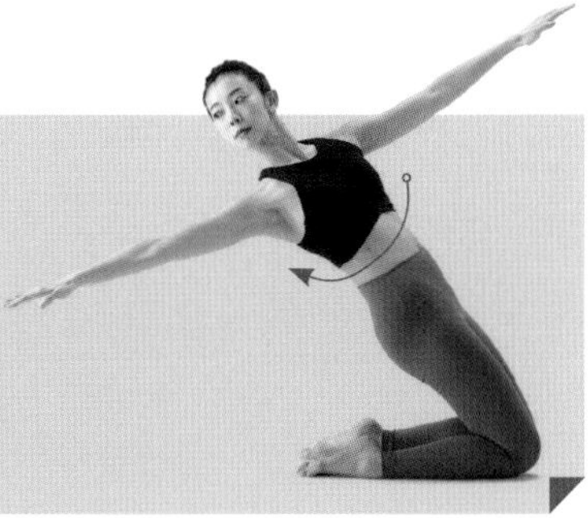

フット・サイド・トゥ・サイド

FOOT SIDE TO SIDE

足裏の重心移動にフォーカス

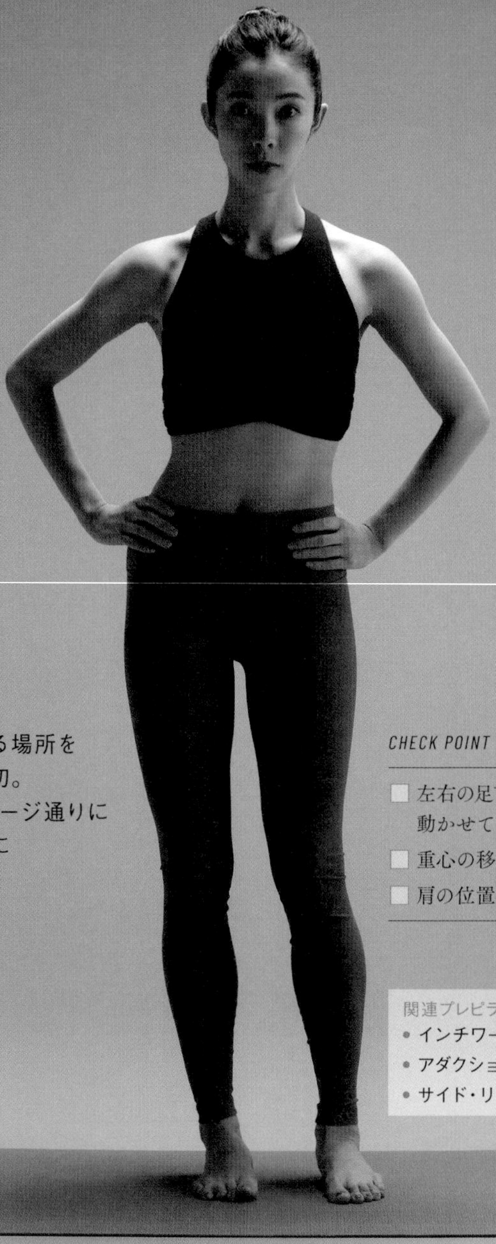

体重がのっている場所を
感じることが大切。
地味ですが、イメージ通りに
足を動かすために
重要な動きです。

CHECK POINT

- □ 左右の足首を均等に動かせているか。
- □ 重心の移動を感じているか。
- □ 肩の位置がぶれていないか。

関連プレピラティス

- インチワーム ▶▶P.26
- アダクション ▶▶P.38
- サイド・リフト ▶▶P.82

1

足を腰幅に開いて立つ。つま先は正面に向ける。手は骨盤におく。息を吸って準備。

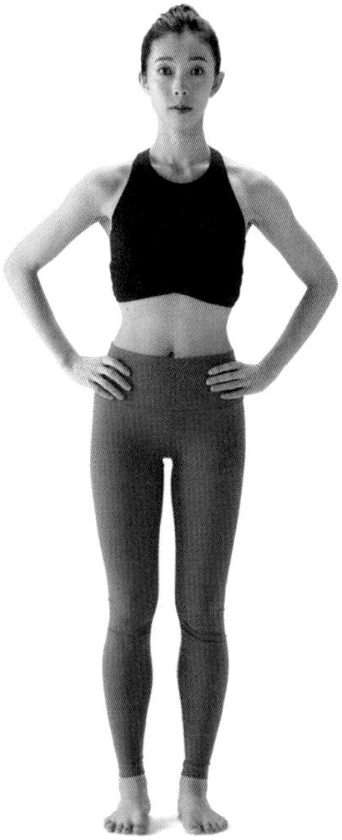

2

息をすべて吐きながら、足の重心を片側に移動させ、足の内サイドと外サイドを軽く浮かせる。息を吸いながら、1に戻る。左右各５回。

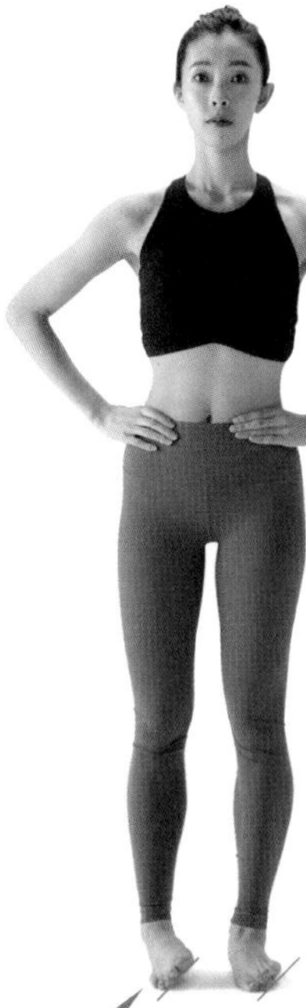

足裏は床から気持ち離れる程度でOK。重心移動を感じることが大事。

VARIATION

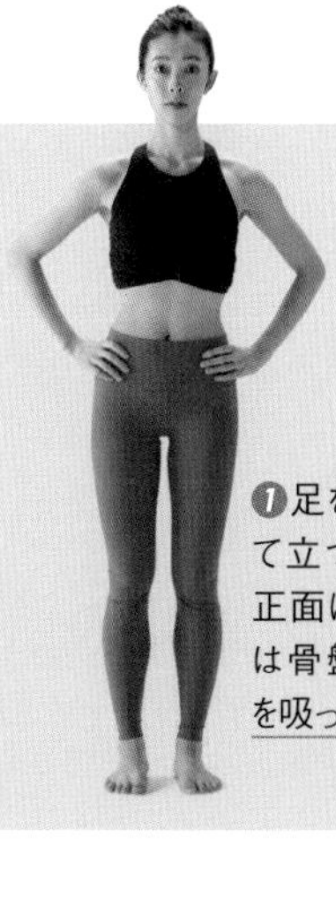

❶足を腰幅に開いて立つ。つま先は正面に向ける。手は骨盤におく。息を吸って準備。

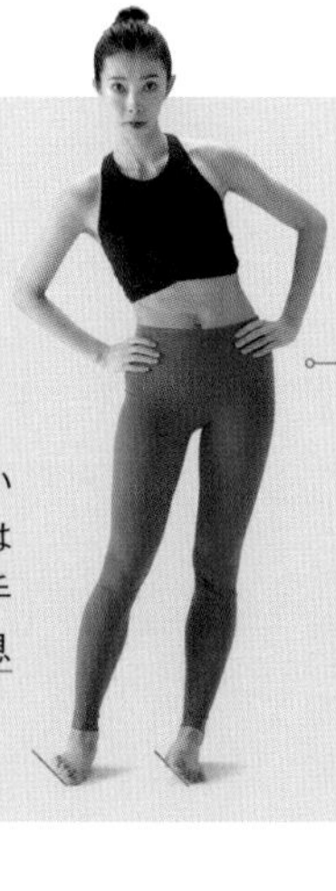

❷息をすべて吐きながら、足の重心を片側に移動させ、足の内サイドと外サイドを浮かせ、骨盤をスライドさせる。息を吸いながら、❶に戻る。左右各５回。

プリエ

PLIE

ひざよりも、足首と股関節を曲げる意識

足首の動きをよくする
エクササイズ。
足裏で床をしっかり押しながら、
軸をぶらさずに
体をまっすぐに下げて。

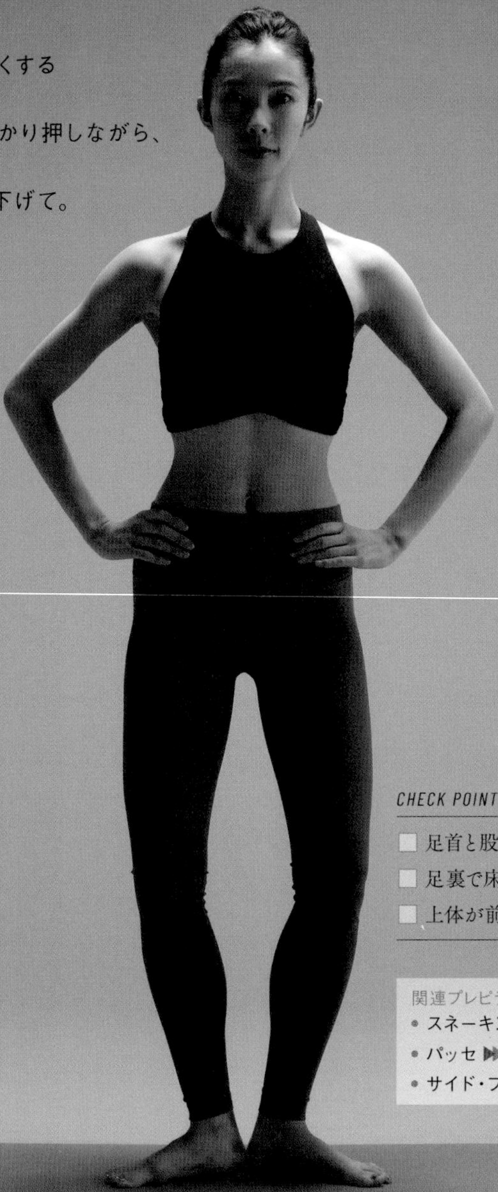

CHECK POINT

- 足首と股関節が動いているか。
- 足裏で床を押しているか。
- 上体が前後に傾いていないか。

関連プレピラティス

- スネーキング ▶▶P.28
- パッセ ▶▶P.80
- サイド・プランク ▶▶P.86

1

かかとをつけ、つま先を開いて立つ。手は骨盤におく。息を吸って準備。

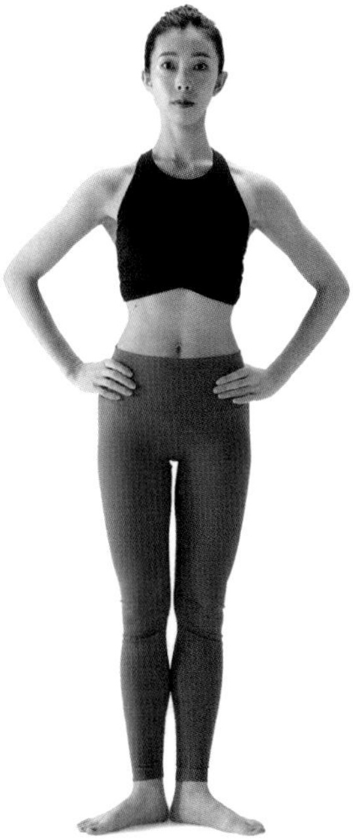

2

息をすべて吐きながら、足首と股関節を軽く曲げる。息を吸いながら、1に戻る。5回。

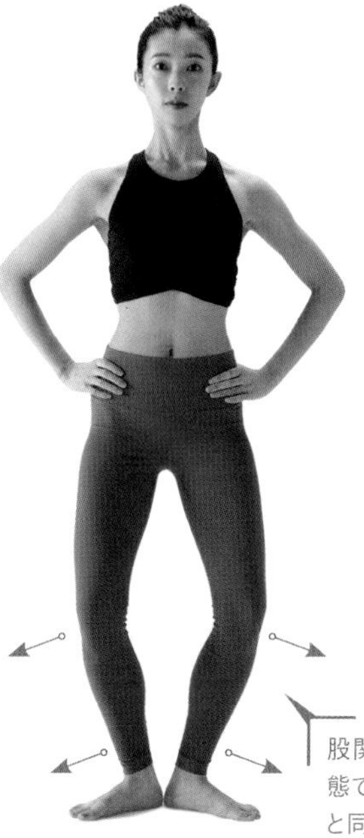

股関節を開いた状態で、ひざがつま先と同じ方を向くように曲げる。

VARIATION

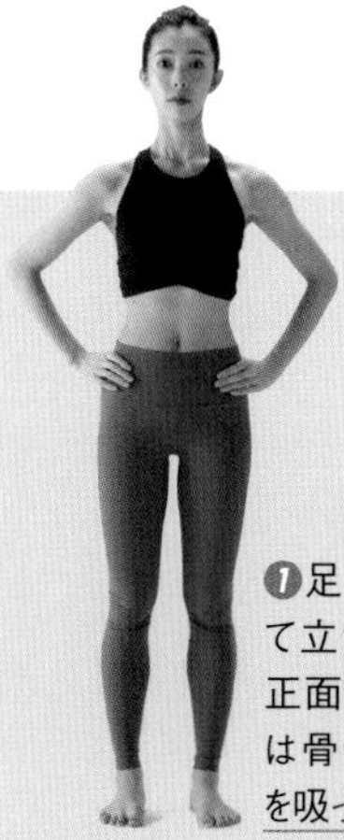

❶足を腰幅に開いて立つ。つま先は正面に向ける。手は骨盤におく。息を吸って準備。

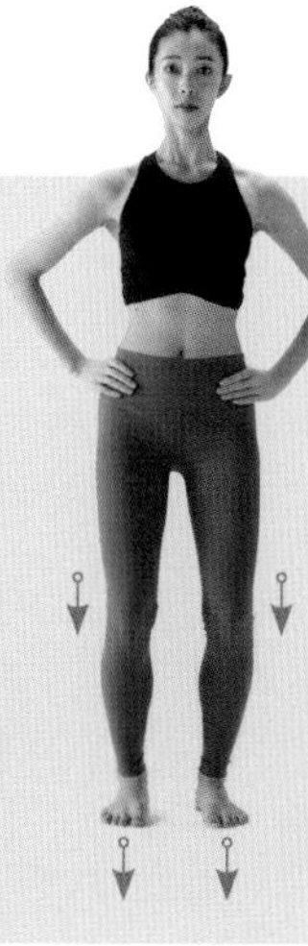

背中をまっすぐキープ

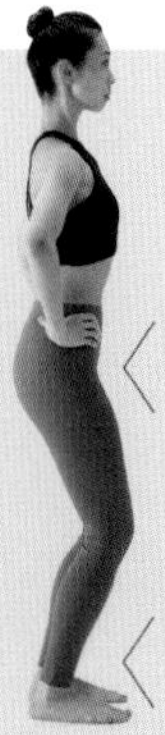

❷息をすべて吐きながら、足首と股関節を軽く曲げる。息を吸いながら、❶に戻る。5回。

カーフ・レイズ

CALF RAISE

天井から糸で引っ張られるように

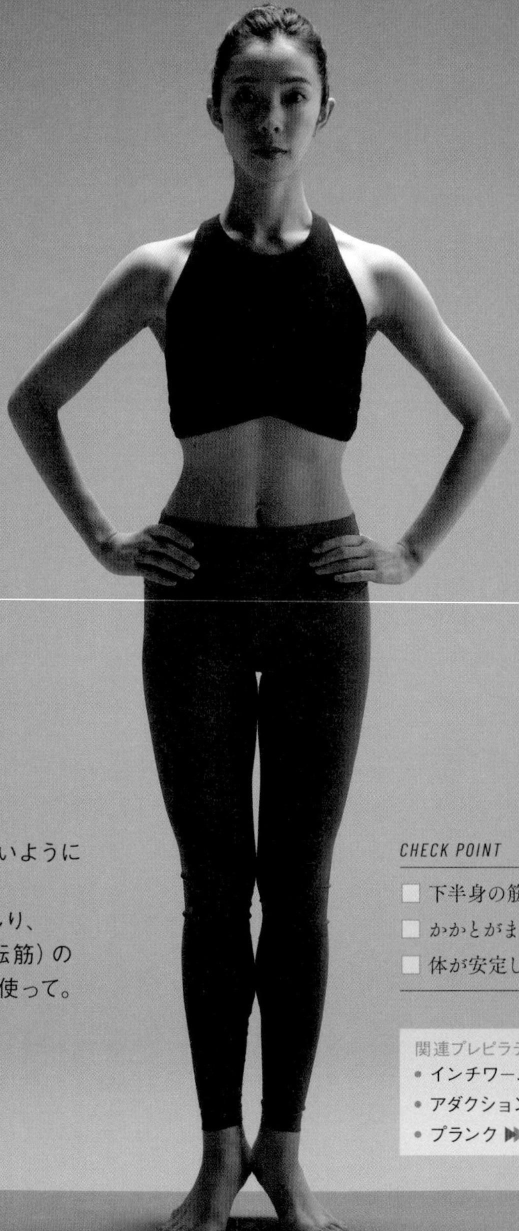

体がぐらつかないように
かかとをアップ。
ふくらはぎ、おしり、
太もも(特に内転筋)の
筋肉をしっかり使って。

CHECK POINT

- □ 下半身の筋肉を使っているか。
- □ かかとがまっすぐ上がっているか。
- □ 体が安定しているか。

関連プレピラティス

- インチワーム ▶▶P.26
- アダクション ▶▶P.38
- プランク ▶▶P.72

1

かかとをつけ、つま先を開いて立つ。手は骨盤におく。息を吸って準備。

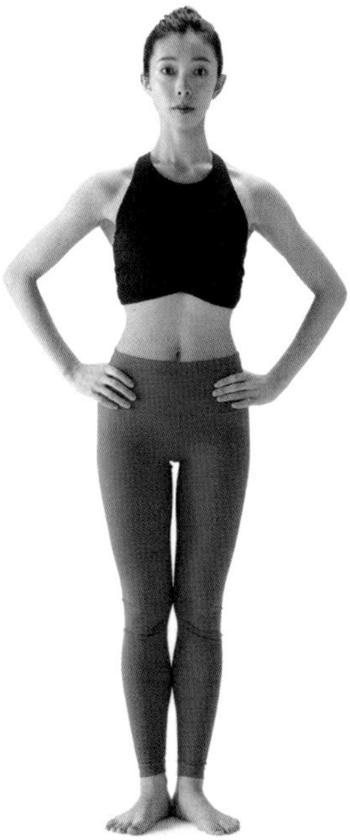

2

息をすべて吐きながら、かかとを上げる。息を吸いながら、1に戻る。5回。

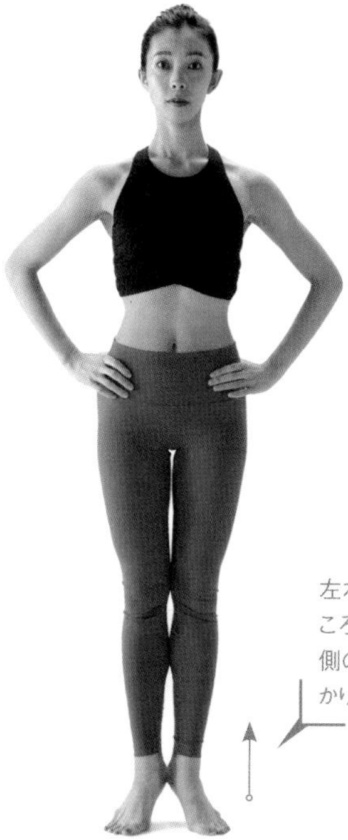

左右のかかとが離れないところまでアップ。太もも内側の筋肉（内転筋）をしっかり使う。

VARIATION

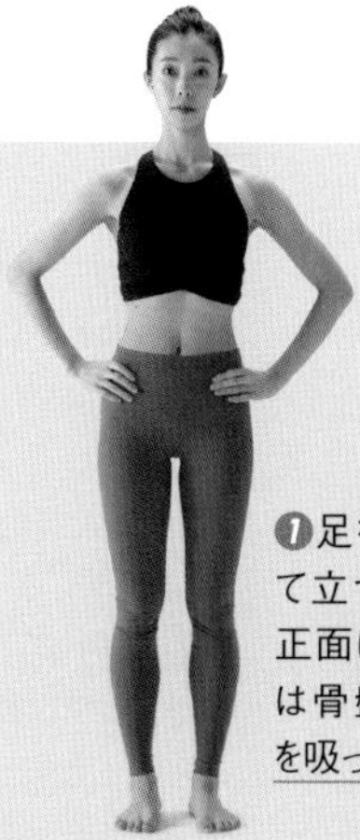

❶足を腰幅に開いて立つ。つま先は正面に向ける。手は骨盤におく。息を吸って準備。

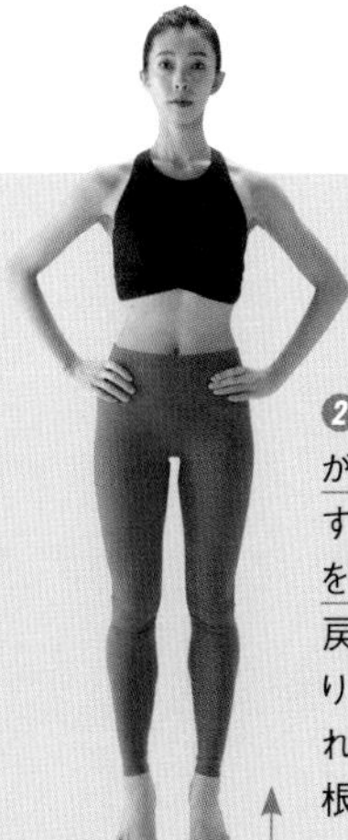

❷息をすべて吐きながら、かかとをまっすぐ引き上げる。息を吸いながら、❶に戻る。5回。おしりの筋肉に力を入れ、足の指の付け根で床を押す。

ウォーキング

WALKING

ゆっくり丁寧に足踏み

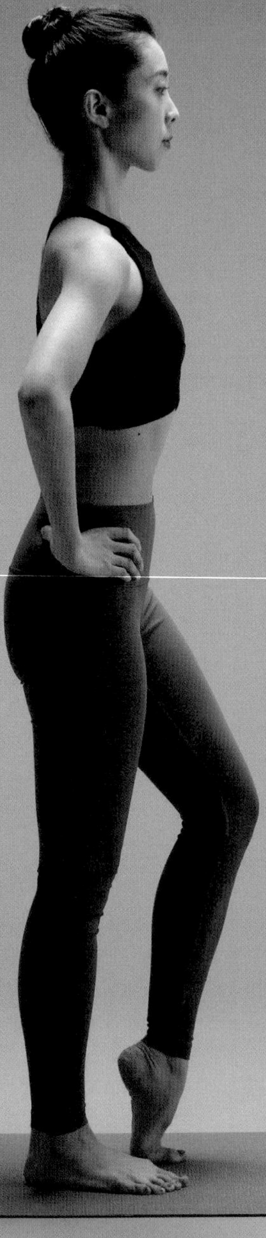

足裏で床を押しながら、
その場で足踏み。
足首と股関節の動きを意識して、
もう一度歩き方を見直して。

CHECK POINT

- 足首の動きを意識しているか。
- 親指と小指の付け根で床を押しているか。
- 腹部（コア）が安定しているか。

関連プレピラティス
- インチワーム ▶▶P.26
- スネーキング ▶▶P.28
- プランク ▶▶P.72

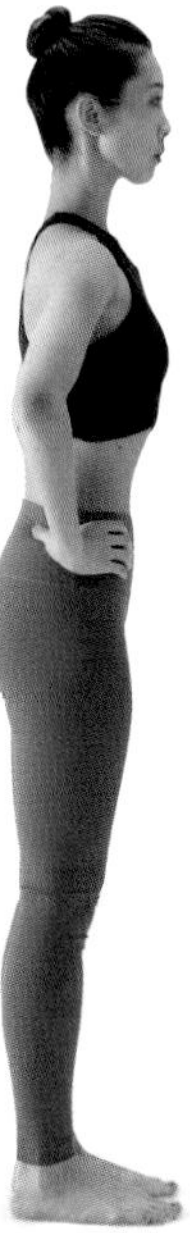

1 足を腰幅に開いて立つ。つま先は正面に向ける。手は骨盤におく。息を吸って準備。

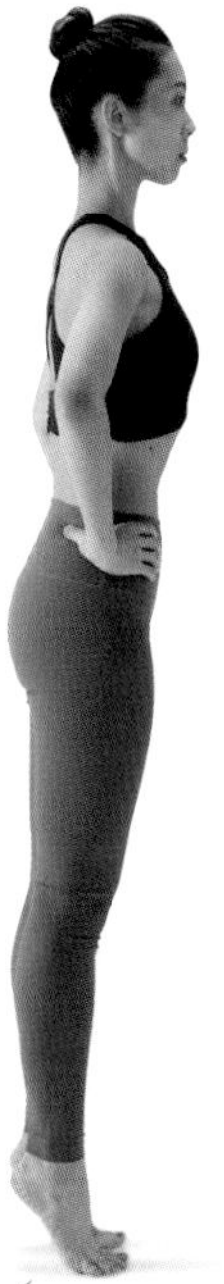

2 息をすべて吐きながら、つま先立ちになる。

伸び上がるときに、足の親指と小指の付け根を意識して。

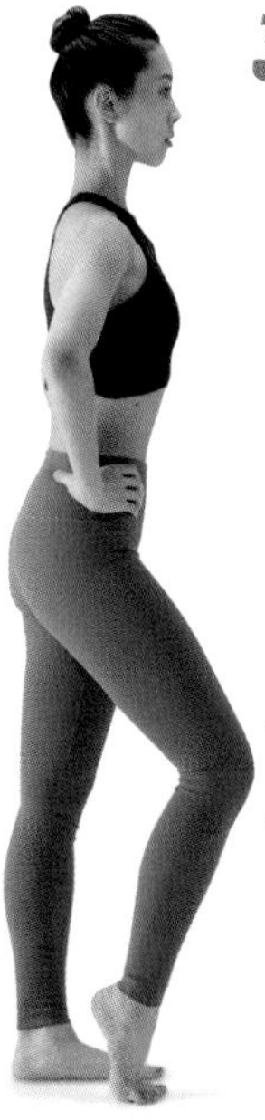

3 息を吸いながら、片方のかかとを下げつつ、もう片方のひざを曲げる。

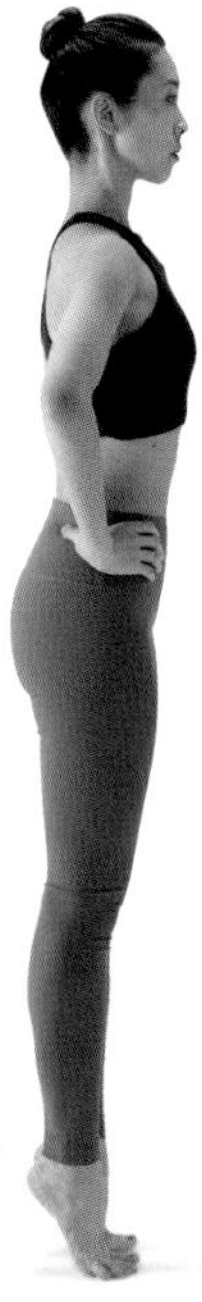

4 息をすべて吐きながら、つま先立ちになる。

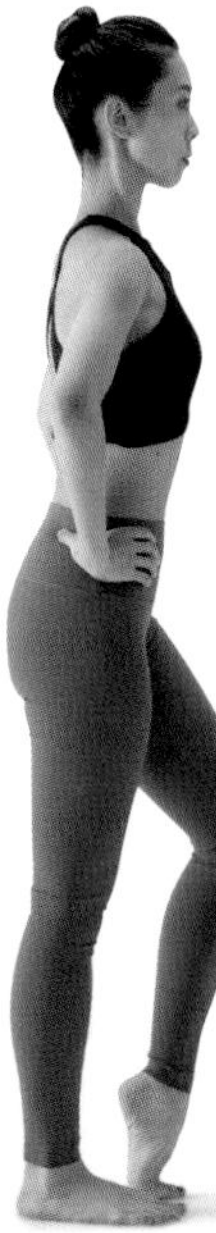

5 息を吸いながら、反対側の足のかかとを下げつつ、もう片方のひざを曲げ、**2** に戻る。5 セット。

ソンキョ

SONKYO

相撲力士のように安定した姿勢で

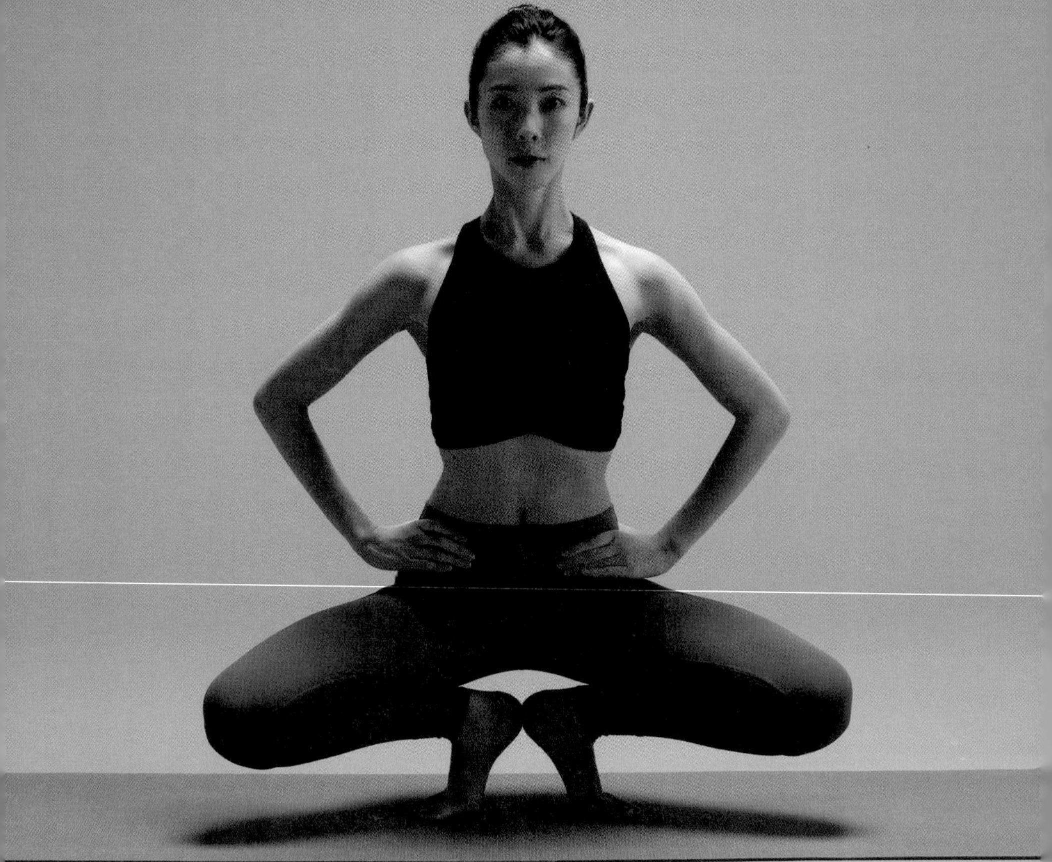

足首や股関節を柔らかく使い、バランスをとりながら腰を落とします。
下半身の筋肉を強化できます。

CHECK POINT

- □ 股関節を大きく開いているか。
- □ 体がぐらつかないか。
- □ かかとをしっかり上げているか。

関連プレピラティス
- インチワーム ▶▶P.26
- スネーキング ▶▶P.28
- アダクション ▶▶P.38

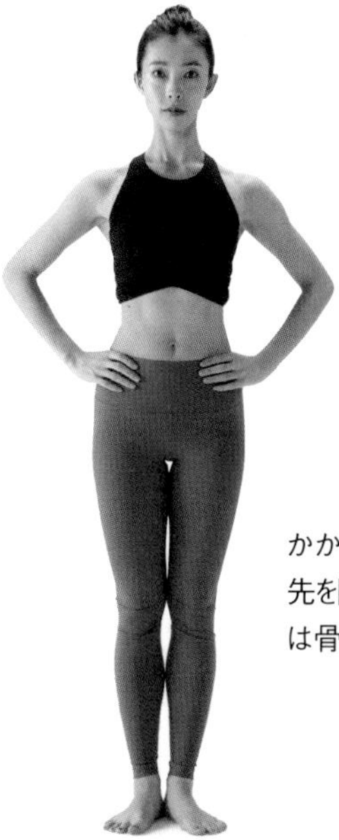

1

かかとをつけ、つま先を開いて立つ。手は骨盤におく。

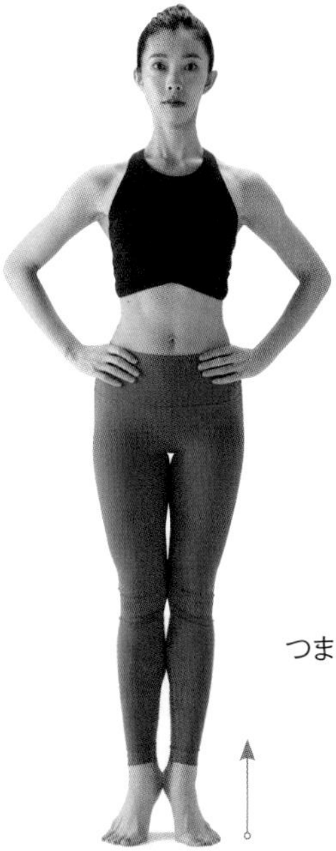

2

つま先立ちになる。

3

息を吸いながら、ひざを外側に開いて腰を落とす。

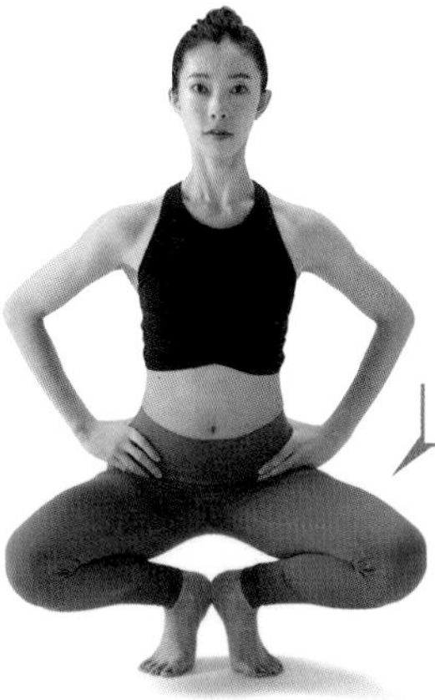

かかとをつけたまま姿勢をキープ。

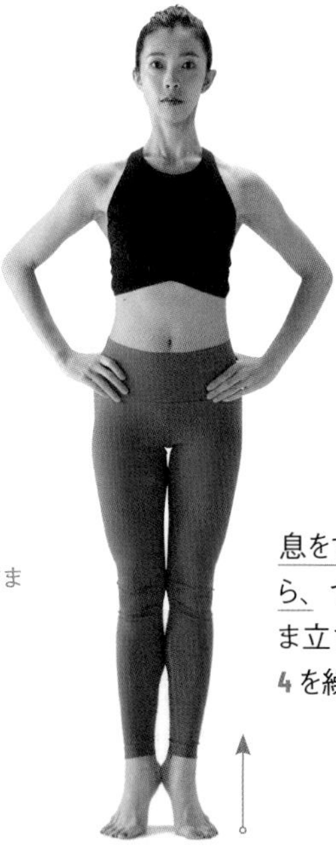

4

息をすべて吐きながら、つま先立ちのまま立ち上がる。**3**と**4**を繰り返す。5回。

ハーフ・ロール・ダウン

HALF ROLL DOWN

丸めた背中で、頭と腕の重みを感じる

縦一列に並んだ背骨の小さな骨(椎骨)を
イメージしながら、背中を少しずつ丸めます。
余計な力を抜いて腕をだらんとさせて。

関連プレピラティス

- スモール・ロッキング ▶▶P.40
- アップ・ストレッチ ▶▶P.100
- プレ・スパイン・ストレッチ ▶▶P.112

CHECK POINT

- 椎骨1つ1つをイメージしているか。
- 首、腕、ひざの力が抜けているか。
- 背中に意識を集中しているか。

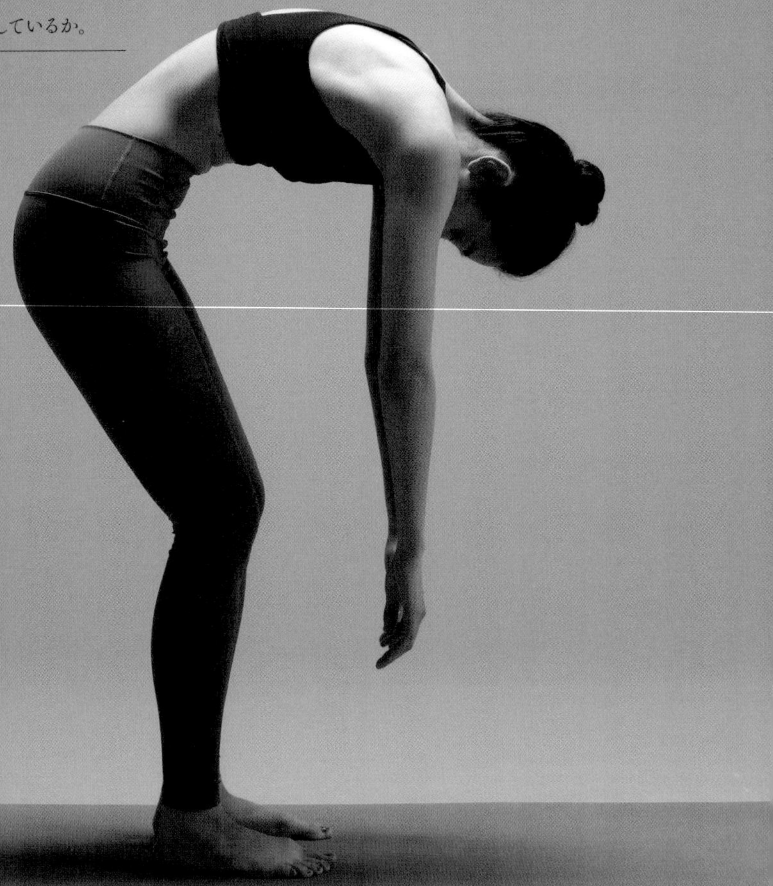

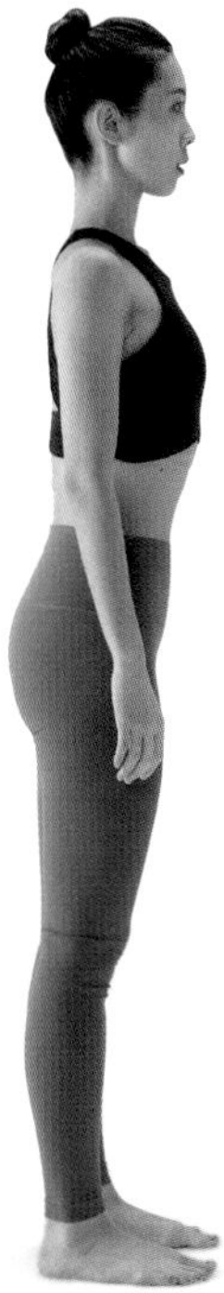

1

足を腰幅に開いて立つ。つま先は正面に向ける。

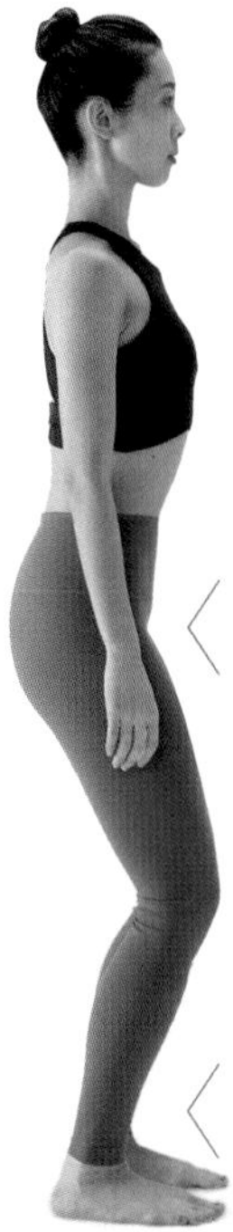

2

股関節と足首を軽く曲げる。息を吸って準備。

3

息をすべて吐きながら、頭を前に倒し、首から背骨を少しずつ丸める。腕は力を抜いて下ろす。

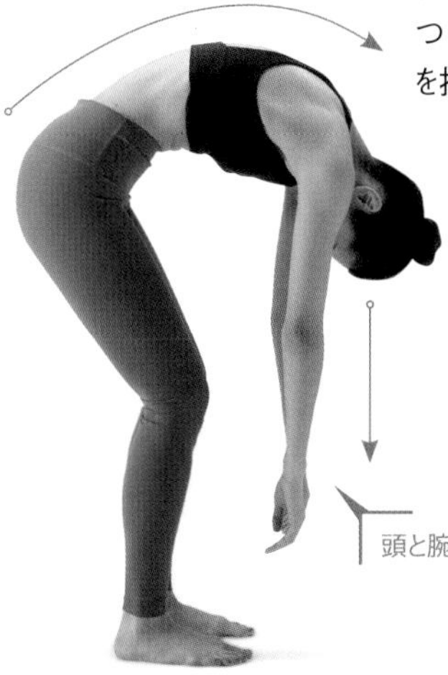

頭と腕の重みを感じて。

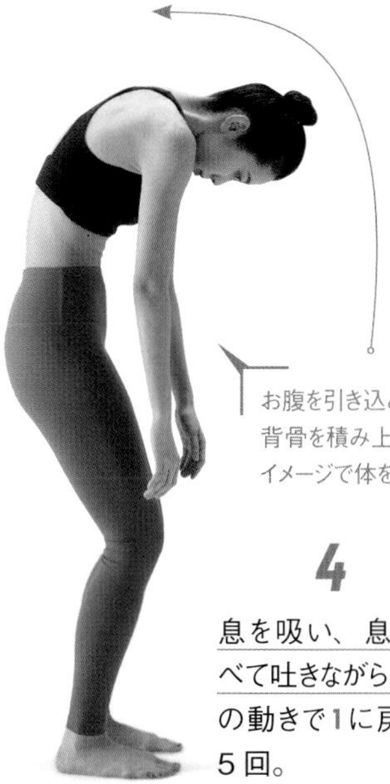

お腹を引き込み、
背骨を積み上げていく
イメージで体を起こす。

4

息を吸い、息をすべて吐きながら、逆の動きで1に戻る。5回。

スタンディング・ソウ

STANDING SAW

背骨を感じながら、ひねって曲げて。

上体をひねってから、お腹を引き込むように前屈。
立って行うことで、
背骨を意識しやすくなります。

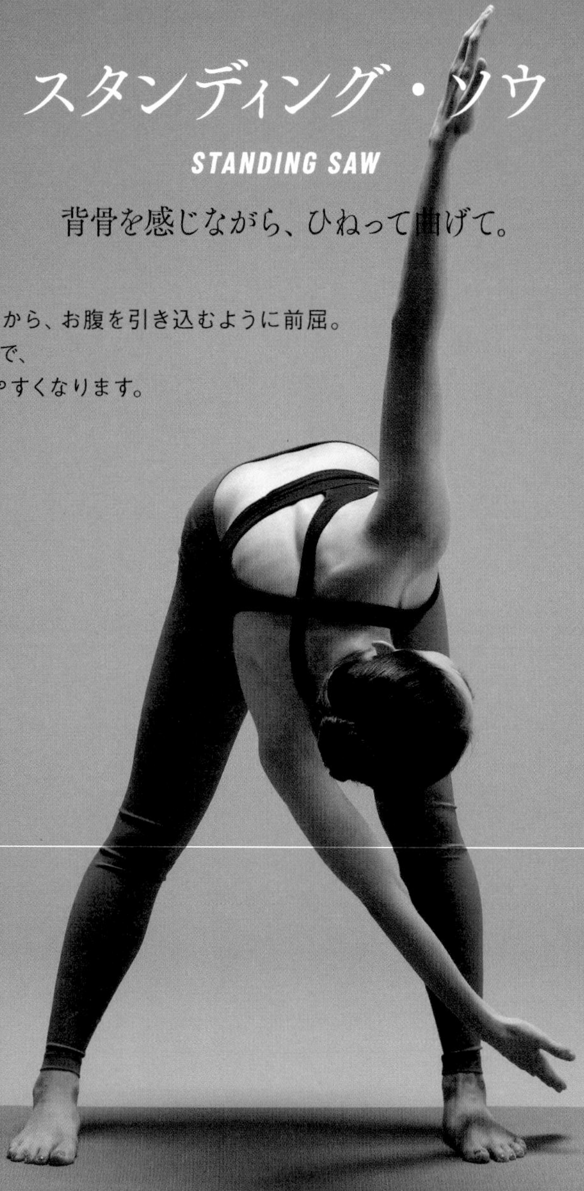

CHECK POINT

- 足で床をしっかりと踏んでいるか。
- 胸椎をひねっているか。
- お腹を引き込む意識があるか。

関連プレピラティス

- サイド・ローテーション ▶▶P.88
- プレ・スパイン・ストレッチ ▶▶P.112
- ヘリコプター ▶▶P.114

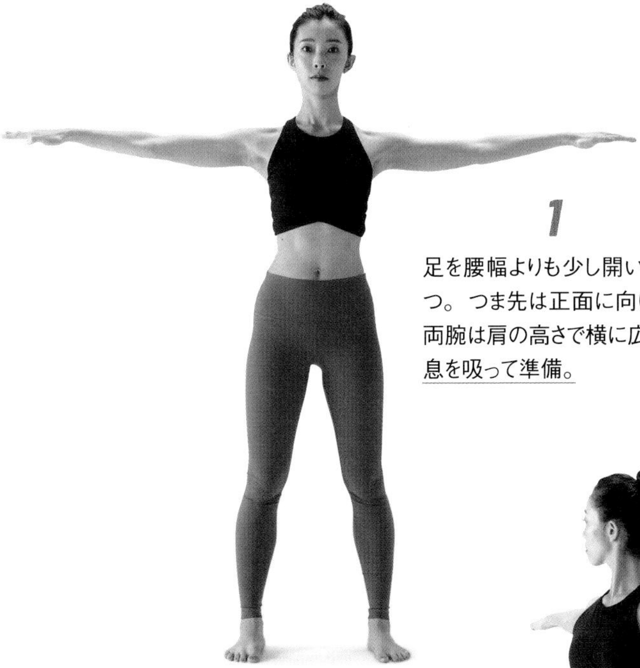

1

足を腰幅よりも少し開いて立つ。つま先は正面に向ける。両腕は肩の高さで横に広げる。息を吸って準備。

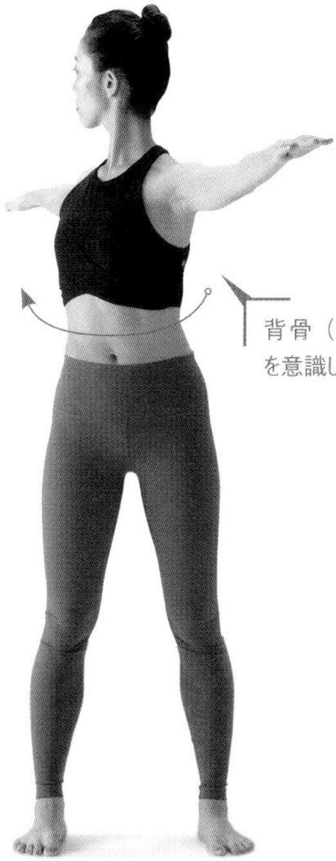

2

息を吐きつつ、上体をひねる。

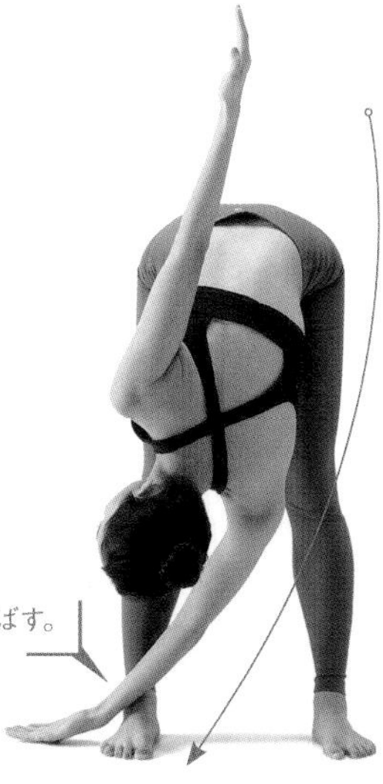

3

続けて、息をすべて吐きながら、反対側の足の向こう側に手を差し込むように前屈する。息を吸いながら、1に戻る。左右交互に5セット。

ゲット・アップ

GET UP

頭の中を空っぽにしてゴロン

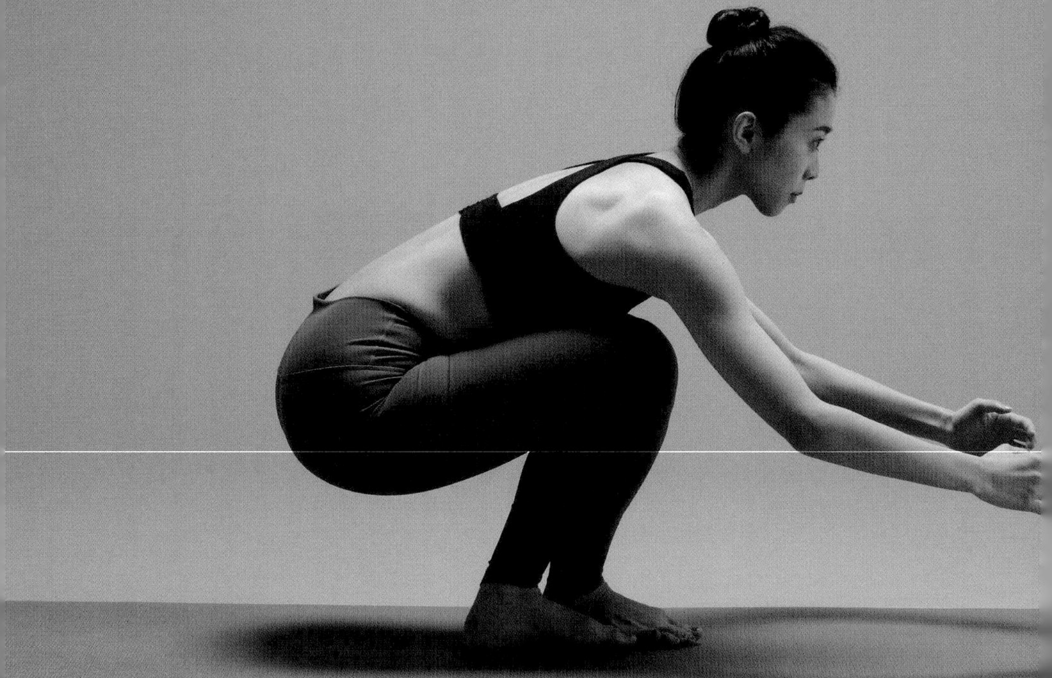

この動きをうまくやるためには、柔軟性やバランスなど
さまざまな要素が必要ですが、複雑に考えずにまずはチャレンジ！

CHECK POINT

- スムーズに転がっているか。
- スッと立ち上がれるか。
- 脚をきちんと組み替えているか。

関連プレピラティス

- スモール・ロッキング ▶▶P.40
- プレ・スパイン・ストレッチ ▶▶P.112
- プリエ ▶▶P.124

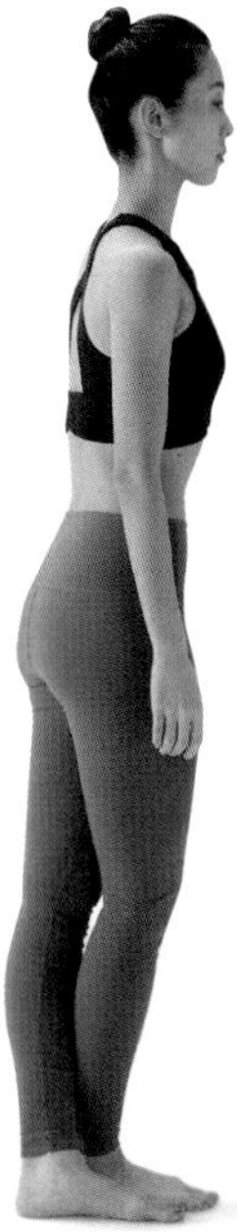

1

脚をクロスして立つ。

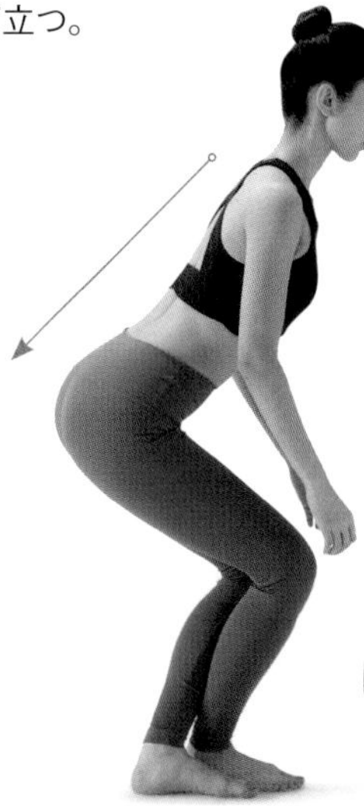

2

おしりを後ろに引きながら
しゃがみ、背中を丸める。

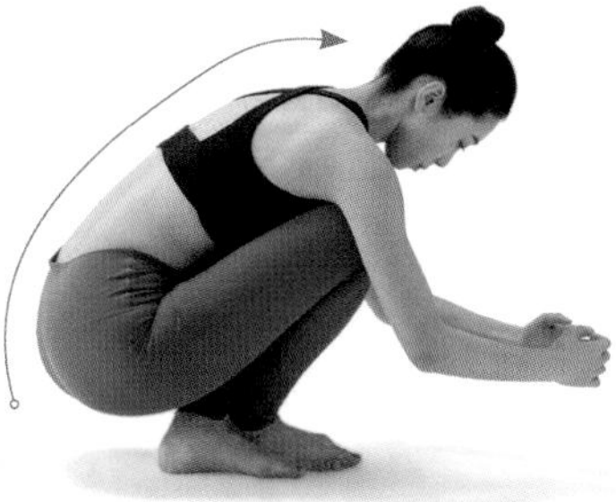

3

息を吸いながら、後ろ向きにゴロンと転がり、脚を開く。

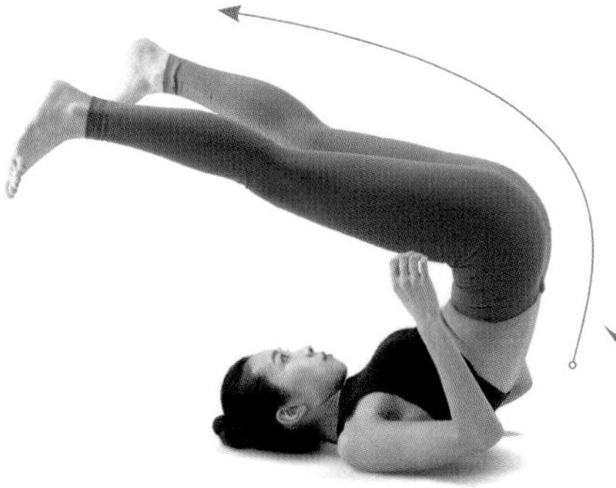

背中をしっかり丸めて
衝撃を吸収。

4

息をすべて吐きながら、前に転がりながら戻り、脚を逆にクロスして立ち上がる。6回。

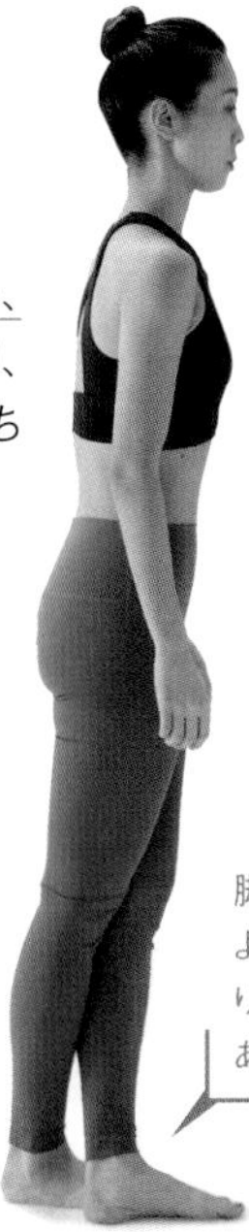

脚の組み方に
よって、立ち上が
りやすさに違いが
ある。

COLUMN

創設者ジョセフ・ピラティスについて

1883年にドイツで生まれたジョセフ・ヒューベルトゥス・ピラティス氏。1925年にアメリカに渡り、「コントロロジー」と名づけたオリジナルメソッドを、当時ニューヨークで活躍していたダンサーたちに指導。1967年に83年の生涯を閉じるまで、運動と健康の分野を追求しました。彼から直接指導を受けた「ファーストジェネレーション」といわれる弟子たちは、それぞれがスタジオを開設。彼のメソッドは「ピラティス」と呼ばれ、世界中へ広まっていきます。

参考文献
『リターン・トゥー・ライフ・スルー・コントロロジー』（現代書林）

1883年　ドイツのメンヒェングラートバッハに生まれる（1880年生まれという説も）。病弱だったが、さまざまな運動に取り組んで克服。1912年、イギリスに渡る。

1914年　第一次世界大戦勃発。捕虜としてイギリスの収容所へ。ここで仲間の捕虜たちに独自のエクササイズを指導。また、収容所の病院にあったベットを利用して、寝たきりの患者のために、リハビリテーション用の器具（マシン）を考案。

1918年　世界的にインフルエンザ（スペインかぜ）が大流行。彼のメソッドを実践していた捕虜たちが、一人も病で倒れなかったことは伝説に。

1925年　渡米。アメリカへ向かう船上でクララという女性と出会い、パートナーに。翌年、2人でニューヨークにスタジオを開設。

1930-1950年　ダンサーを中心に口コミで評判が広まる。多くのダンサーが彼の下で学び、弟子となる。著書『ユア・ヘルス』『リターン・トゥー・ライフ・スルー・コントロロジー』出版。

1967年　83歳で死去。弟子たちが遺志を受け継ぎ、スタジオを開設。その後、彼のメソッドは世界中に広まる。

3

クラシカルピラティス

CLASSICAL PILATES

クラシカルピラティスは、ジョセフ・ピラティス氏が考案した、
オリジナルのエクササイズです。
1番から順に流れるように行うことを基本としていますが、
目的に合わせて選んでもかまいません。
上級者向けの動きもあるので、
プレピラティスを十分に練習してから行いましょう。

01

ハンドレッド

HUNDRED

腕全体でポンプを押すように、100回プッシュ！

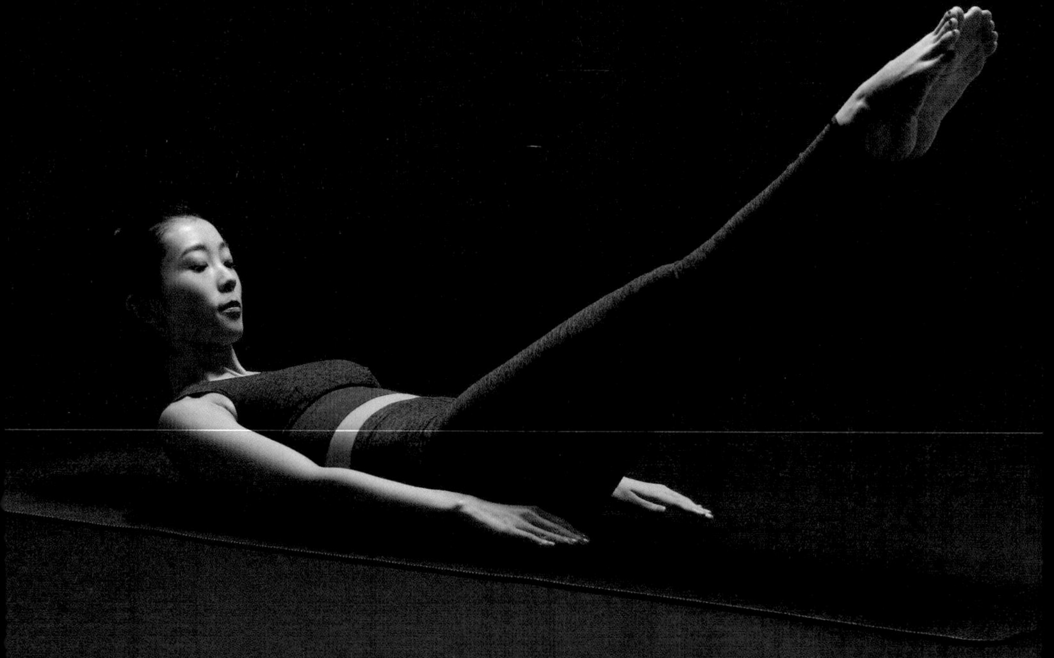

呼吸に合わせて腕を上下に振り、腹部(コア)を強化します。
全身が温まるので、ウォーミングアップにも。

CHECK POINT

- 腰が床から浮いていないか。
- テンポよく強い呼吸ができているか。
- 背骨の伸張(エロンゲーション)を意識しているか。

関連プレピラティス

- ペルビック・ティルト ▶▶ P.30
- アッパー・バック・カール ▶▶ P.32
- ヘッド・ロール・アップ ▶▶ P.42

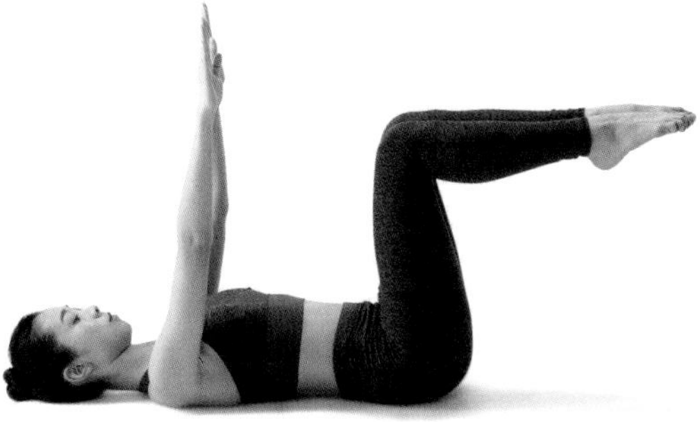

1

仰向けになる。両腕は天井に向かって伸ばし、手のひらを足の方に向ける。ひざと股関節を直角に曲げ、つま先を伸ばす。息を吸って準備。

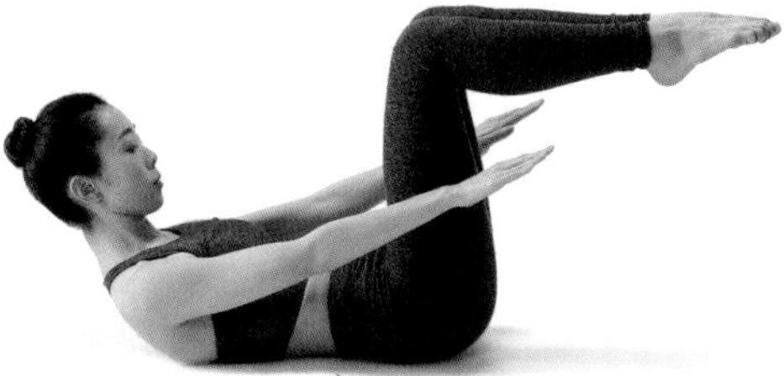

腰を床に押しつけ、背骨の上下への伸びを意識。

2

息を吐きつつ、頭と肩を持ち上げ、両腕を下ろす。

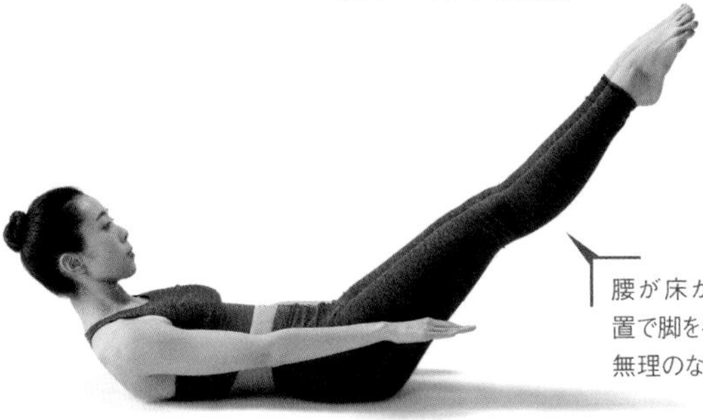

腰が床から浮かない位置で脚をキープ。初めは無理のない高さで OK。

3

続けて、息をすべて吐きながら、両脚を斜め上に伸ばす。

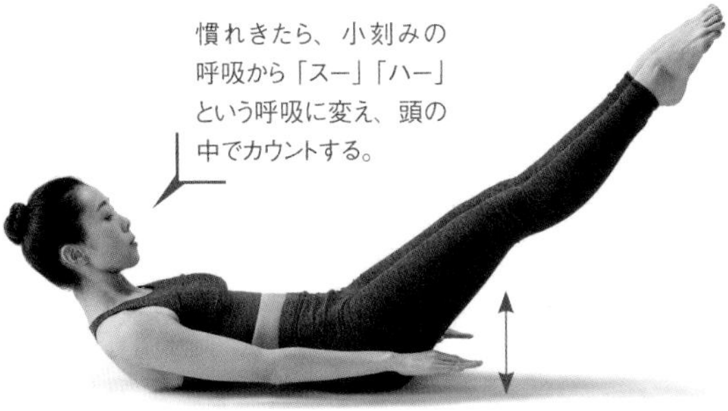

慣れきたら、小刻みの呼吸から「スー」「ハー」という呼吸に変え、頭の中でカウントする。

4

「ススススス」と5カウントで息を吸うリズムに合わせ、両腕を上下に細かく振ったら、「ハハハハハ」と5カウントで息を吐くリズムに合わせ、両腕を同様に動かす。これを10回繰り返し、合計で100回腕を動かす。

02

ロール・アップ

ROLL UP

シールをはがすように背骨を動かして

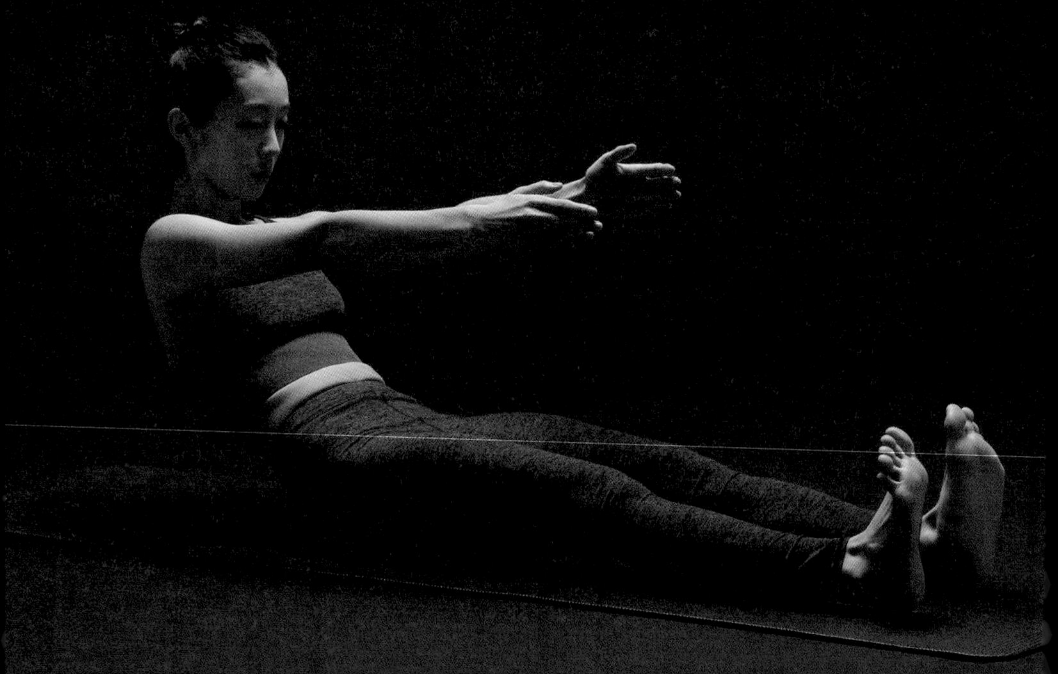

腹筋を使ってコントロールしながら、上体をゆっくり起こします。
背骨を意識して動かせば、ストレッチ効果アップ。

CHECK POINT

- 椎骨1つ1つをイメージしているか。
- 背中に意識を集中しているか。
- ロール・ダウンも同じ意識でできているか。

関連プレピラティス

- スモール・ロッキング ▶▶ P.40
- クライム・ア・ツリー ▶▶ P.46
- プレ・スパイン・ストレッチ ▶▶ P.112

1

仰向けになる。両腕は耳の横で伸ばす。足をこぶし1つ分開け、つま先を立てる。息を吸って準備。

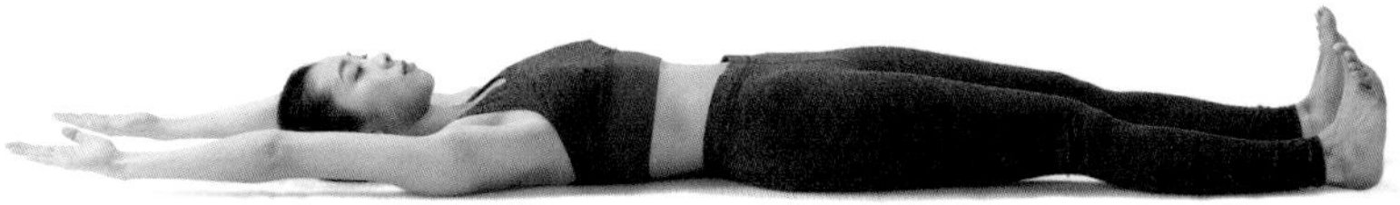

肩が内側に入りやすい人は、手のひらを天井に向けて行うとよい。

2

息を吐きつつ、両腕を前へ伸ばし、頭、肩の順に床から離す。

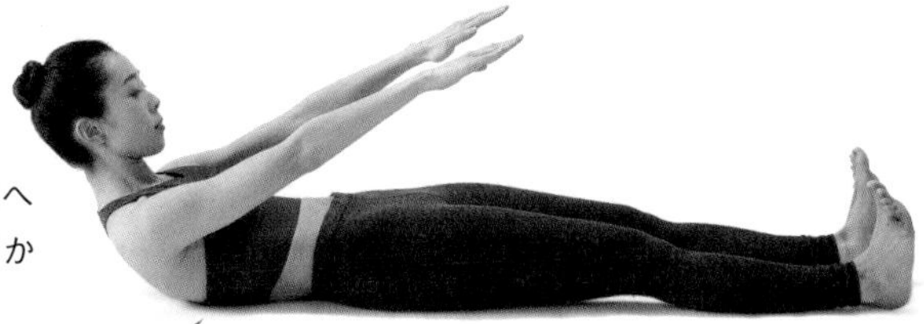

床から背骨を少しずつはがすイメージ。

3

続けて、背中を床から離す。

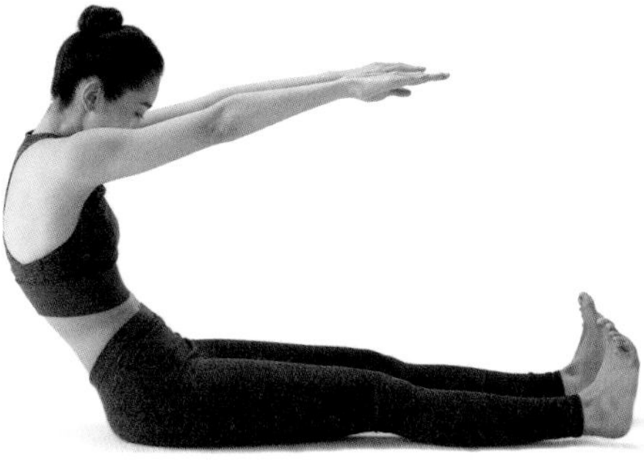

4

息をすべて吐きながら、上体を起こし、両手の指先を足の方へ伸ばす。息を吸いながら、逆の動きで1に戻る（ロール・ダウン）。5回。

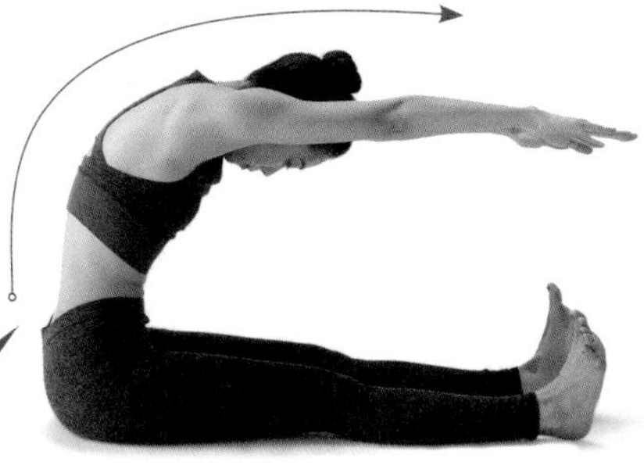

体を折りたたむのではなく、骨盤を立てて背中を丸める。

03

ロール・オーバー

ROLL OVER

背骨の伸びを感じながら、背中をカール

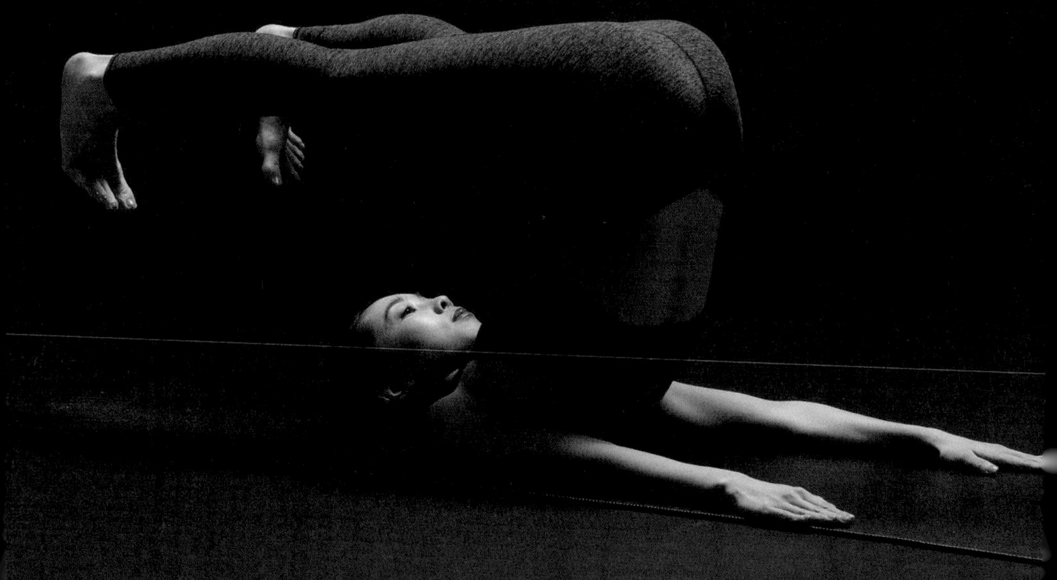

腹筋を使ってコントロールしながら、脚を持ち上げることが大事。
背骨を上下に引き伸ばす感覚を味わって。

CHECK POINT

- 肩と頭を床に押しつけているか。
- 足を遠くへ伸ばせているか。
- 背骨の伸張（エロンゲーション）を意識しているか。

⚠ 首や背骨に不安がある人や高齢者は、無理に行わない。

関連プレピラティス
- ペルビック・ティルト ▶▶ P.30
- スモール・ロッキング ▶▶ P.40
- ヒップ・リフト ▶▶ P.56

1

仰向けになる。両腕は体の横で伸ばし、手のひらを下に向ける。両脚を天井に向かって上げ、つま先を伸ばす。息を吸って準備。

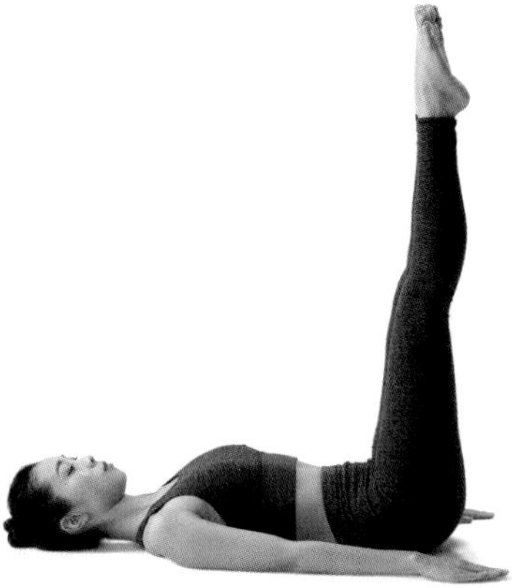

つま先を遠くへ伸ばし、背骨を引っ張る。

両腕で床を押し、体を安定させる。

2

息を吐きつつ、恥骨から徐々に骨盤を持ち上げ、脚を頭の向こう側へ伸ばす。

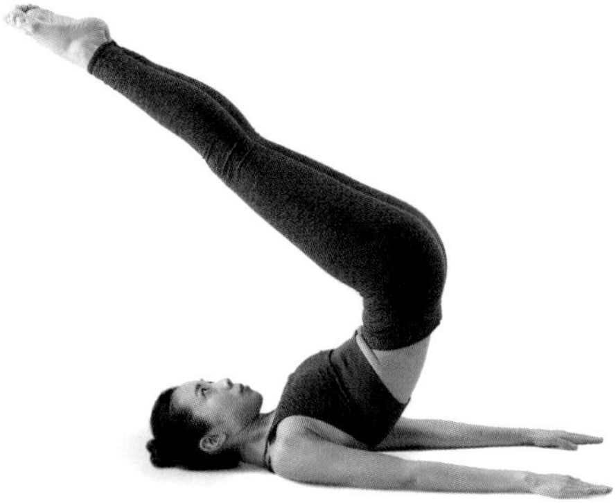

つま先を伸ばすと脚の伸びを感じやすく、つま先を立てるとお腹に力が入りやすくなる。

3

続けて、息をすべて吐きながら、背中を丸め、脚を肩幅に開いて床と平行にする。息を吸いながら、逆の動きで1に戻る。5回。

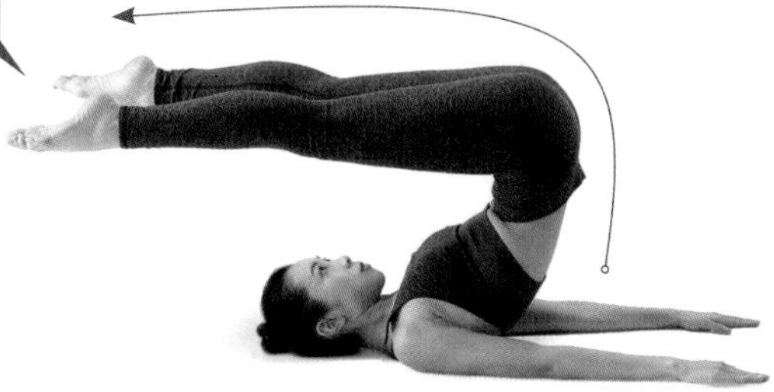

VARIATION

体が柔らかい人は、つま先を床につけてもよい。

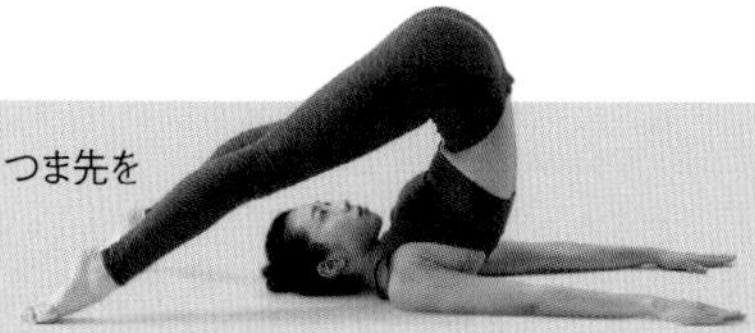

04

シングル・レッグ・サークル

SINGLE LEG CIRCLE

脚の付け根から動かして、きれいな円を描く

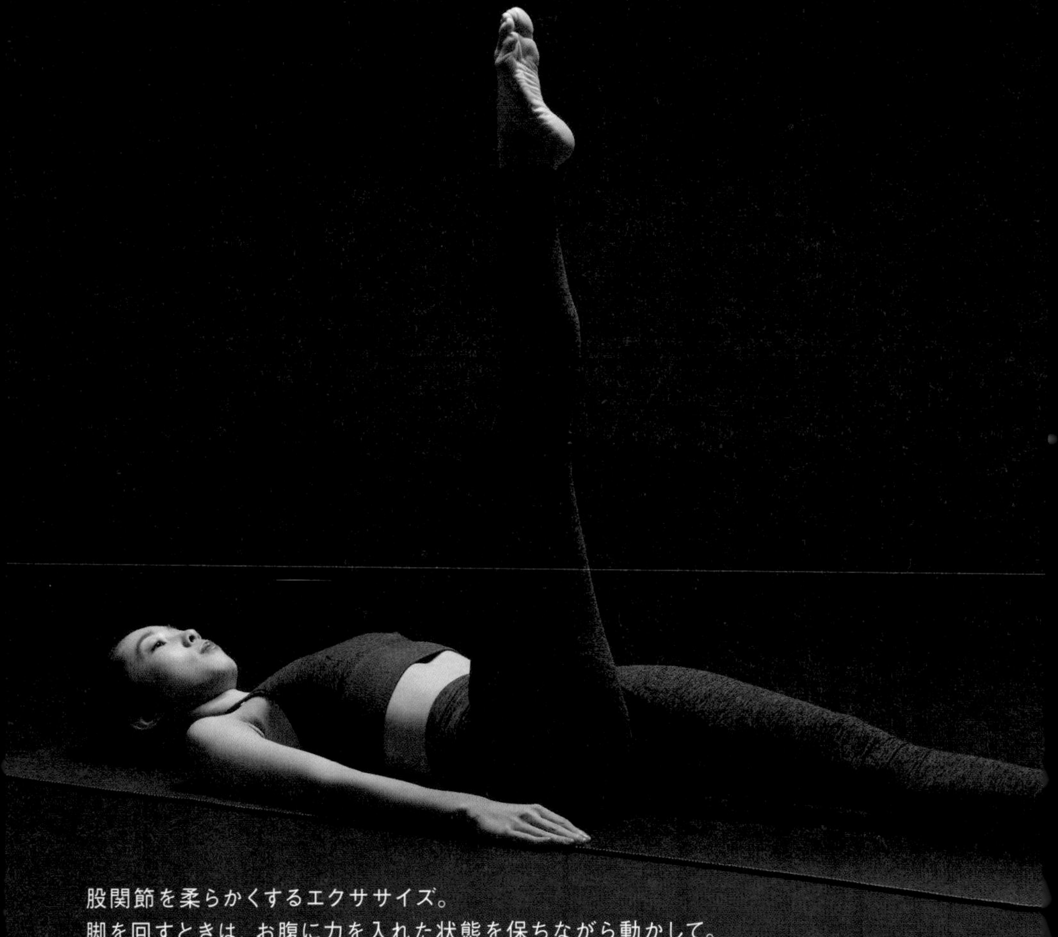

股関節を柔らかくするエクササイズ。
脚を回すときは、お腹に力を入れた状態を保ちながら動かして。

CHECK POINT

- 脚を遠くへ伸ばせているか。
- 肩と頭が浮いていないか。
- 腹部（コア）が安定しているか。

関連プレピラティス

- スネーキング ▶▶ P.28
- ニー・スウェイ ▶▶ P.52
- スモール・レッグ・サークル ▶▶ P.54

1

仰向けになる。両腕は体の横で伸ばし、手のひらを床につける。片脚を天井に向かって上げ、つま先を伸ばす。息を吸って準備。

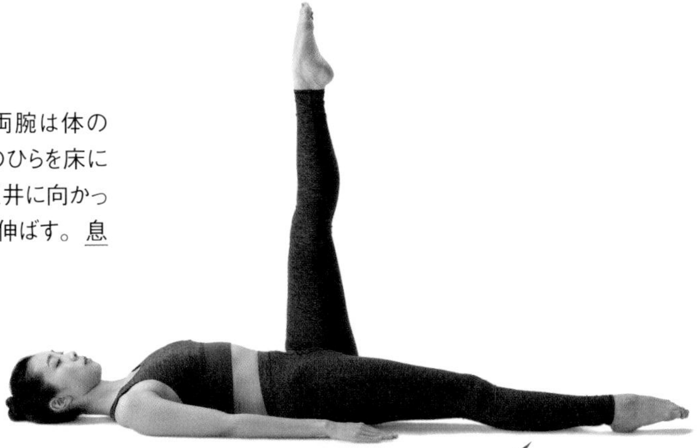

反対側の脚で床を押し、体を安定させる。

脚が体の内側まできたら、骨盤を少し上げ、反対側の脚に乗り上げるように回す。

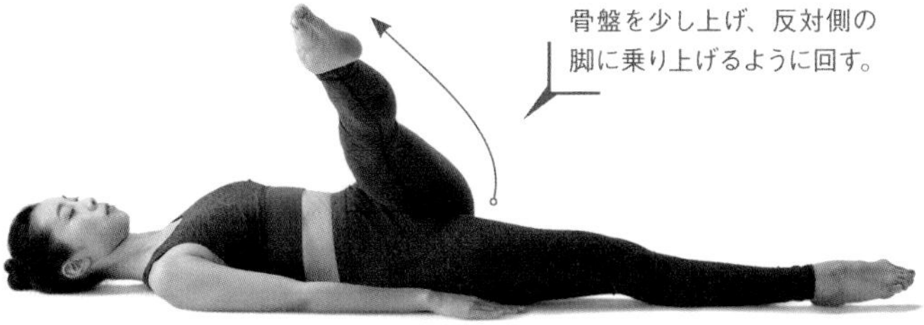

2

息をすべて吐きながら、つま先で円を描くようにつけ根から回す。内回しを５周、外回しを５周する。反対側の脚も同様に。

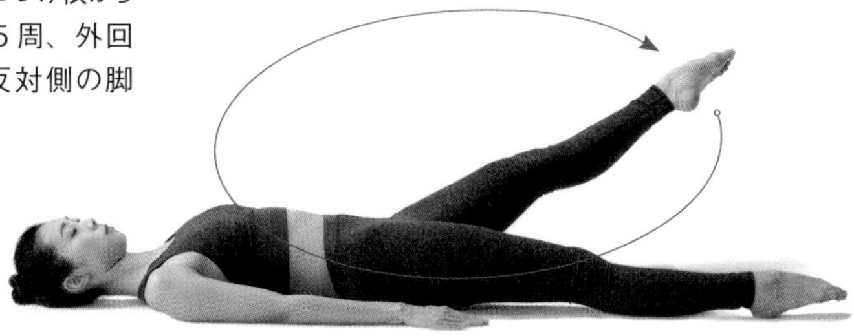

腰を床に押しつけながら脚を動かす。慣れるまでは小さな円で OK。

05

ローリング・ライク・ア・ボール

ROLLING LIKE A BALL

ゆりかごのように、やさしくスイング

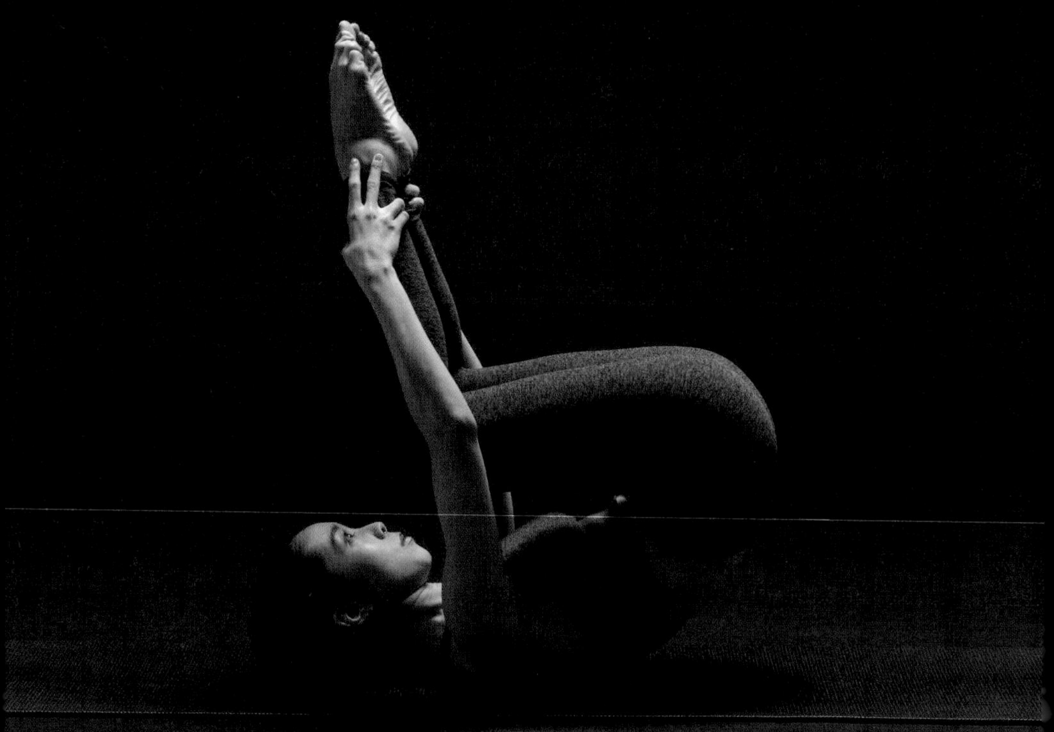

背骨がマットにつくようにコロンと転がり、しなやかに動く背骨に。
腹筋の強化やバランス感覚の向上にも役立ちます。

CHECK POINT

- ■ 腹筋に力が入っているか。
- ■ 背中のカーブを常に保てているか。
- ■ なめらかに転がっているか。

関連プレピラティス

- ペルビック・ティルト ▶▶ P.30
- スモール・ロッキング ▶▶ P.40
- クライム・ア・ツリー ▶▶ P.46

1

坐骨を床につけ、ひざを曲げて座る。両手をすねにおき、腹筋を使って足を浮かせる。つま先を伸ばす。

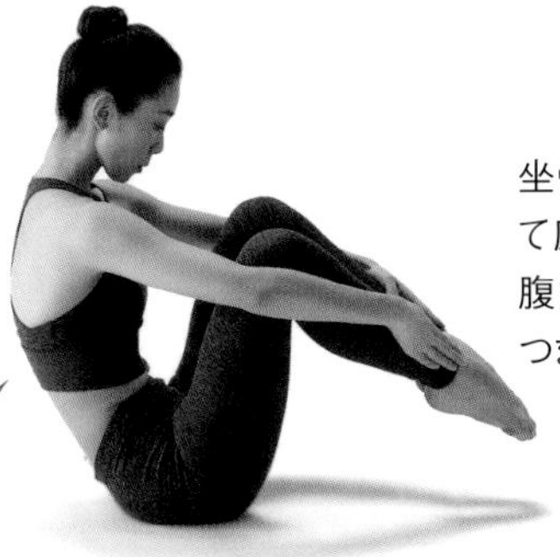

重心を少し後ろに移動させ、バランスをとる。

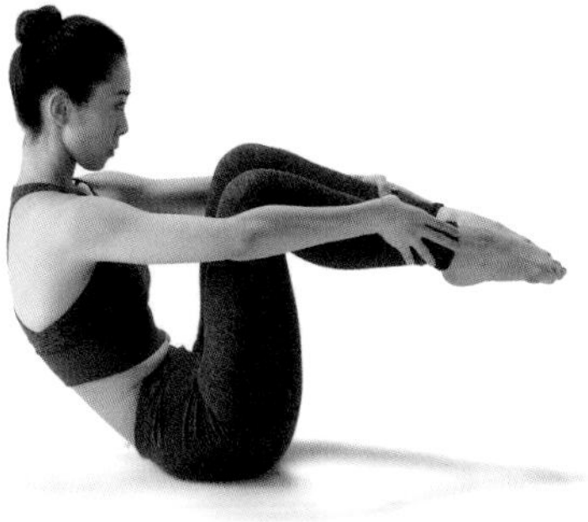

2

息を吸いながら、少しずつ重心を後ろに移し、肩まで後ろに転がる。

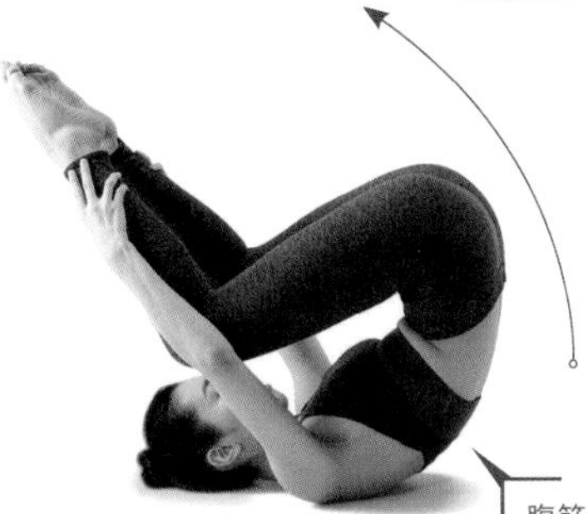

腹筋に力を入れて背骨のカーブをキープ。初めのうちは肩甲骨まで転がればOK。

足は床につけず、浮かせた状態を保って繰り返す。

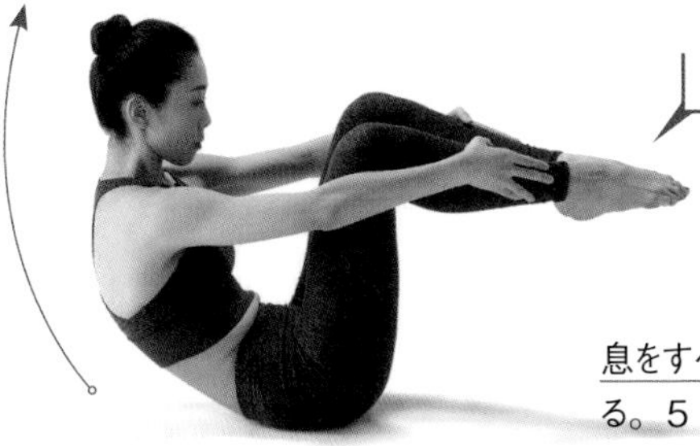

3

息をすべて吐きながら、1に戻る。5回。

06

シングル・レッグ・ストレッチ

SINGLE LEG STRETCH

遠くにあるスイッチをつま先で押すように

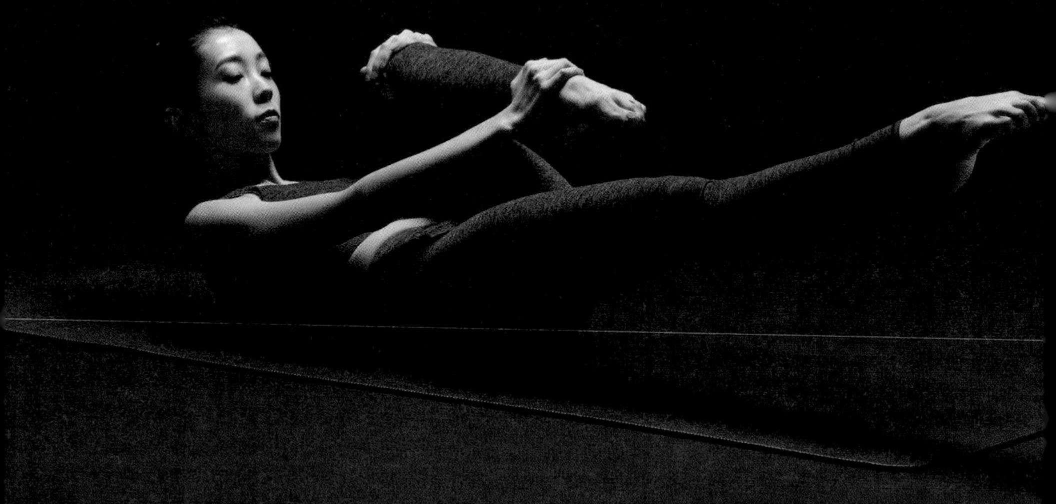

脚を交互に伸ばして、股関節の柔軟性をアップ。
脚の動きを支えるのは、腹部(コア) の強さです。

CHECK POINT

- 腰が床から浮いていないか。
- 脚を入れ替えるときに体がぐらつかないか。
- 背骨の伸張（エロンゲーション）を意識しているか。

関連プレピラティス

- ペルビック・ティルト ▶▶ P.30
- アッパー・バック・カール ▶▶ P.32
- ヘッド・ロール・アップ ▶▶ P.42

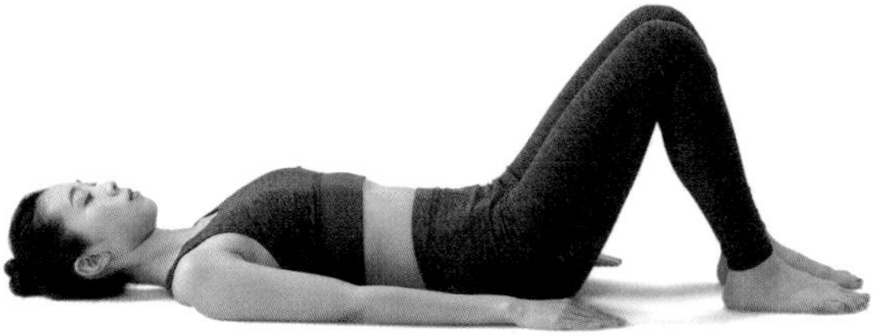

1

ひざを曲げて仰向けになる。

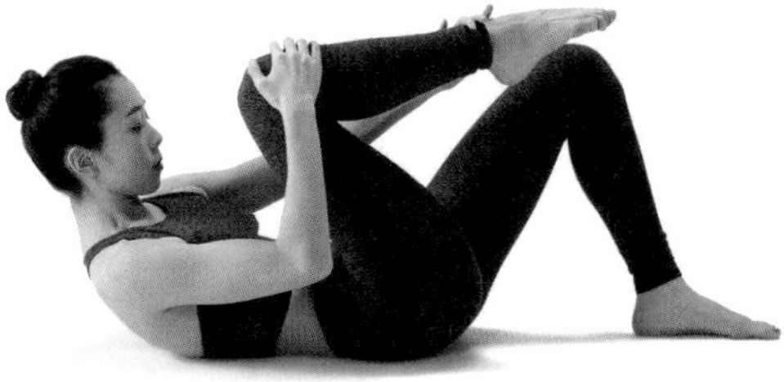

2

片方のひざを胸に引き寄せ、外側の手で抱える。反対側の手は足首におき、つま先を伸ばす。同時に頭と肩を持ち上げる。

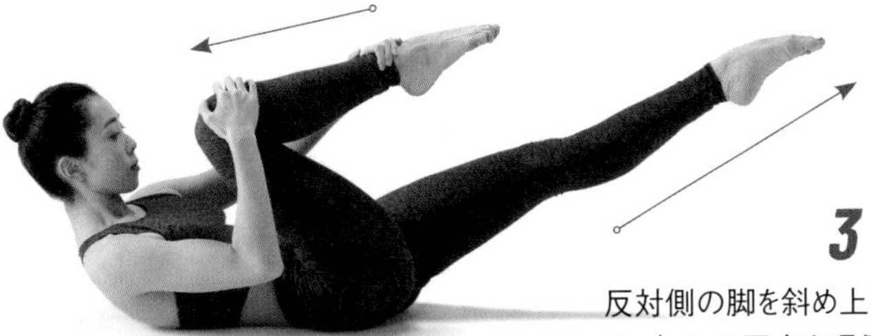

3

反対側の脚を斜め上に伸ばし、「スッ、スッ」と2回息を吸うリズムに合わせ、脚と手を入れ替える。「ハッ、ハッ」と息を2回吐くリズムに合わせ、同様に脚と手を入れ替える。5セット。

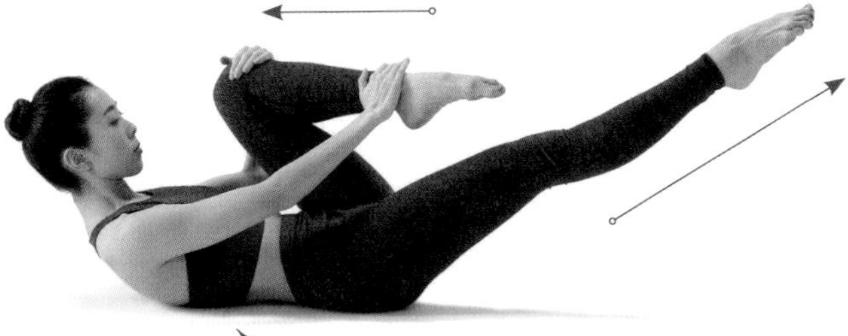

腰を床に押しつけ、背骨の伸びを意識。

07

ダブル・レッグ・ストレッチ

DOUBLE LEG STRETCH

頭と脚で綱引きするようにストレッチ

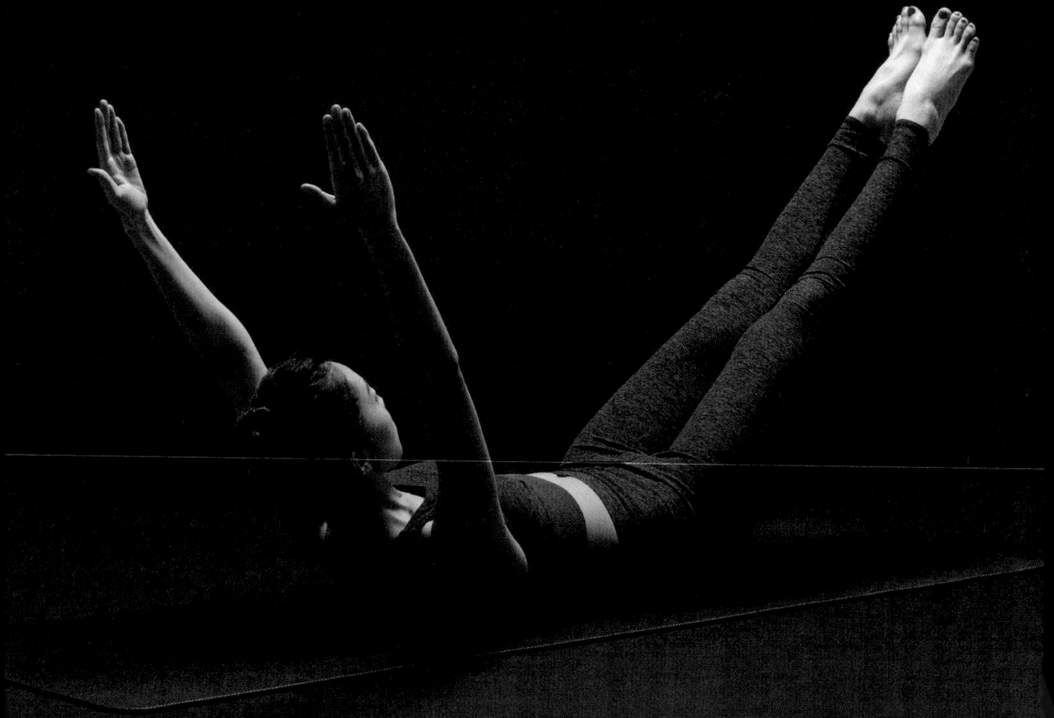

お腹まわりの筋肉をフルに使うエクササイズ。
動きをコントロールしながら、両腕と両脚を引っ張り合います。

CHECK POINT

- 腰が床から浮いていないか。
- 頭が下がっていないか。
- 背骨の伸張（エロンゲーション）を意識しているか。

関連プレピラティス
- ヘッド・ロール・アップ ▶▶ P.42
- リーチング・アームス ▶▶ P.50
- レッグ・ローワー ▶▶ P.58

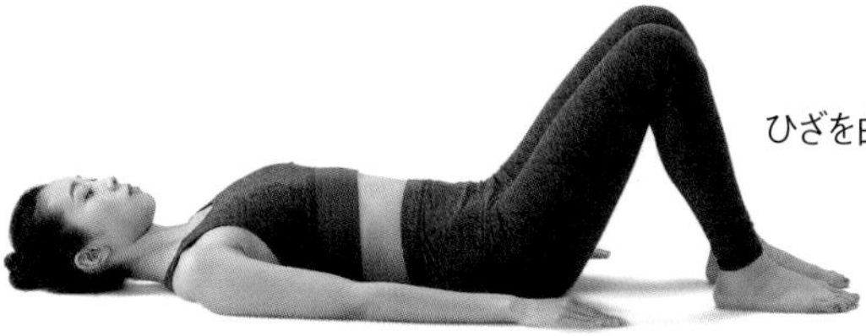

1

ひざを曲げて仰向けになる。

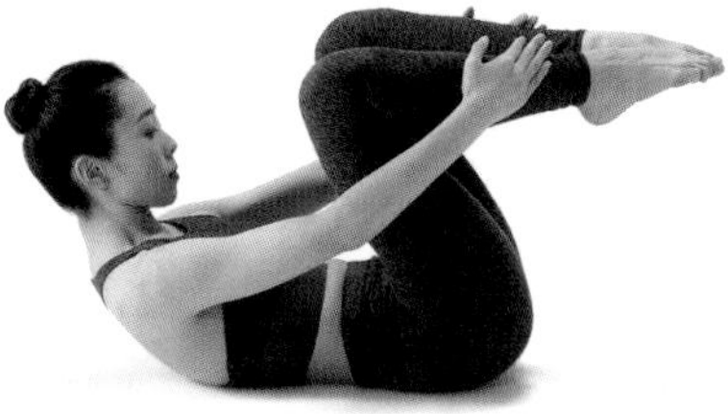

2

ひざを胸に引き寄せ、両手をすねにおき、つま先を伸ばす。同時に頭と肩を持ち上げる。

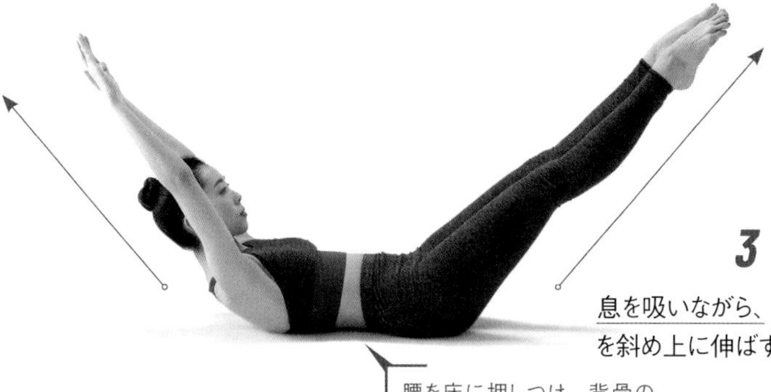

3

息を吸いながら、両腕と両脚を斜め上に伸ばす。

腰を床に押しつけ、背骨の伸びを意識。慣れてきたら、脚を低くしてトライ。

動くたびに頭の位置が変わらないように。

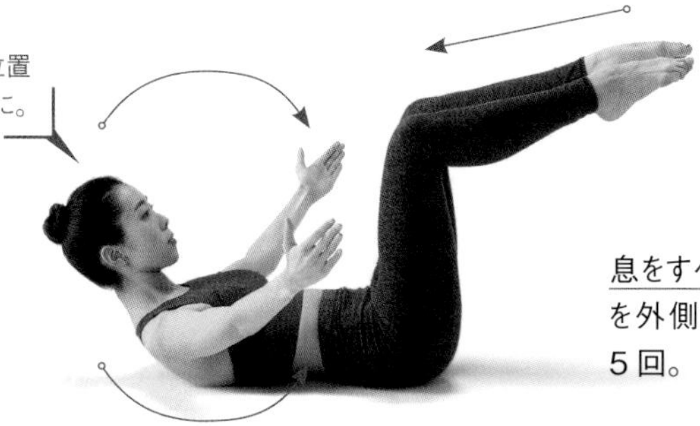

4

息をすべて吐きながら、両手を外側から回して **2** に戻る。5回。

08

シザース

SCISSORS

はさみのような脚の動きをイメージ

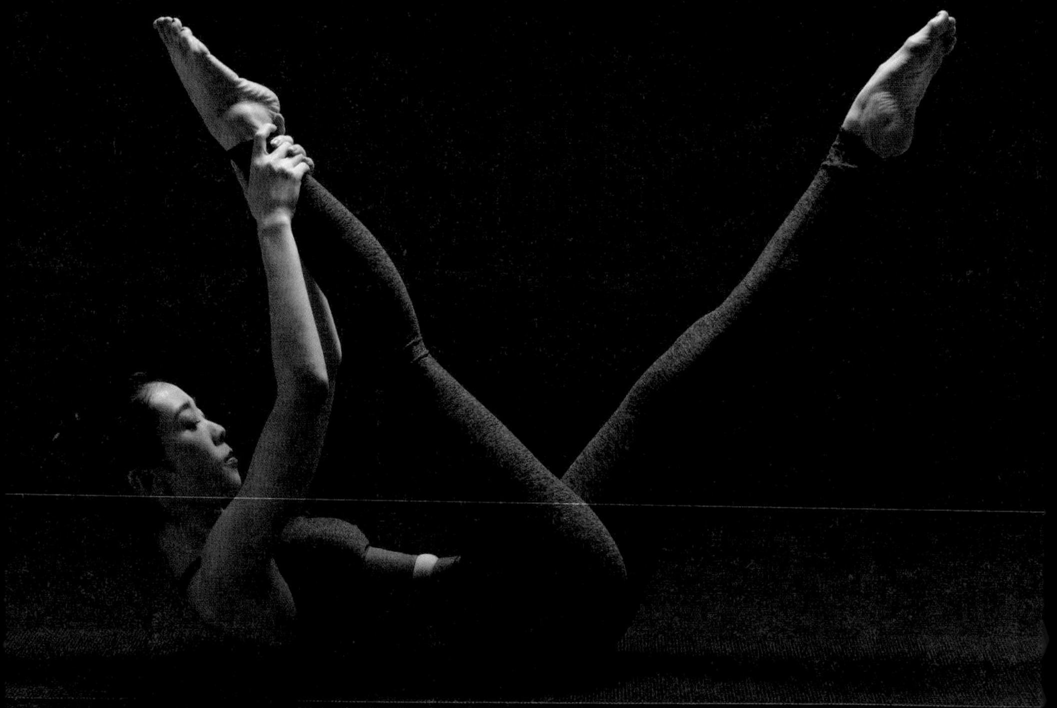

腹部(コア)に意識を集中し、脚を入れ替えるときは、空気を切り裂くように。
脚の伸びを感じながら動かして。

CHECK POINT

- 腰が床から浮いていないか。
- 脚を動かすたびに
体がぐらつかないか。
- 首や肩に力が入りすぎていないか。

関連フレピラティス

- ペルビック・ティルト ▶▶ P.30
- ヘッド・ロール・アップ ▶▶ P.42
- クライム・ア・ツリー ▶▶ P.46

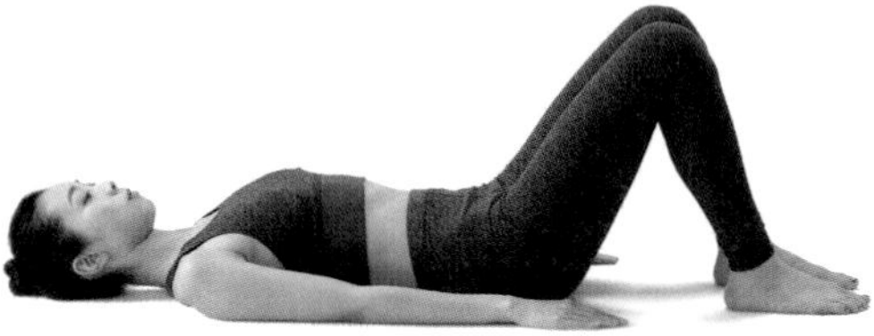

1

ひざを曲げて仰向けになる。

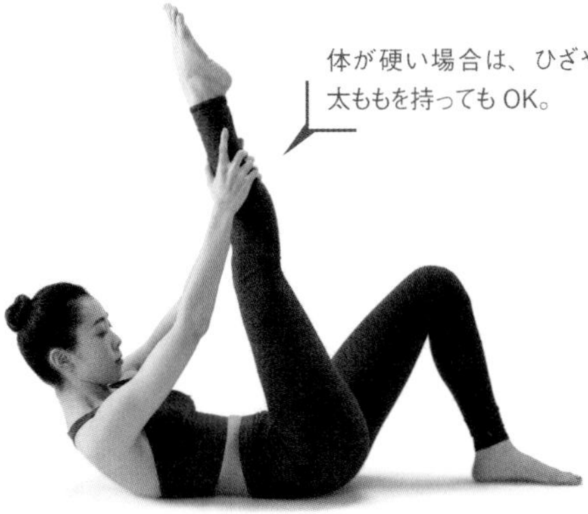

体が硬い場合は、ひざや太ももを持っても OK。

2

片脚を天井に向かって伸ばし、両手でふくらはぎを持ち、つま先を伸ばす。同時に頭と肩を持ち上げる。

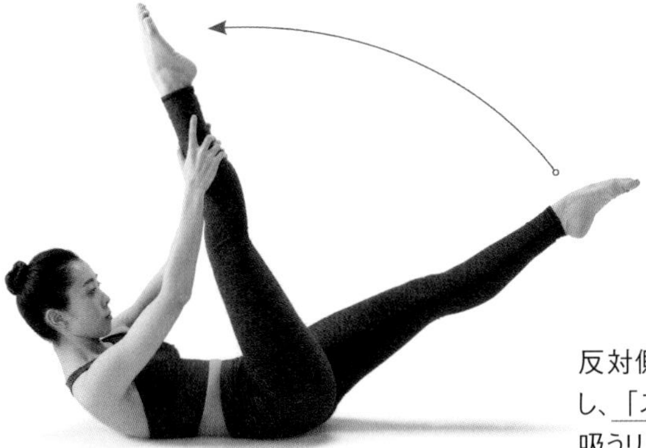

腰を床に押しつけ、背骨の伸びを意識。

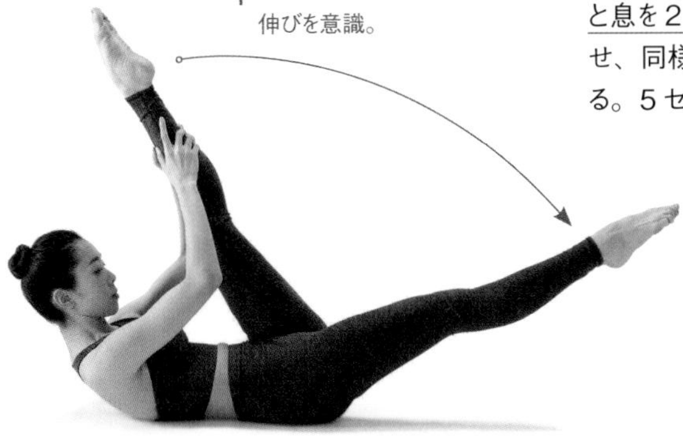

3

反対側の脚を斜め上に伸ばし、「スッ、スッ」と2回息を吸うリズムに合わせ、脚と手を入れ替える。「ハッ、ハッ」と息を2回吐くリズムに合わせ、同様に脚と手を入れ替える。5セット。

09

クリスクロス

CRISSCROSS

体の軸をぶらさずに、脚と胸をツイスト

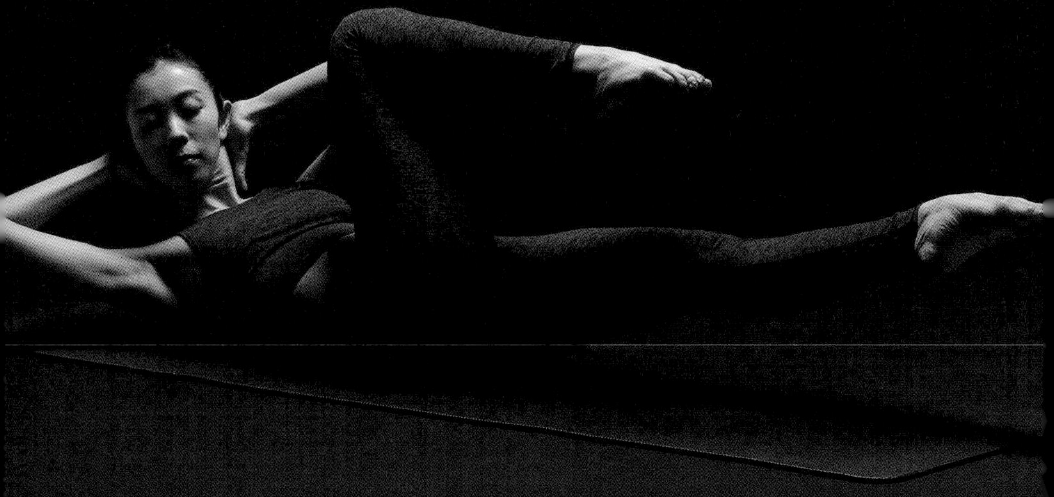

体のひねりと脚の動きを、呼吸に合わせてリズミカルに。
腹筋のトレーニングになり、バランス感覚も養われます。

CHECK POINT

- ■ 頭と肩を持ち上げてひねっているか。
- ■ 体の軸（背骨）を意識しているか。
- ■ わき腹の筋肉（腹斜筋）を使えているか。

関連プレピラティス

- ヘッド・ロール・アップ・ツイスト ▶▶ P.44
- ワイパー ▶▶ P.68
- ヘリコプター ▶▶ P.114

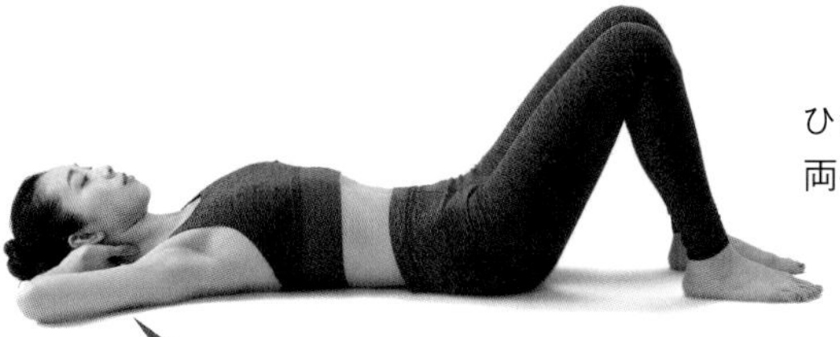

1

ひざを曲げて仰向けになる。両手は頭の後ろで組む。

親指を首に沿わせて、首をサポートする。

ひじを開いたまま、背骨を中心に胸郭をひねる。

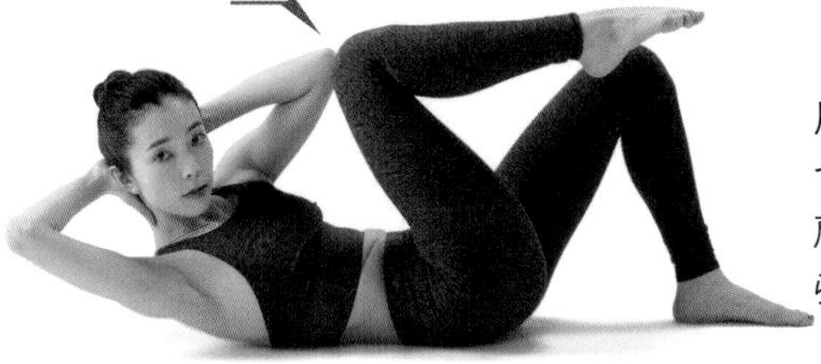

2

片方のひざを胸に引き寄せ、つま先を伸ばす。同時に頭と肩をひざに向かってひねりながら持ち上げる。

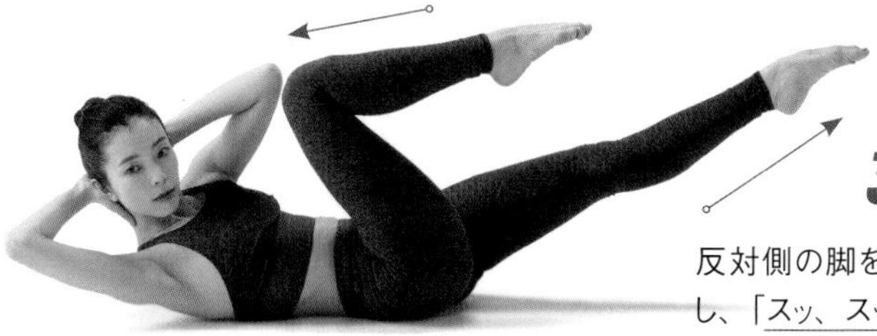

3

反対側の脚を斜め上に伸ばし、「スッ、スッ」と2回息を吸うリズムに合わせ、脚と胸の向きを入れ替える。「ハッ、ハッ」と息を2回吐くリズムに合わせ、同様に脚と胸の向きを入れ替える。5セット。

ひじとひざは離れていてもOK。腰を床に押しつけ、体を斜めに起こすことが大事。

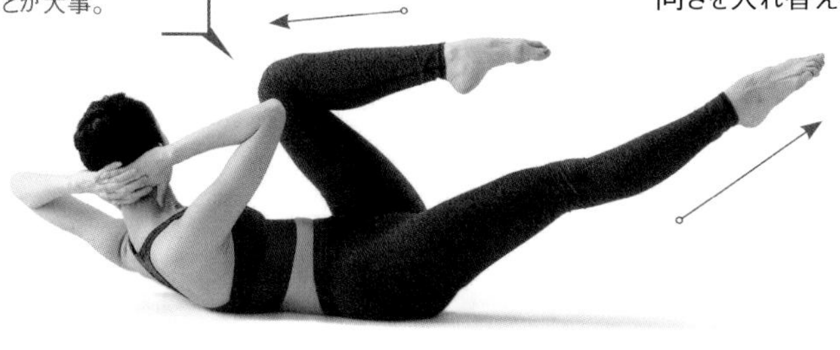

10

スパイン・ストレッチ

SPINE STRETCH

腰に巻いたひもを、後ろから引っ張られるように

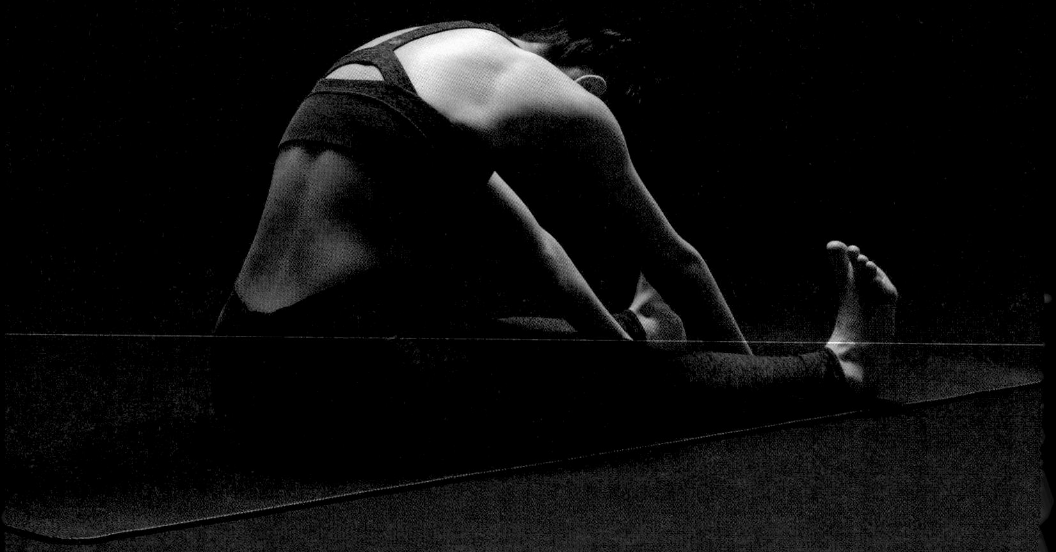

手のひらをスライドさせながら、背中をストレッチ。
骨と骨の間にすき間をつくるように、背骨を引き伸ばします。

CHECK POINT

- ■ 背中の伸びを感じているか。
- ■ お腹を引き込み、背中を伸ばす感覚があるか。
- ■ かかとを押し出しているか。

関連プレピラティス
- キャット・ローテーション ▶▶ P.94
- アップ・ストレッチ ▶▶ P.100
- プレ・スパイン・ストレッチ ▶▶ P.112

1

坐骨を床につけて座り、背骨を上下に引っ張り合う。手のひらは体の横におく。脚は腰幅より少し開いてまっすぐ伸ばし、つま先を立てる。

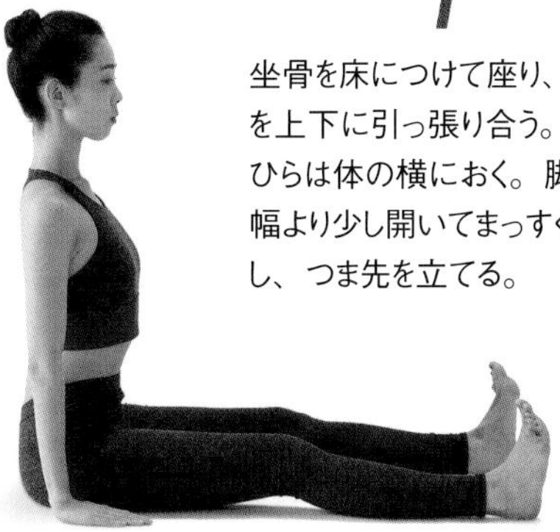

2

手のひらを脚の間におく。息を吸って準備。

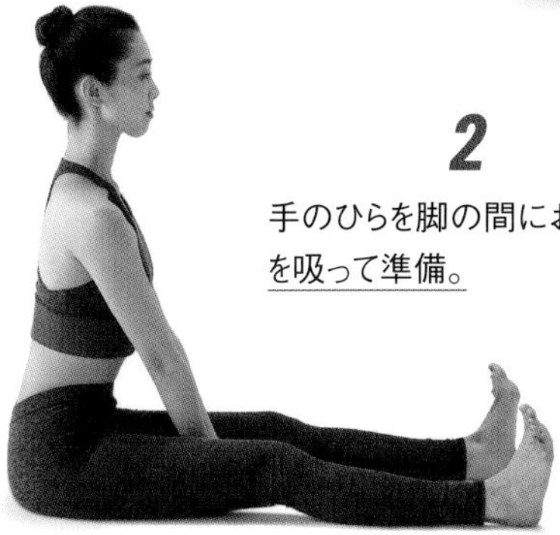

3

息をすべて吐きながら、手のひらを滑らせて腕を遠くへ伸ばし、手で床を押し、お腹を引き込みながら背中を丸める。

背中を後ろから引っ張られるような意識で丸める。

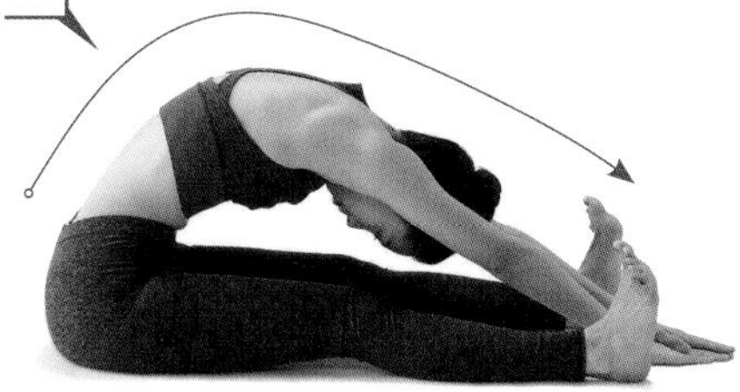

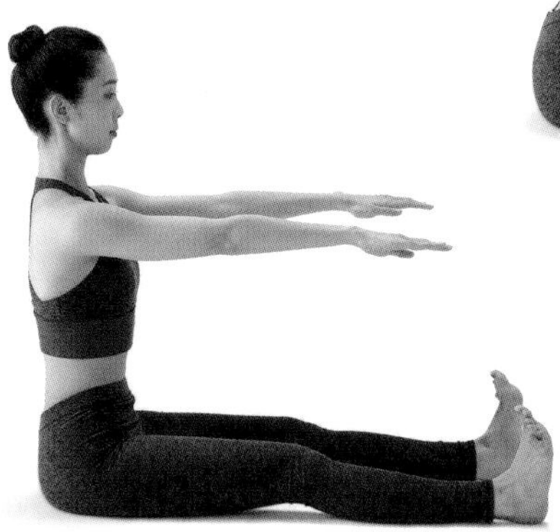

4

息を吸いながら、体をスッと起こして、両腕を肩の高さで前に伸ばし、**2**に戻る。5回。

11

オープン・レッグ・ロッカー

OPEN LEG ROCKER

起き上がりこぼしを想像しながら

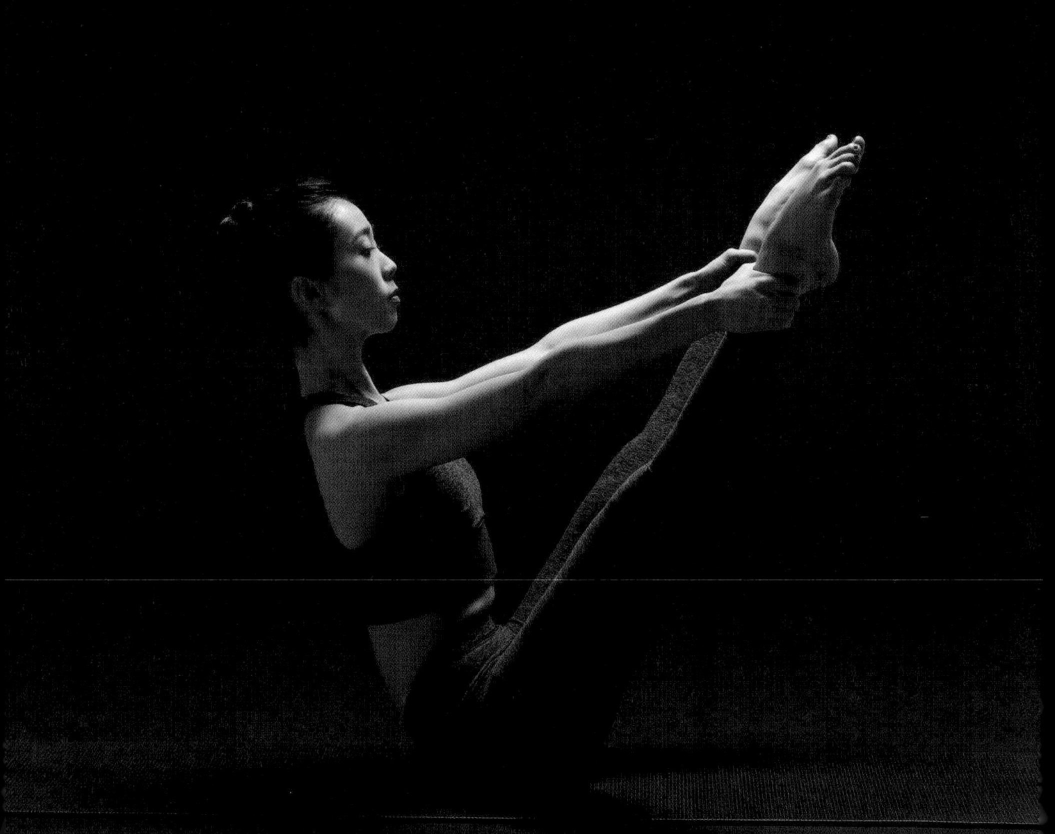

腹筋に力を入れて脚を上げることで、
バランス感覚と腹部（コア）の安定性を強化できます。

CHECK POINT

- 腹筋に力が入っているか。
- ひじとひざを固定できているか。
- なめらかに転がっているか。

関連プレピラティス

- スモール・ロッキング ▶▶ P.40
- クライム・ア・ツリー ▶▶ P.46
- ヒップ・リフト ▶▶ P.56

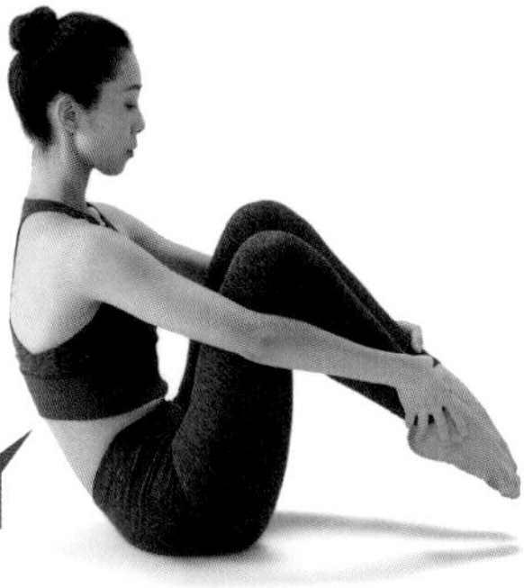

重心を少し後ろに移動させ、バランスをとる。

1

坐骨を床につけ、ひざを曲げて座る。両手で足首をつかみ、腹筋を使って足を浮かせる。つま先を伸ばす。

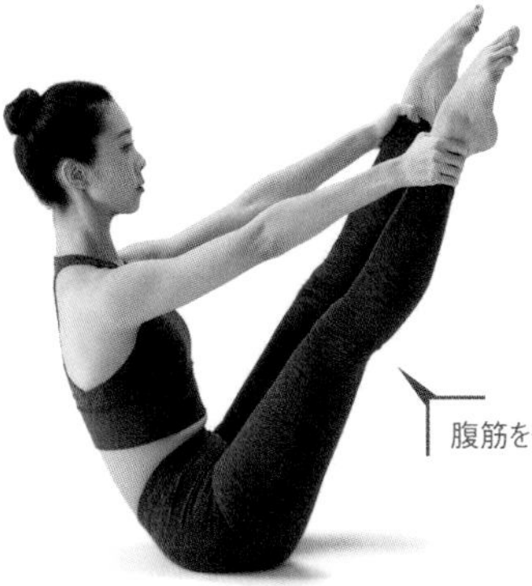

腹筋を使って脚を上げる。

2

両脚を斜め上に伸ばし、肩幅くらいに開く。

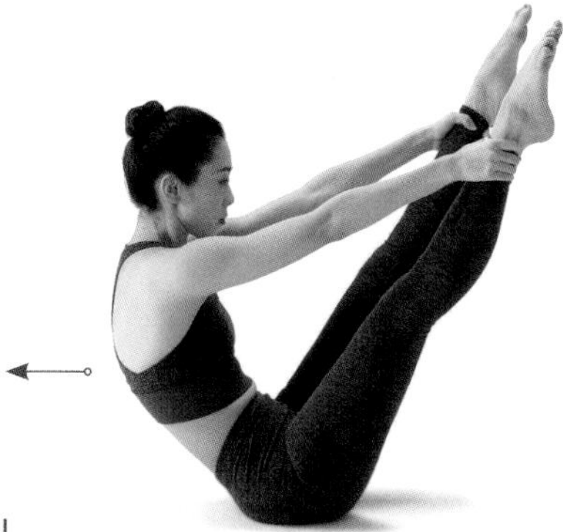

3

息を吸いながら、背中を後ろに引くようにして丸めていく。

後頭部を床にぶつけないように注意。

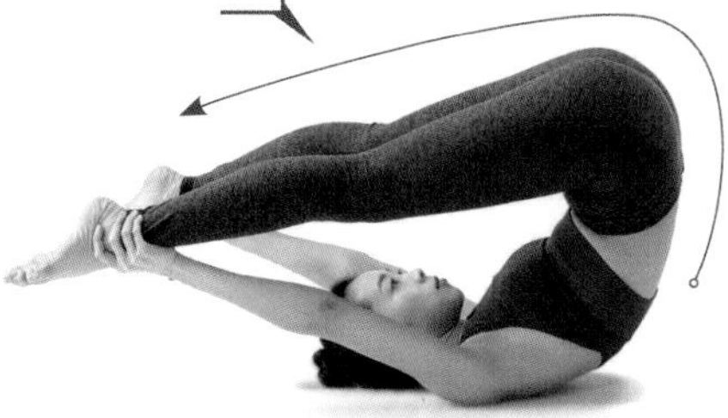

4

背中を丸めきったら、肩まで後ろに転がる。息をすべて吐きながら、**2**に戻る。5回。

12

コークスクリュー

CORKSCREW

ワインのコルク抜きをねじ込むように

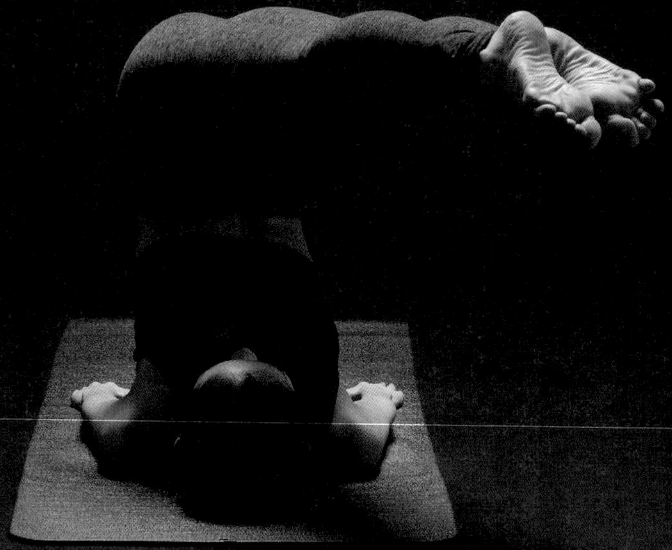

脚をスクリューのように回すエクササイズ。
床に腹部(コア)を沈み込ませ、安定させながら脚を動かして。

CHECK POINT

- 脚の動きを
  コントロールできているか。
- なめらかに回旋しているか。
- わき腹の筋肉(腹斜筋)に
  力が入っているか。

⚠ 首や背骨に不安がある人や高齢者は、無理に行わない。

関連プレピラティス
- ヒップ・リフト ▶▶ P.56
- レッグ・ローワー ▶▶ P.58
- チクタク ▶▶ P.116

1

仰向けになる。両腕は体の横で伸ばし、手のひらを床につける。つま先を伸ばす。

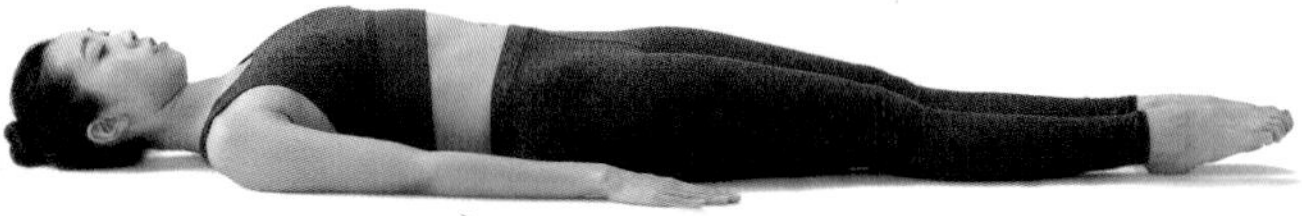

両腕で床を押す。

2

おしりを持ち上げて背中を丸め、脚を頭の向こう側へ伸ばして床と平行にする。息を吸って準備。息をすべて吐きながら、脚を回す。左右交互に3セット。

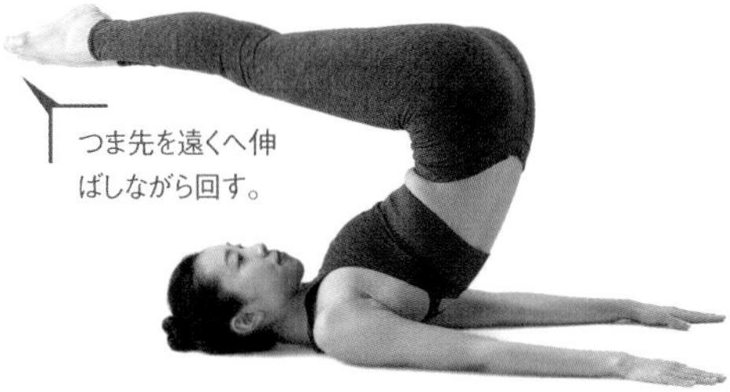

つま先を遠くへ伸ばしながら回す。

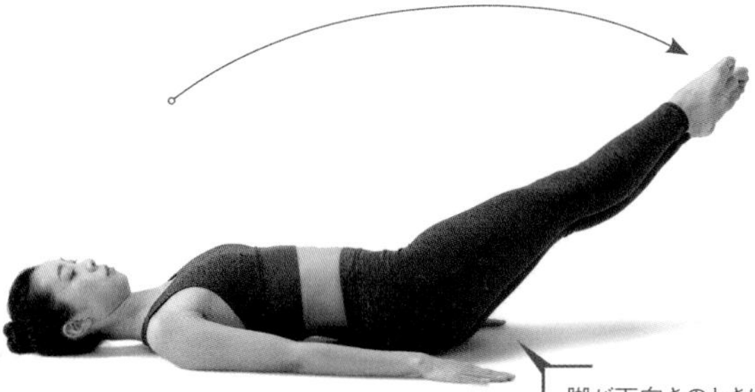

脚が下向きのときは、おしりを床につける。

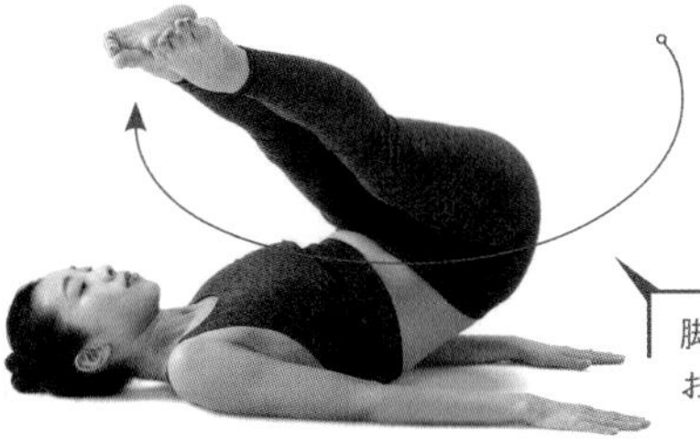

脚が上向きになったら、おしりを上げる。

13

ソウ

SAW

腕がのこぎりになったようなイメージで

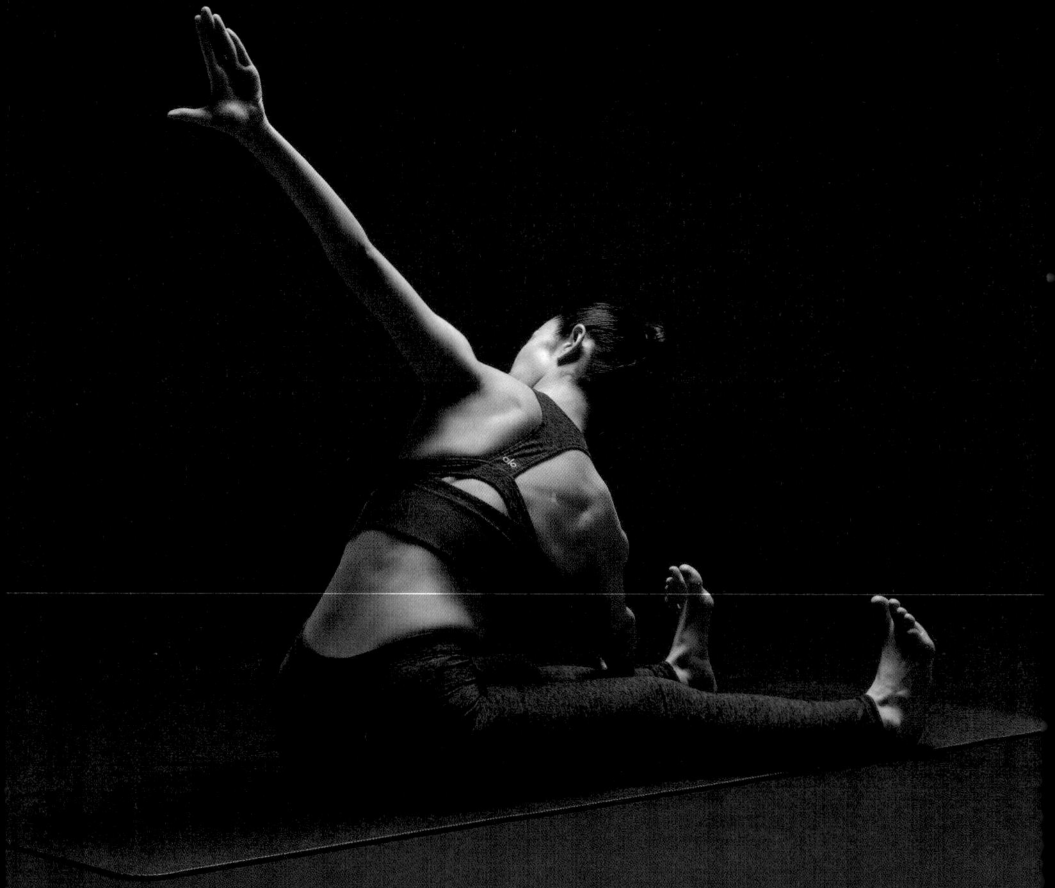

お腹にしっかり力を入れながら、背骨をひねる意識が大事。
ウエストの引き締めにも効果的です。

CHECK POINT

- ■ 坐骨を床に押しつけているか。
- ■ 腹部（コア）を意識しているか。
- ■ 反対側の腕を高く上げているか。

関連プレピラティス
- ソラシック・ツイスト ▶▶ P.96
- プレ・スパイン・ストレッチ ▶▶ P.112
- スタンディング・ソウ ▶▶ P.134

1

坐骨を床につけて座り、背骨を上下に伸ばす。両腕は肩の高さで横に開く。両脚は腰幅より広めに開いてまっすぐ伸ばし、つま先を立てる。息を吸って準備。

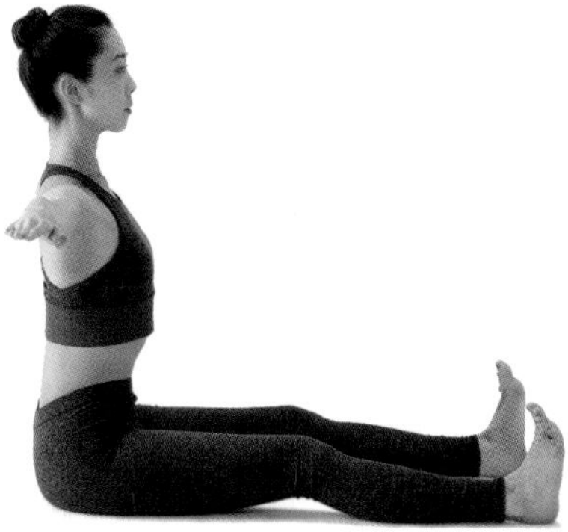

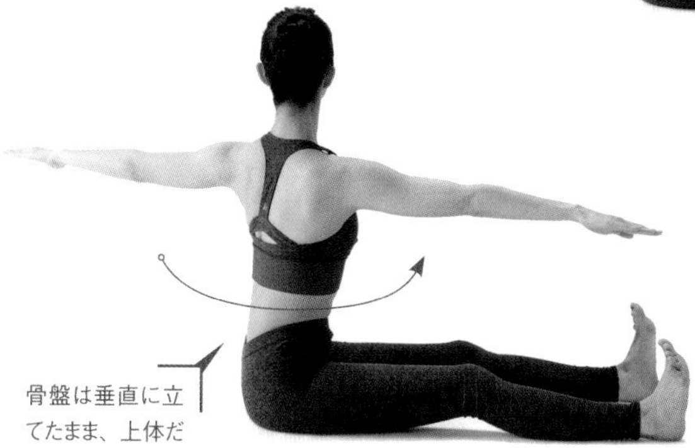

骨盤は垂直に立てたまま、上体だけを回旋させる。

2

息を吐きながら、上体をできるだけひねる。

3

続けて、息をすべて吐きながら、上体を斜め前に倒し、前の手は足首の外側へ伸ばして差し込み、後ろの手は天井に向ける。

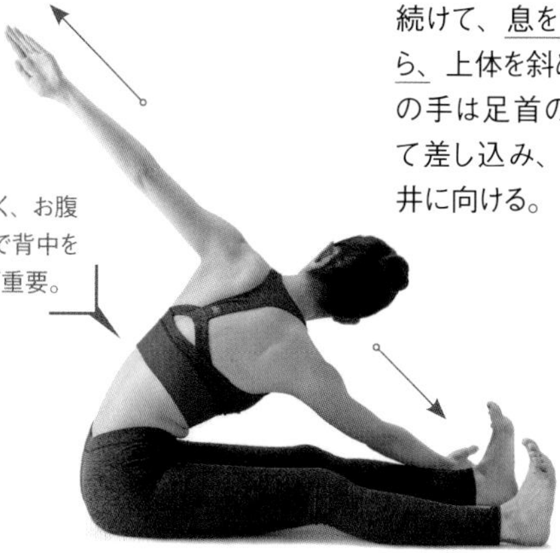

前屈ではなく、お腹を引き込んで背中を倒す感覚が重要。

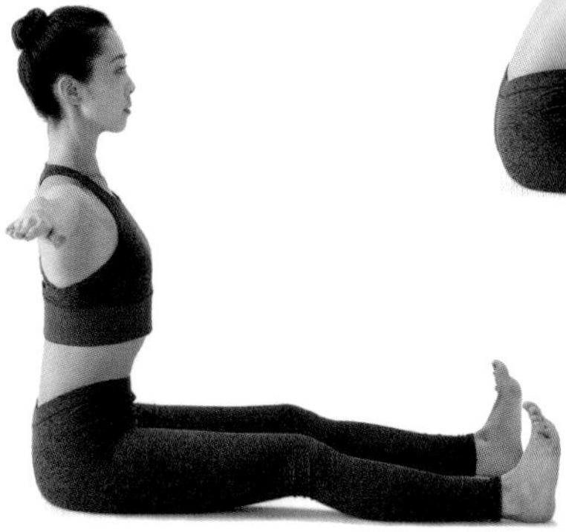

4

息を吸いながら、1に戻る。
左右交互に3セット。

14

スワン

SWAN

首を長くして、凛とした白鳥のように

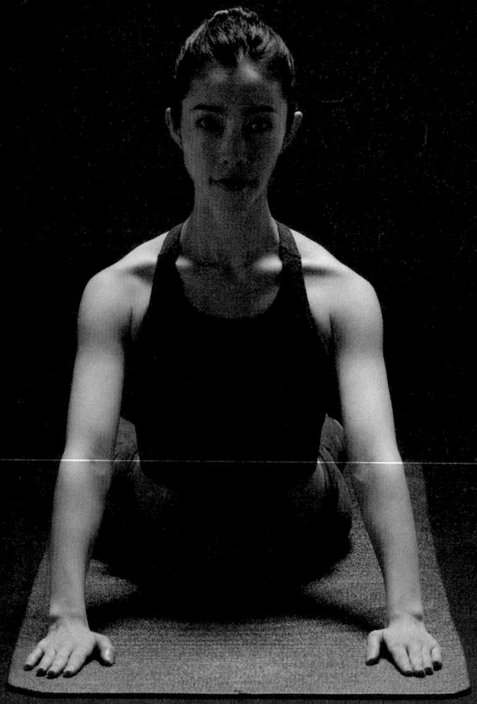

背中の上部(胸の後ろあたり)を意識して反らせるため、猫背予防に効果的。姿勢維持に役立つ背筋も鍛えられます。

CHECK POINT

- ■ 背中の上部を意識しているか。
- ■ 胸をしっかり開いているか。
- ■ 肩が上がっていないか。

関連プレピラティス
- コブラ ▶▶ P.62
- プレ・スイミング ▶▶ P.74
- ダウン・ストレッチ ▶▶ P.98

1

うつ伏せになる。両手は顔の横におく。

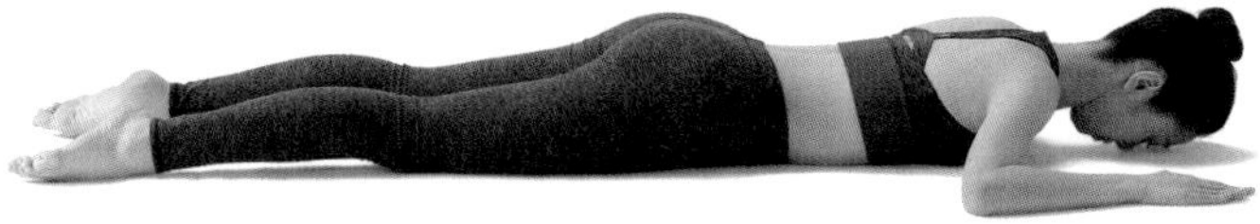

2

息を吸いながら、頭と胸を持ち上げる。

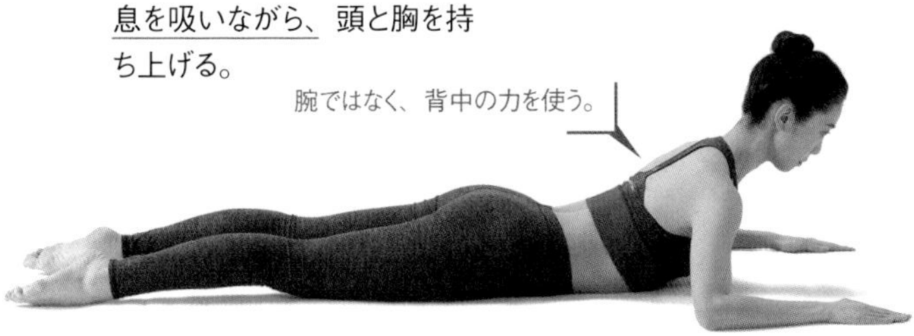

3

続けて、ひじをまっすぐ伸ばして床を手で押し、上体を上げる。

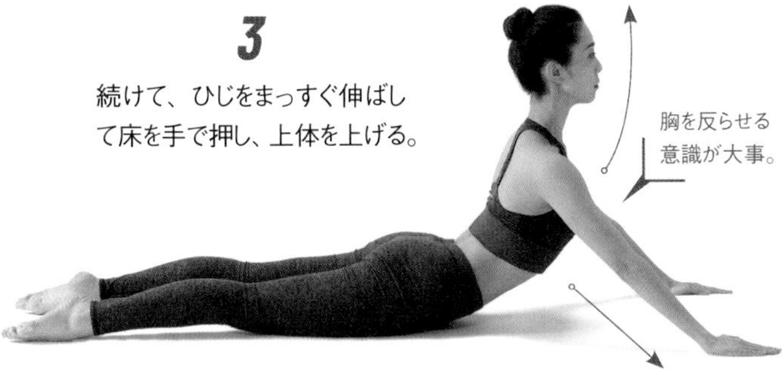

4

息をすべて吐きながら、1に戻る。5回。

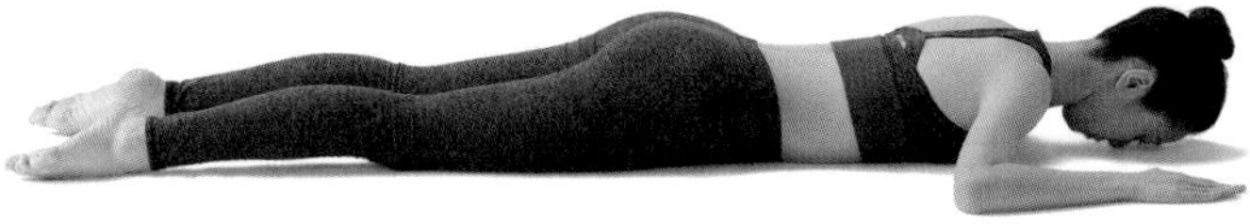

15

シングル・レッグ・キック

SINGLE LEG KICK

ひざは90度でピタッと停止

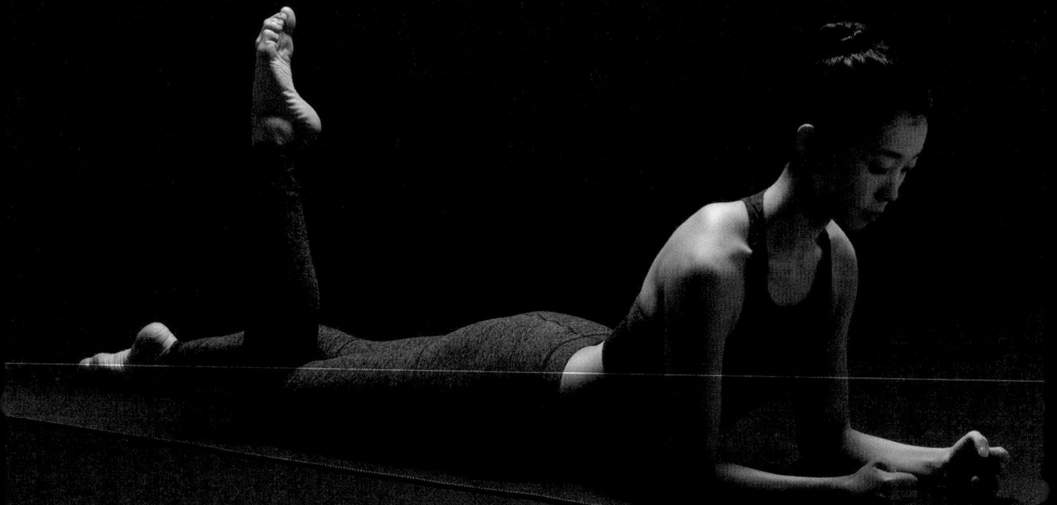

動きをコントロールしながら2回キック。
見た目にはわかりませんが、股関節を伸ばす意識も重要です。

CHECK POINT

- 背中が丸まっていないか。
- ひざの動きが安定しているか。
- 脚を遠くへ伸ばせているか。

関連プレピラティス
- コブラ ▶▶ P.62
- プレ・スイミング ▶▶ P.74
- サイ・ストレッチ ▶▶ P.120

1

うつ伏せになり、肩の下にひじがくるように腕を曲げ、こぶしを握って床におく。足は腰幅に開く。

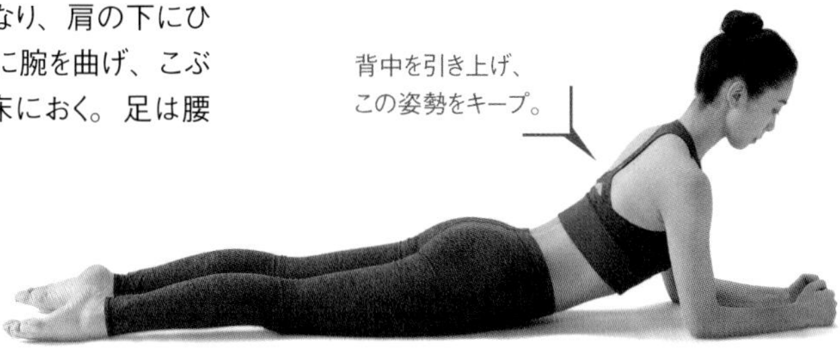

2

「スッ、スッ」と息を２回吸うリズムに合わせ、片方のひざだけを「パッ、パッ」と２回曲げ伸ばしする。

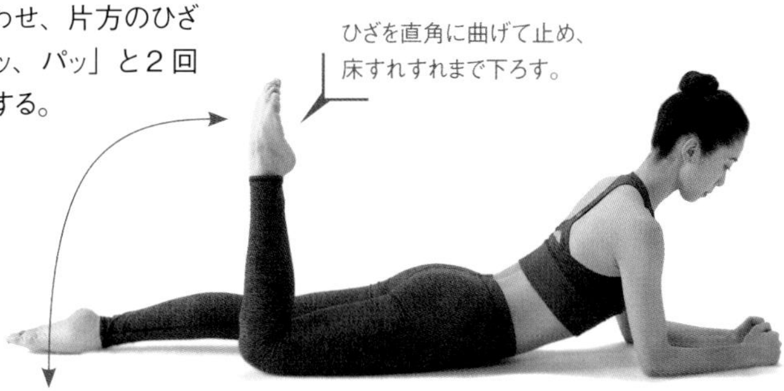

3

息をすべて吐きながら、脚をできるだけ遠くへ伸ばしてから、床に下ろす。左右交互に３セット。

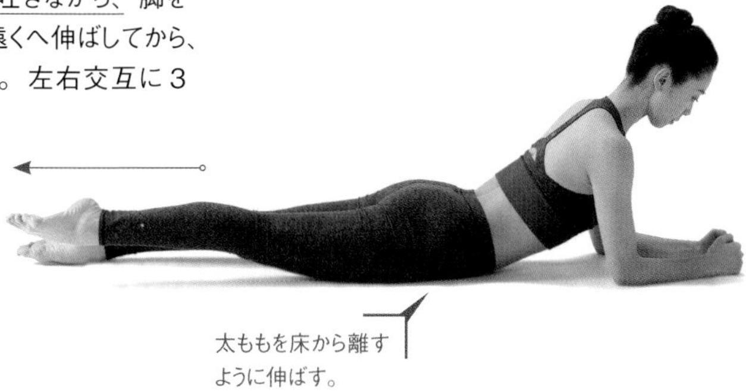

16

ダブル・レッグ・キック

DOUBLE LEG KICK

弓のように体全体をカーブさせて

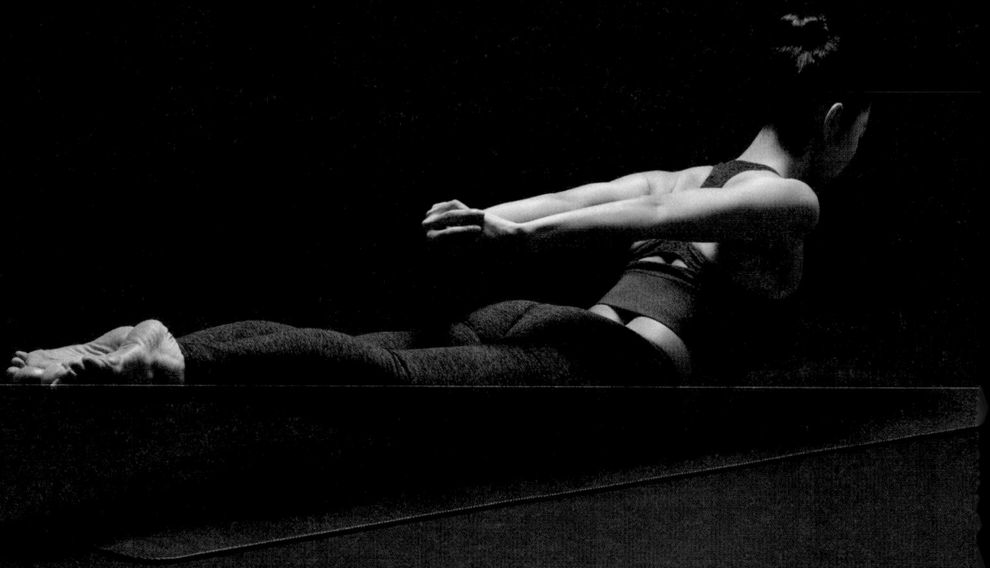

両ひざで2回キックしたら、体全体をピンと伸ばします。
肩甲骨を寄せて胸を開く動きは、猫背予防に効果的。

CHECK POINT

- ■ ひざの動きが安定しているか。
- ■ 肩甲骨の動きを意識しているか。
- ■ 脚と頭を遠くへ伸ばせているか。

関連プレピラティス

- シュノーケリング ▶▶ P.64
- ダウン・ストレッチ ▶▶ P.98
- ショルダー・ムーブメント ▶▶ P.108

1

うつ伏せになり、首を片側に向ける。ひじを曲げて床につけ、両手を背中で重ねて握る。

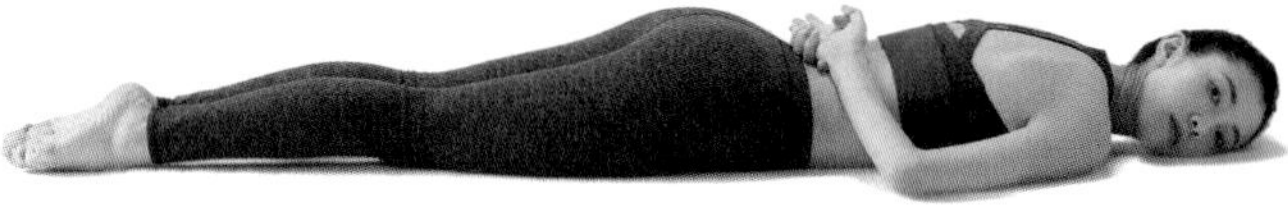

手の指は組まない。肩甲骨を開き、ひじを床につける。

2

「スッ、スッ」と息を2回吸うリズムに合わせ、両方のひざを「パッ、パッ」と2回曲げ伸ばしする。

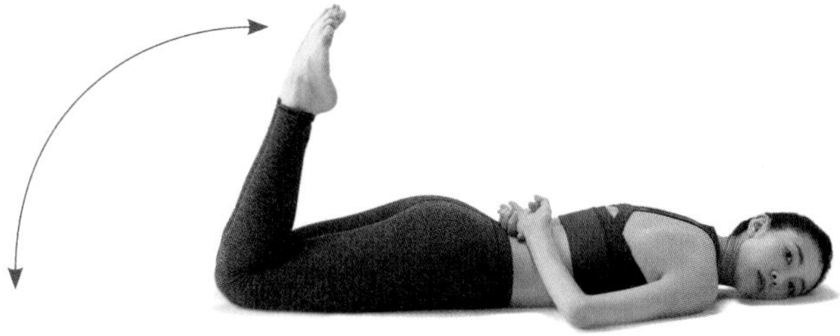

足は床すれすれまで下ろす。

3

息をすべて吐きながら、脚をできるだけ遠くへ伸ばす。同時に肩甲骨を寄せて両手を後ろへ伸ばし、顔を正面に向けて上体を引き上げ、1に戻る。5回。

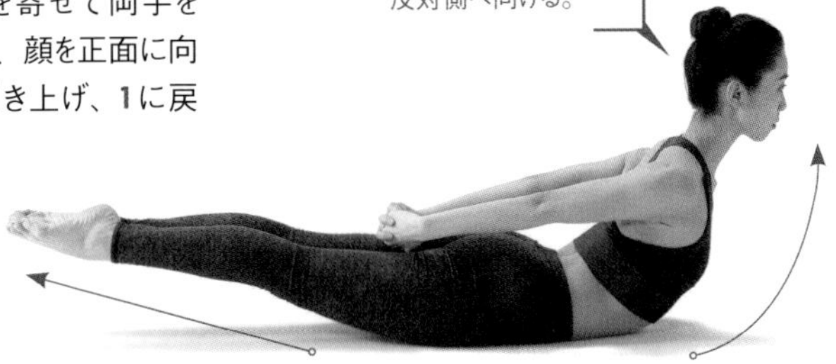

1に戻ったとき、顔は反対側へ向ける。

17

ネック・プル

NECK PULL

首を引き上げ、背中の動きをなめらかに

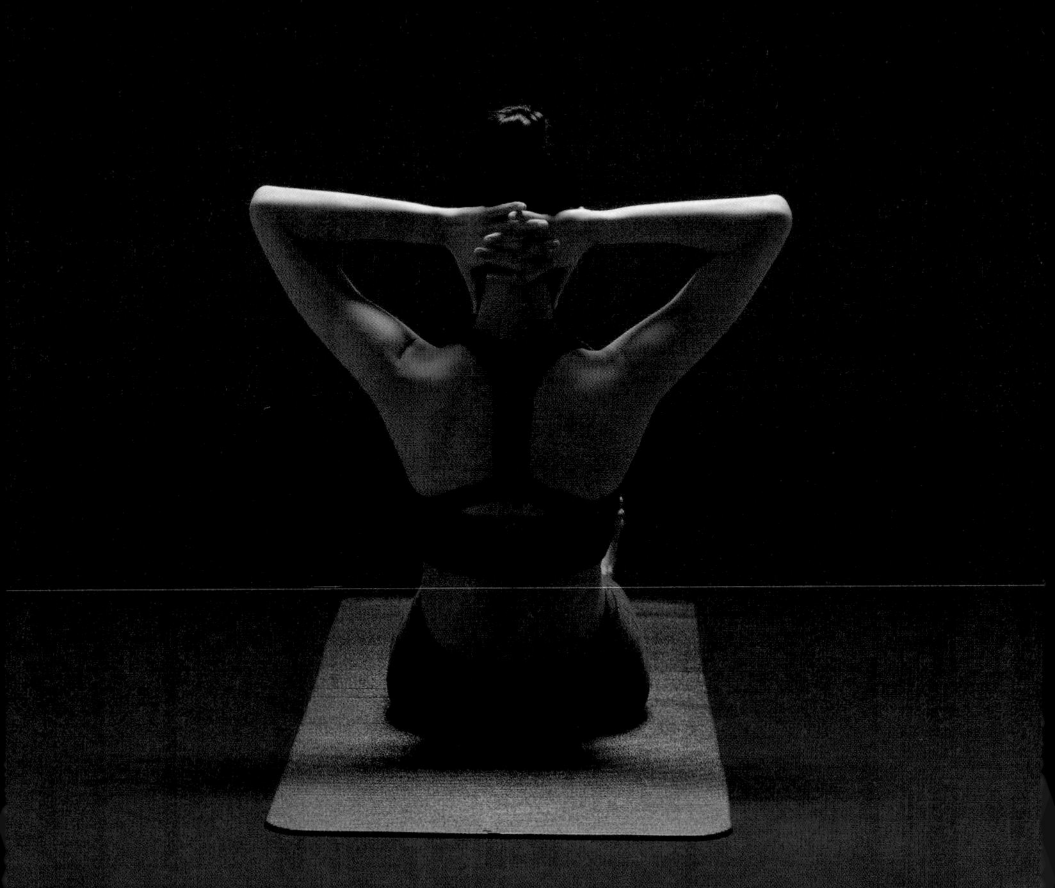

背骨の動きに集中しながら上体を動かし、しなやかなさをアップ。
腹筋を使い、コントロールしながらゆっくりと。

CHECK POINT

- 椎骨1つ1つを意識しているか。
- 首を引き伸ばしているか。
- かかとを押し出しているか。

関連プレピラティス

- アッパー・バック・カール ▶▶ P.32
- ヘッド・ロール・アップ ▶▶ P.42
- プレ・スパイン・ストレッチ ▶▶ P.112

1

仰向けになり、両手を頭の後ろで組む。つま先を立てる。息を吸って準備。

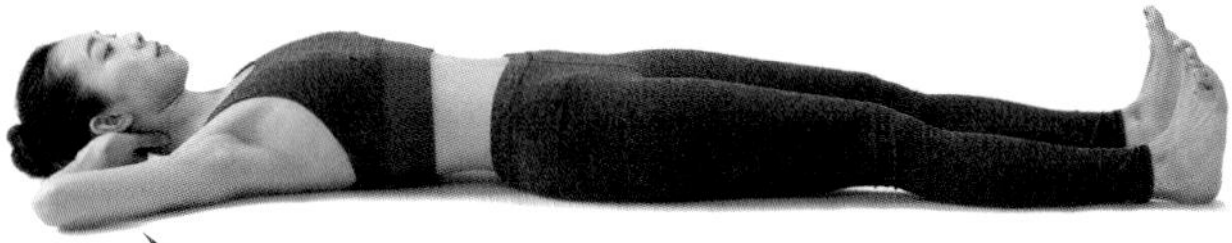

親指を首に沿わせて、首をサポートする。

2

息をすべて吐きながら、頭を持ち上げ、手で頭を引っ張る。

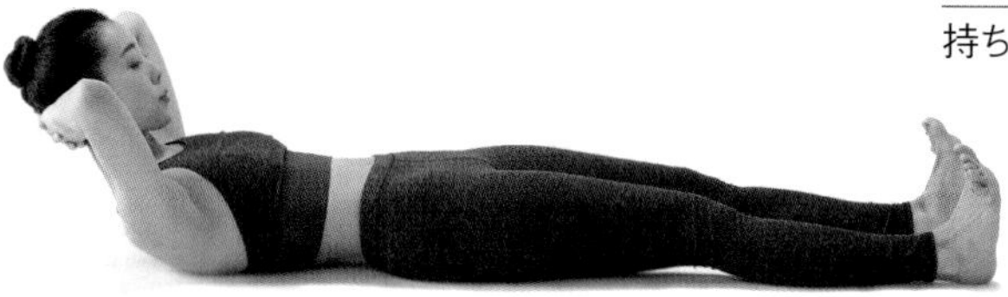

3

肩、背中、腰の順に上体をゆっくりと上げる。

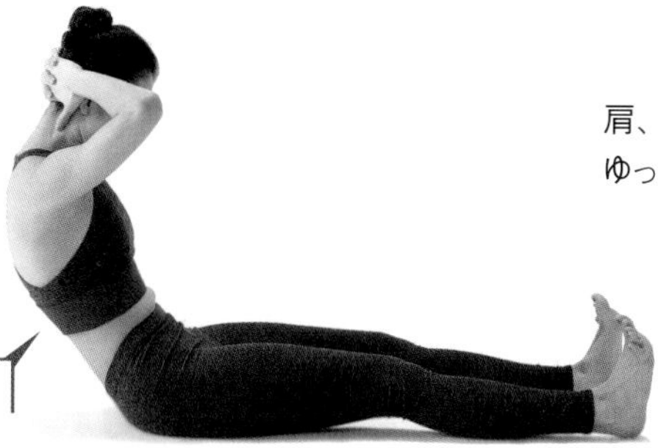

床から背骨を少しずつはがすイメージ。

4

首を引き伸ばしながら、背中を丸めて上体を前に倒し、かかとを押し出す。息を吸い、息をすべて吐きながら、1に戻る。5回。

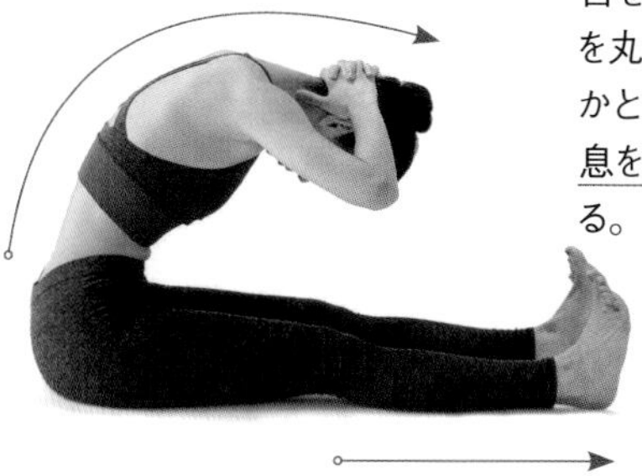

1に戻るときは、背骨を床に少しずつ押しつける。

18

ハイ・シザース

HIGH SCISSORS

脚を開くたびに、股関節の伸びを感じて

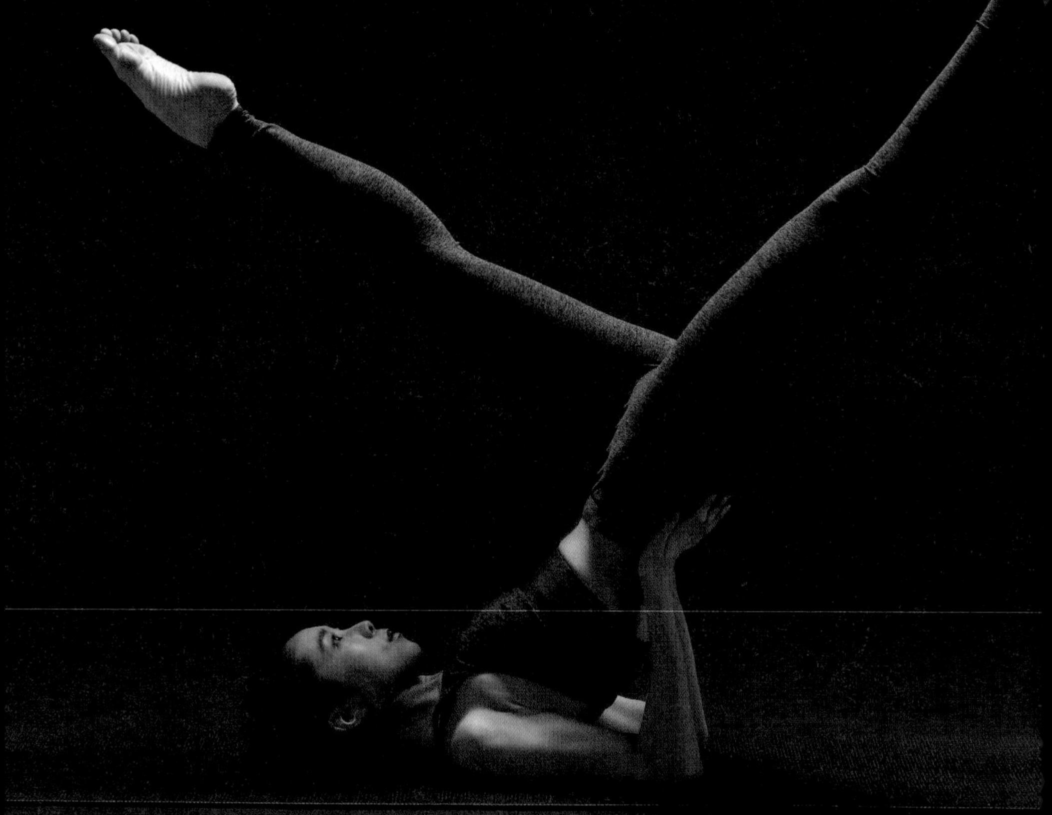

おしりを高く上げて両脚を開くには、腹部(コア)のコントロールが重要。
フォームを保ちながらトライ。

CHECK POINT

- 脚の動きが安定しているか。
- 肩と骨盤が一直線になっているか。
- 後ろ脚の股関節が伸びているか。

⚠ ひじや手首に不安がある人は、無理に行わない。

関連フレピラティス

- バンザイ・ブリッジ ▶▶ P.34
- レッグ・ローワー ▶▶ P.58
- サイ・ストレッチ ▶▶ P.120

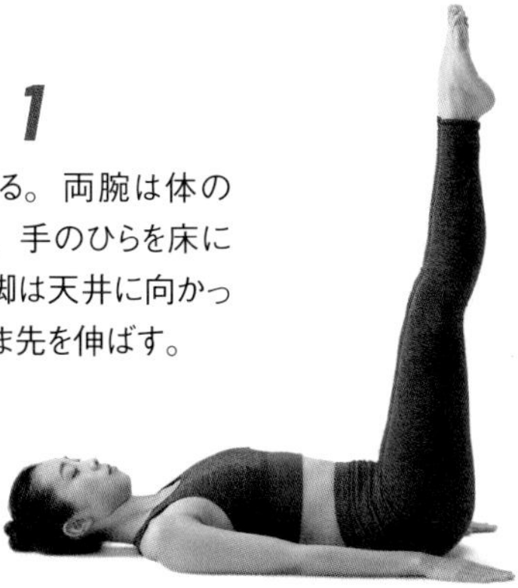

1

仰向けになる。両腕は体の横で伸ばし、手のひらを床につける。両脚は天井に向かって上げ、つま先を伸ばす。

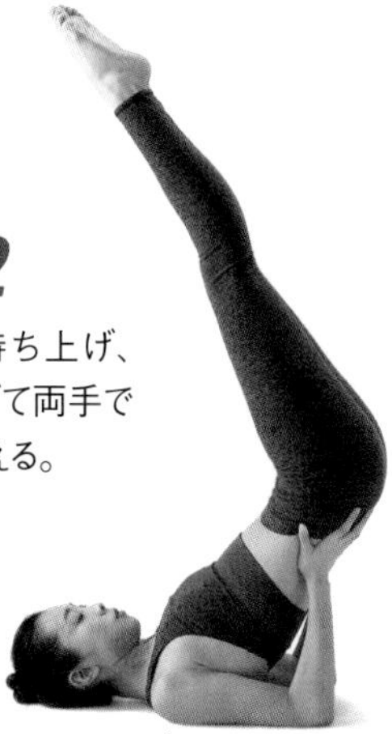

2

おしりを持ち上げ、ひじを曲げて両手で骨盤を支える。

肩と骨盤の位置はこのままキープ。

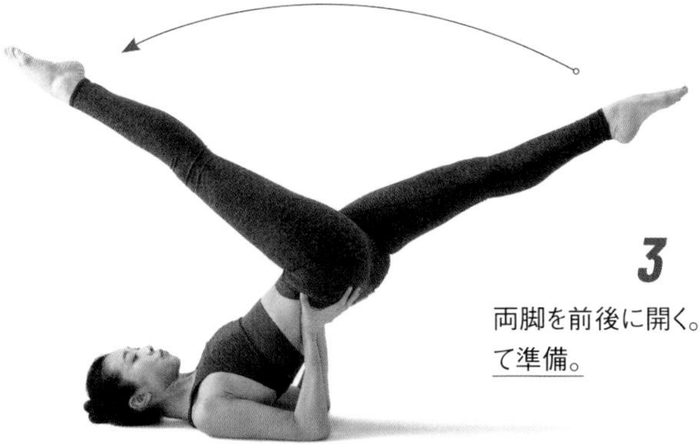

3

両脚を前後に開く。息を吸って準備。

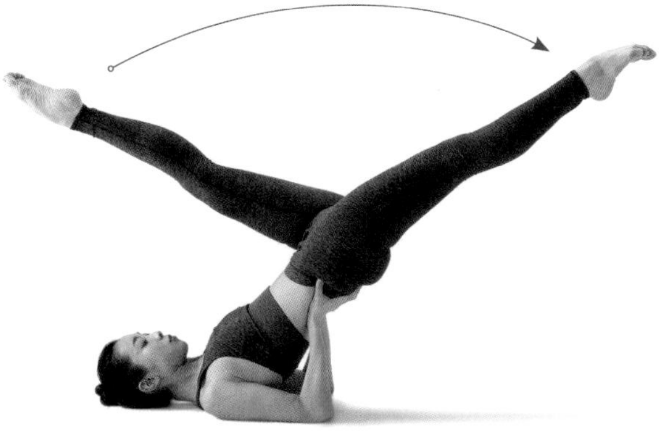

4

息をすべて吐きながら、脚を入れ替えて開く。左右交互に3セット。

19

ハイ・バイシクル

HIGH BICYCLE

自転車を大きくこぐように

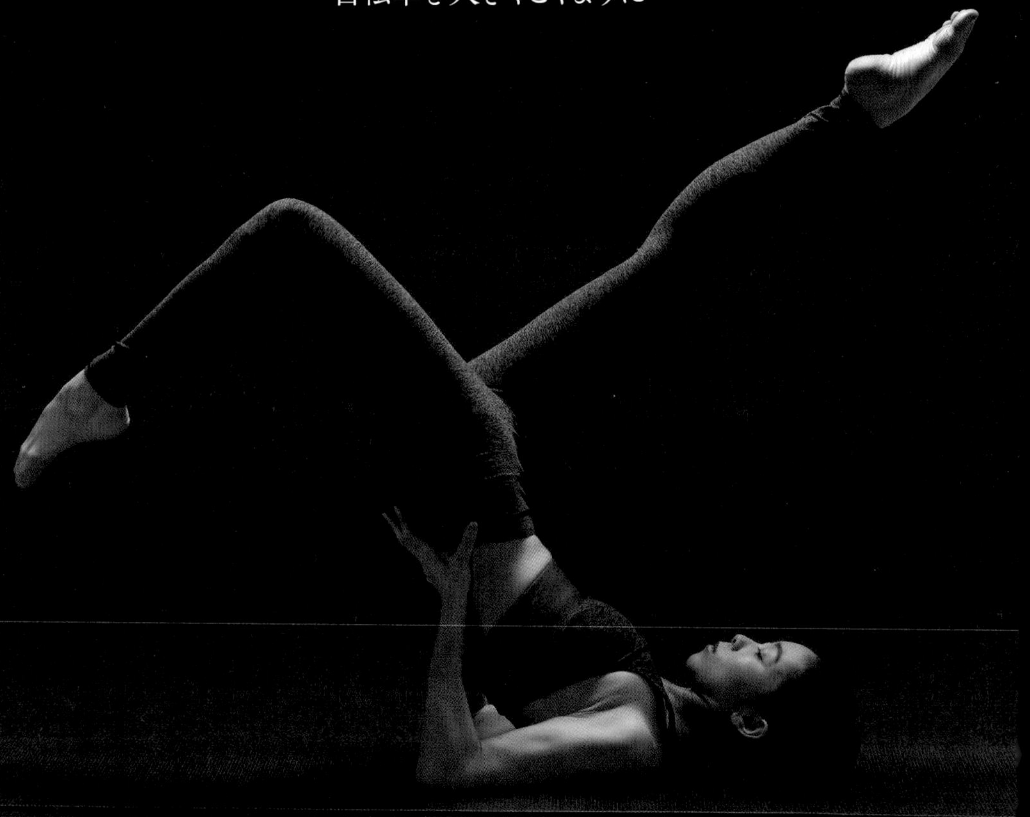

脚を大きく回転させながら、股関節をストレッチ。
脚の重みに負けないように、腹部(コア) を保つのがポイントです。

CHECK POINT

- 脚の動きが安定しているか。
- 肩と骨盤が一直線になっているか。
- 後ろ脚の股関節が伸びているか。

⚠ ひじや手首に不安がある人は、無理に行わない。

関連プレピラティス

- バンザイ・ブリッジ ▶▶ P.34
- フラッピング ▶▶ P.90
- サイ・ストレッチ ▶▶ P.120

1

仰向けになる。両腕は体の横で伸ばし、手のひらを床につける。両脚は天井に向かって上げ、つま先を伸ばす。

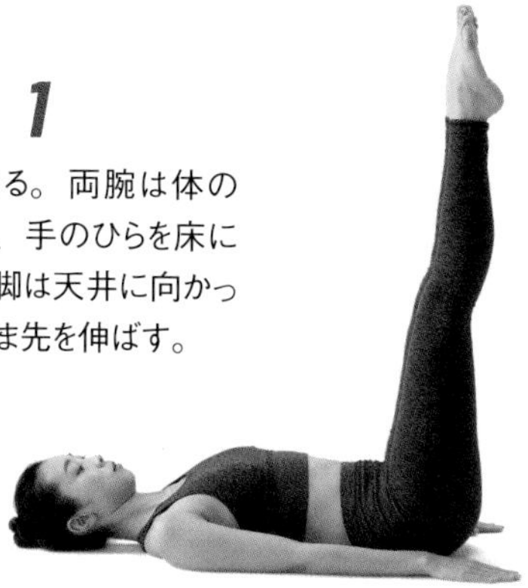

2

おしりを持ち上げ、ひじを曲げて両手で骨盤を支える。

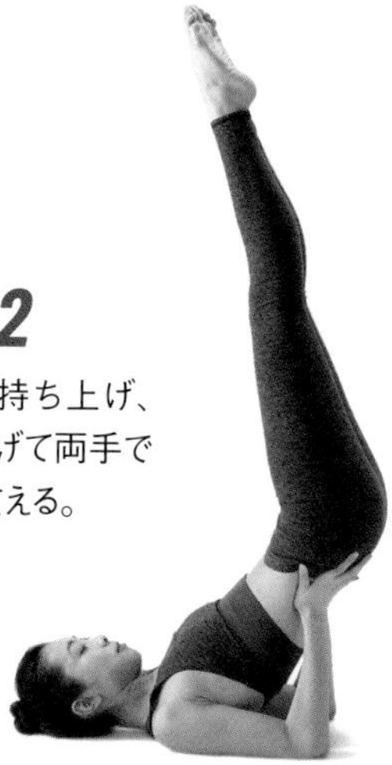

肩と骨盤の位置をこのままキープ。

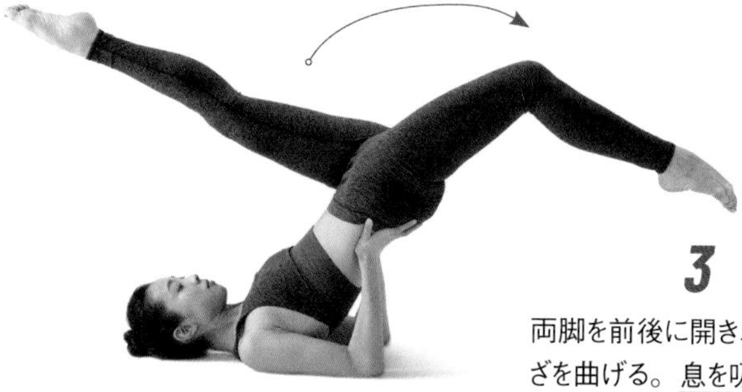

3

両脚を前後に開き、後ろのひざを曲げる。息を吸って準備。

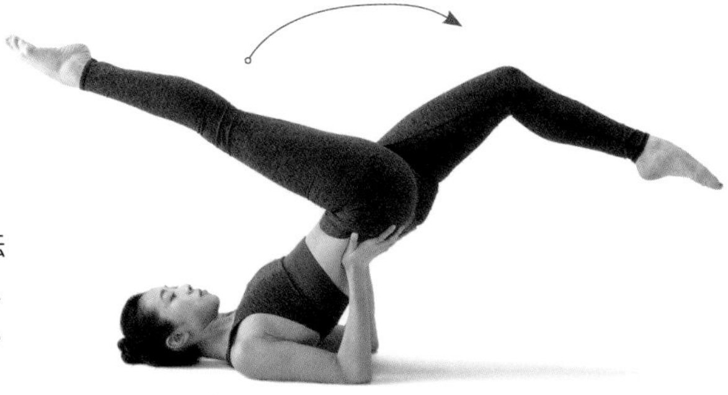

4

息をすべて吐きながら、自転車をこぐように脚を回転させ、左右の脚を入れ替えて開く。5セット。逆回転も同様に。

20

ショルダー・ブリッジ

SHOULDER BRIDGE

脚を蹴り上げて、力強く伸ばして

片脚を上下に動かして、
フレキシブルな股関節に。
おしりや太もも裏側の
筋肉(ハムストリングス) の強化にも。

CHECK POINT

- 肩からひざのアーチが
安定しているか。
- 軸足で床を押しているか。
- 肋骨が開いていないか。

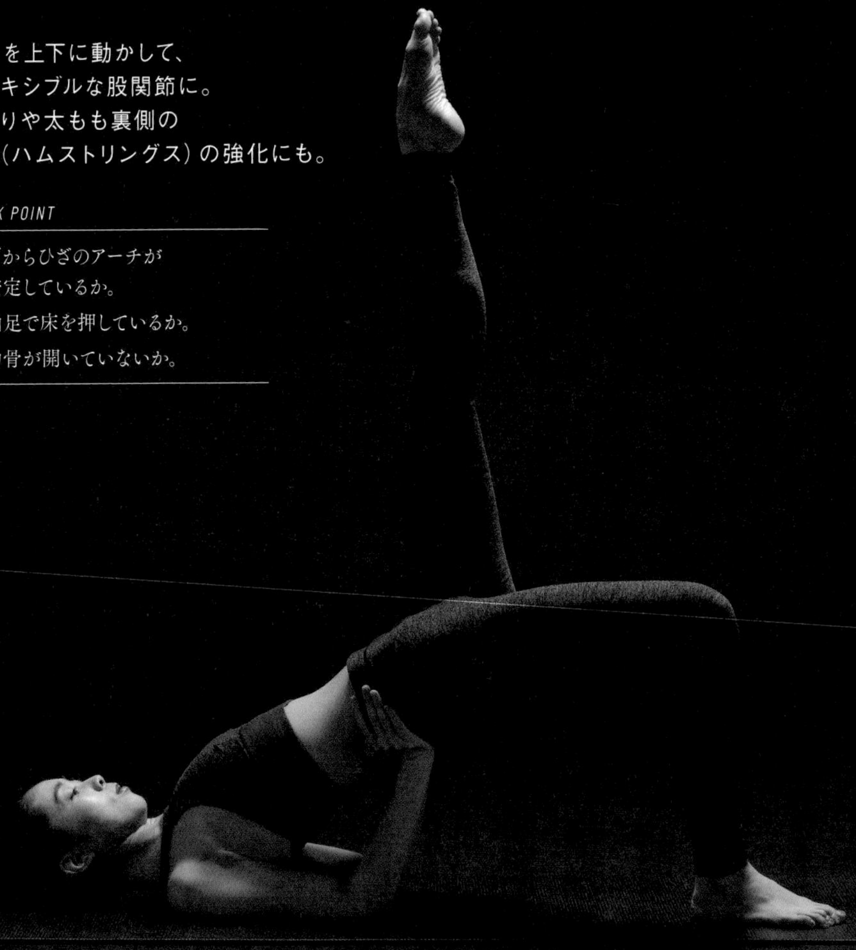

関連プレピラティス

- バンザイ・ブリッジ ▶▶ P.34
- レッグ・ローワー ▶▶ P.58
- プレ・スイミング ▶▶ P.74

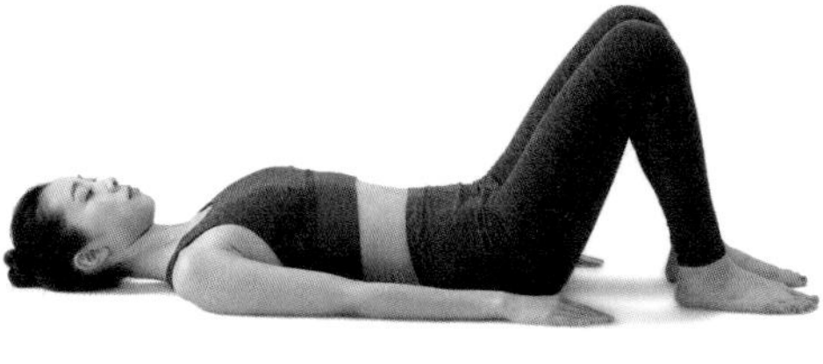

1

ひざを曲げて仰向けになる。両腕は体の横で伸ばし、手のひらを床につける。足の幅はこぶし１つ分。

股関節をしっかり伸ばす。

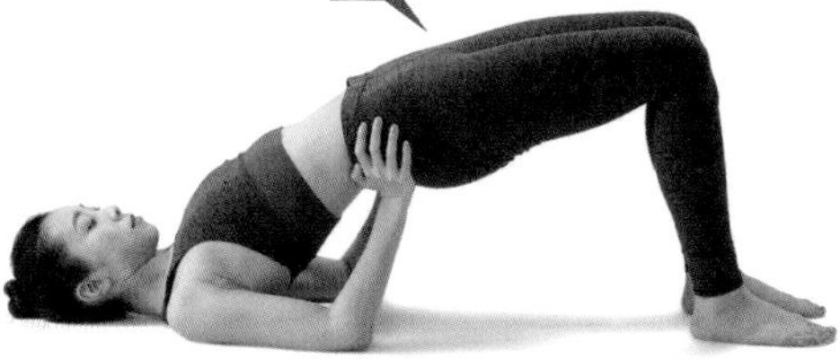

2

おしりを持ち上げ、ひじを曲げて指先を横にして両手で骨盤を支える。

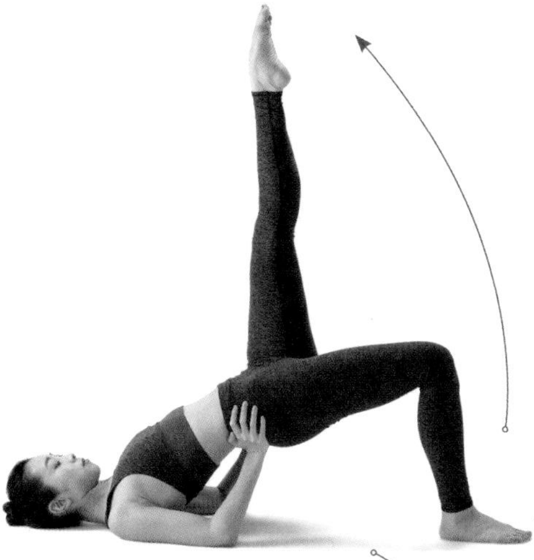

軸足で床を押す。

3

片脚を天井に向かって上げ、つま先を伸ばす。息を吸って準備。

4

息をすべて吐きながら、片脚を床に近づける。息を吸いながら、**3**に戻る。**3**と**4**を５回繰り返す。反対側も同様に。

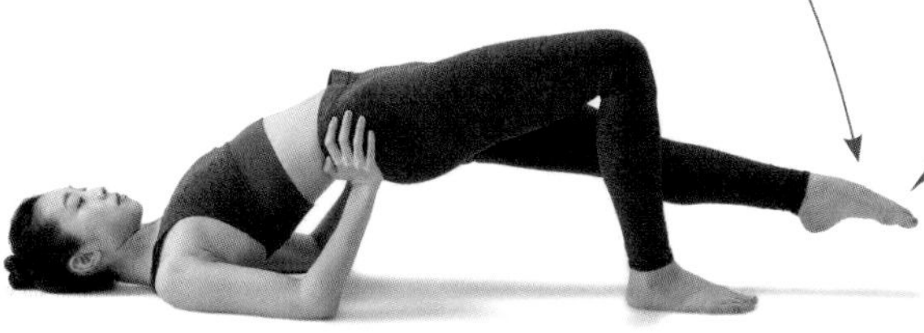

2回目以降は、片脚を下から蹴り上げる。

21

スパイン・ツイスト

SPINE TWIST

ネックレスを左右に見せるように

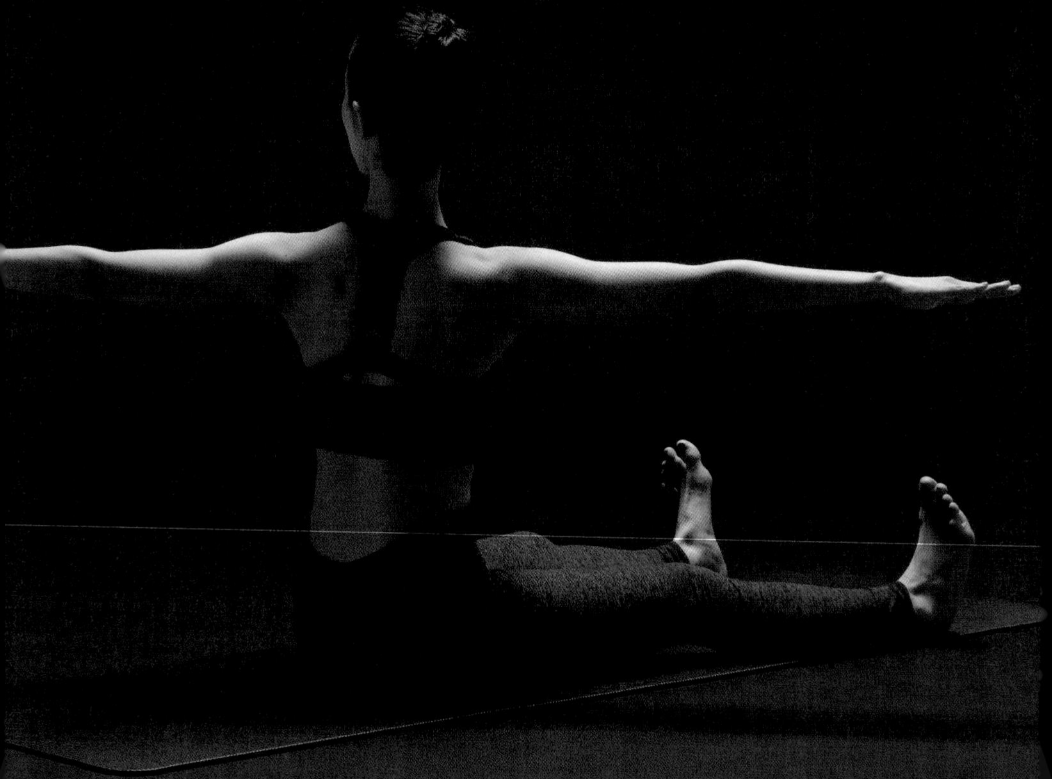

床に坐骨を突き刺し、背骨だけをツイストするイメージ。
背骨の柔軟性を高めるエクササイズです。

CHECK POINT

- ひねるときに骨盤をずらしていないか。
- 胸椎のひねりを感じているか。
- 背骨の伸張（エロンゲーション）を意識しているか。

関連プレピラティス

- ワイパー ▶▶P.68
- ボウ・アンド・アロー ▶▶P.84
- ソラシック・ツイスト ▶▶P.96

1

坐骨を床につけて座り、背骨を上下に引っ張り合う。両腕は肩の高さで横に開く。両脚は腰幅より広めに開いてまっすぐ伸ばし、つま先を立てる。息を吸って準備。

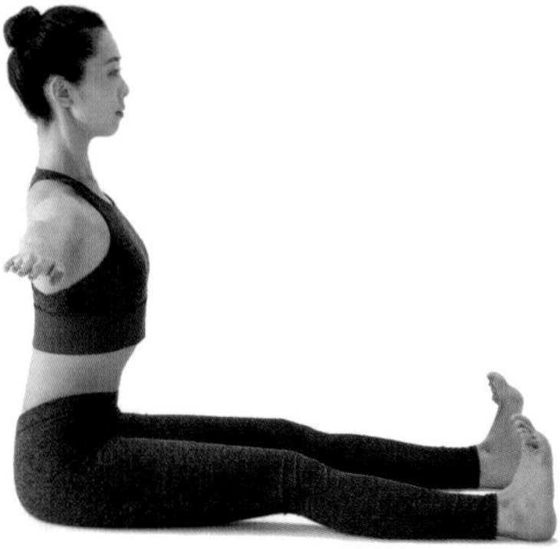

かかとを押し出し続ける。

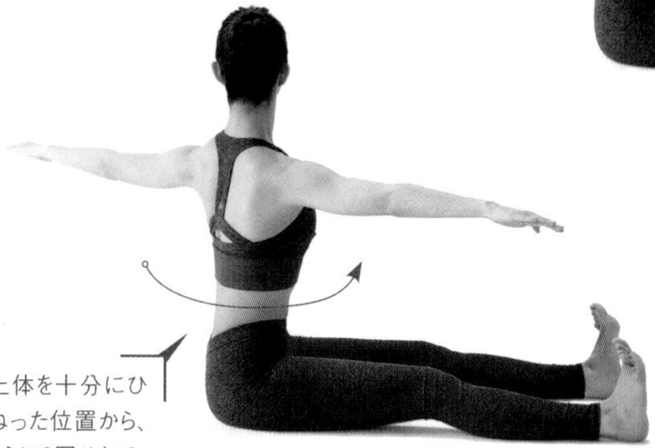

上体を十分にひねった位置から、さらに2回ひねる。

2

上体をできるだけひねり、「ハッ、ハッ」と息を2回吐くリズムに合わせ、反動をつけてさらに上体を2回ひねる。

3

息を吸いながら、上体を元に戻る。

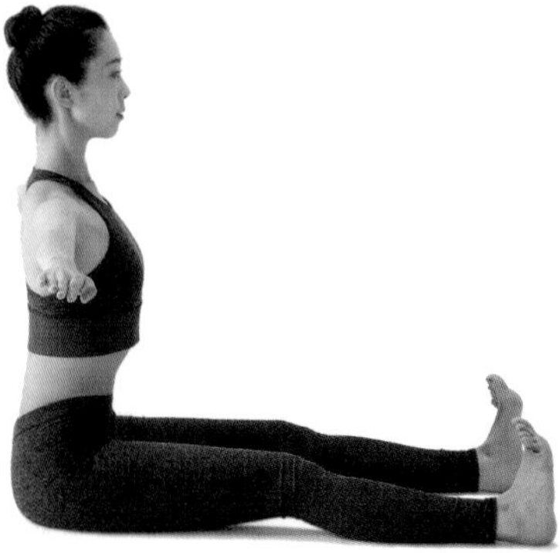

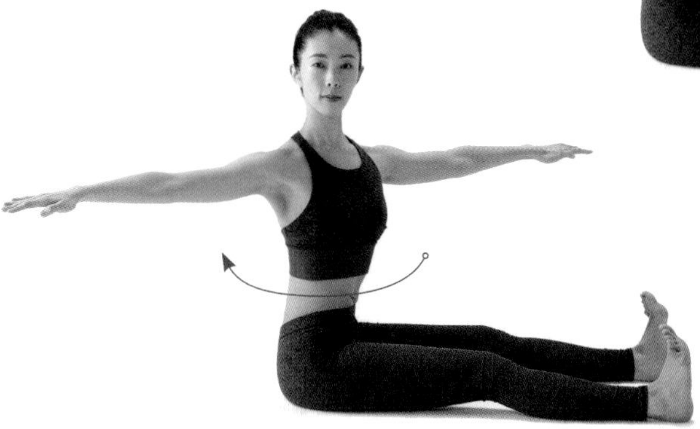

4

上体を反対側にひねり、**2**と同様にする。5セット。

22

ジャックナイフ

JACKKNIFE

ナイフで天井を突き刺すように

腹筋を使って脚を持ち上げ、
逆立ちのような姿勢に。
背骨の柔軟性と腹部(コア)の
コントロール能力が重要なカギ。

関連プレピラティス

- ペルビック・ティルト ▶▶ P.30
- ノーズ・サークル ▶▶ P.48
- ヒップ・リフト ▶▶ P.56

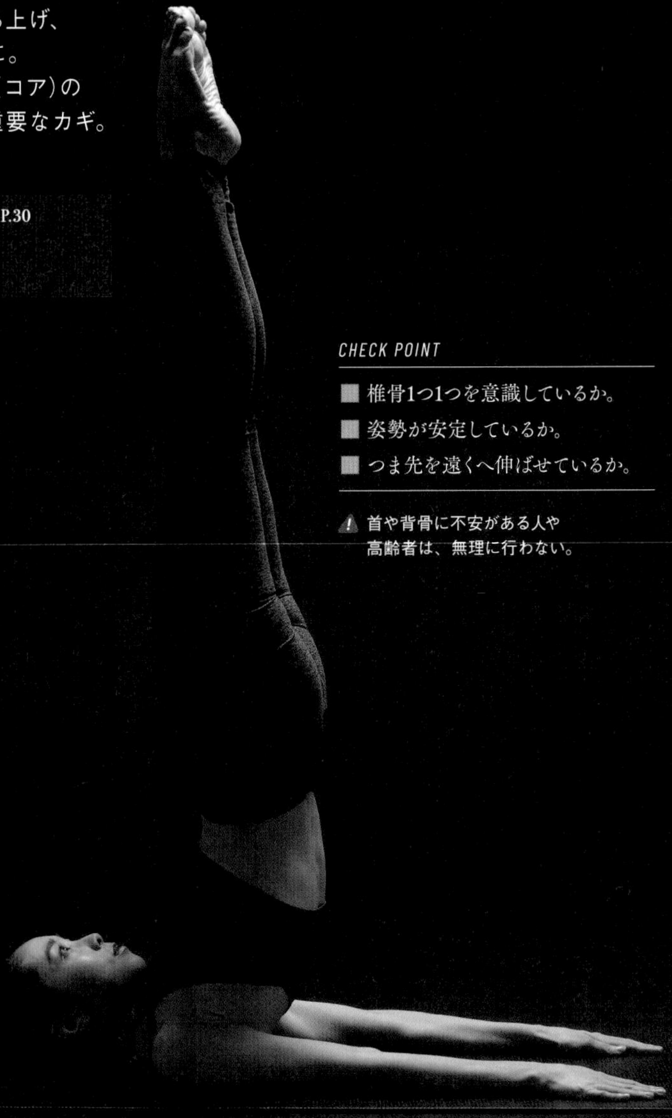

CHECK POINT

- ■ 椎骨1つ1つを意識しているか。
- ■ 姿勢が安定しているか。
- ■ つま先を遠くへ伸ばせているか。

⚠ 首や背骨に不安がある人や
高齢者は、無理に行わない。

1

仰向けになる。両腕は体の横で伸ばし、手のひらを床につける。つま先を伸ばす。

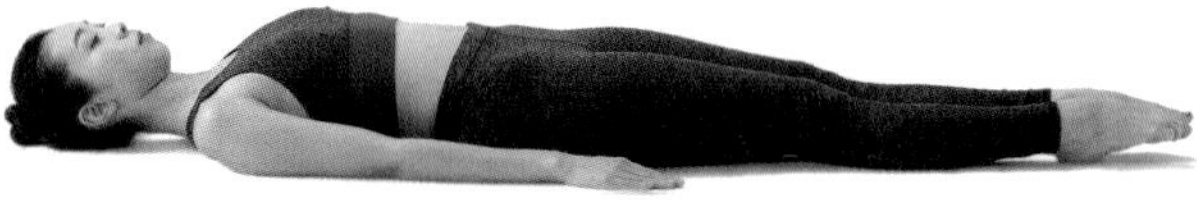

2

両脚を天井に向かって上げる。息を吸って準備。

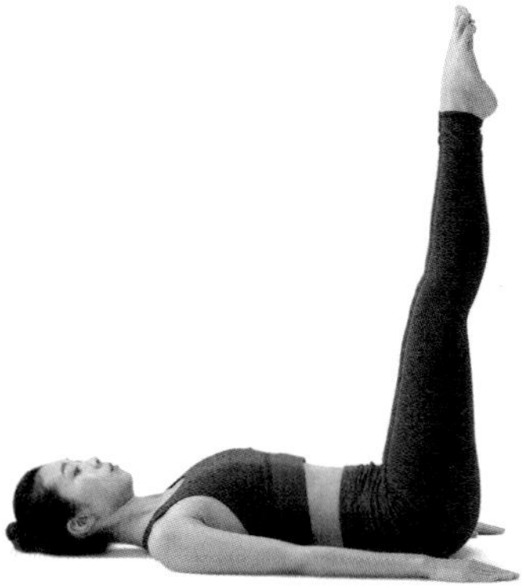

3

息を吐きつつ、おしりを持ち上げる。

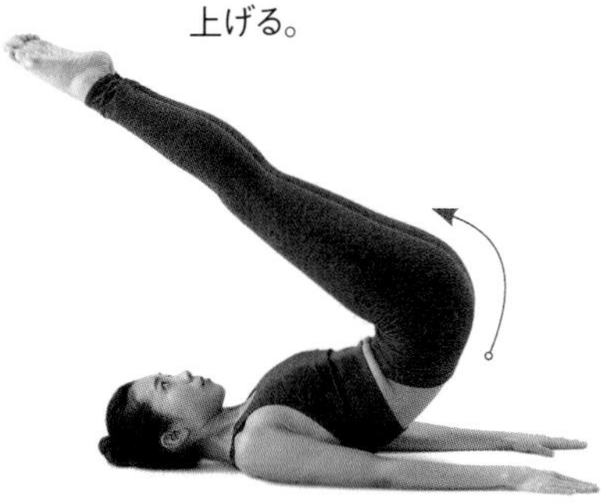

両腕で床を押し、腹部（コア）に力を入れる。

背骨を少しずつ動かすイメージ。

4

続けて、息をすべて吐きながら、脚を天井に向かって上げる。息を吸いながら、ゆっくりと**2**に戻る。5回。

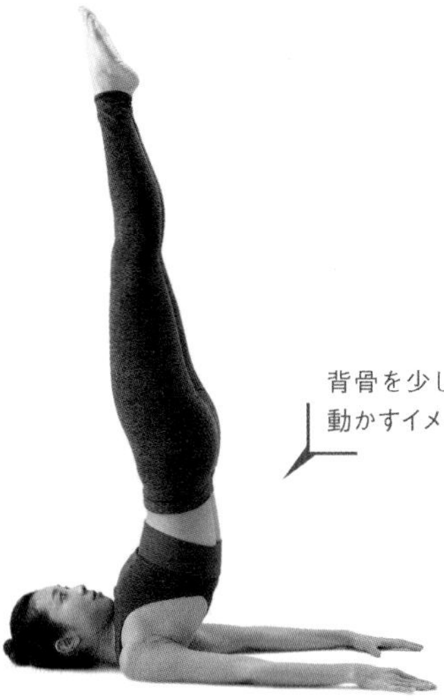

23

サイド・キック・フロント・バック

SIDE KICK FRONT BACK

サッカーボールを蹴るイメージで

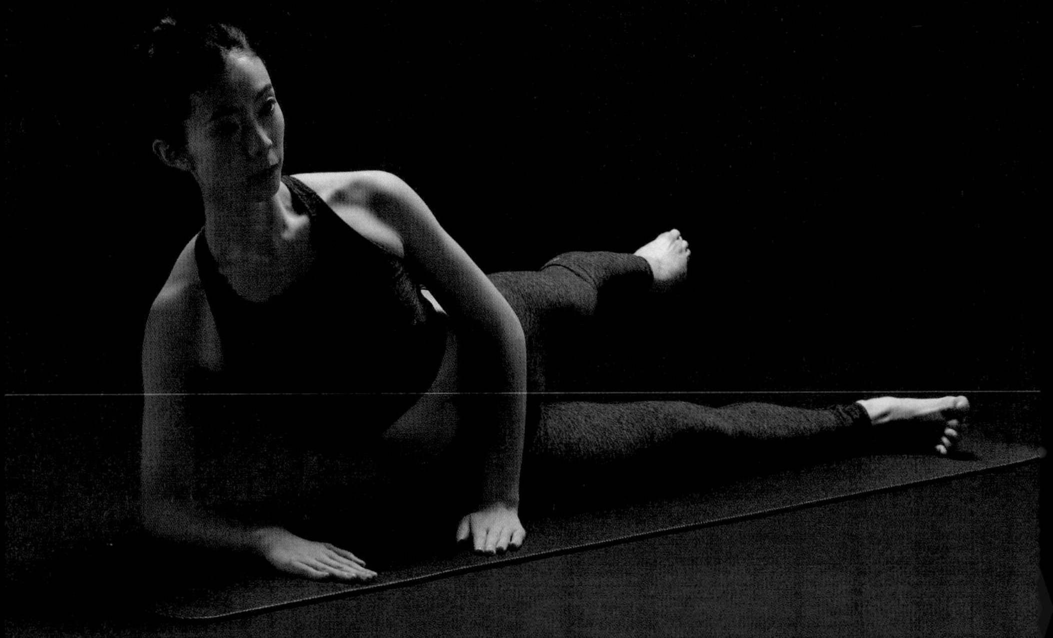

横向きでも脚をスムーズに動かせるように、腹部(コア)に意識を集中させて。
おしりの筋肉も鍛えられます。

CHECK POINT

- ■ 骨盤が正面を向いているか。
- ■ 脚をしっかりスイングしているか。
- ■ 姿勢が安定しているか。

関連プレピラティス
- アブダクション ▶▶ P.36
- プレ・サイド・キック ▶▶ P.78
- サイド・リフト ▶▶ P.82

1

横向きになる。片方のひじをついて体を支え、反対側の手を体の前におく。両脚は少し前に出し、つま先を伸ばす。

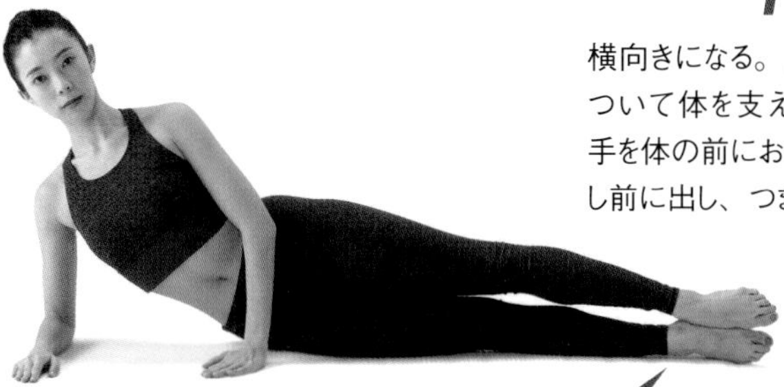

体がぐらつく人は、下の足首を曲げて。下の足を少し前に出してもOK。

2

上の脚を上げ、腰幅に開く。

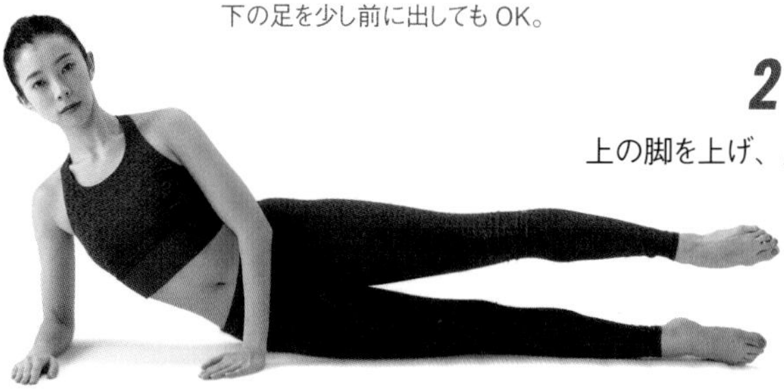

3

息を吸いながら、脚を前に伸ばす。

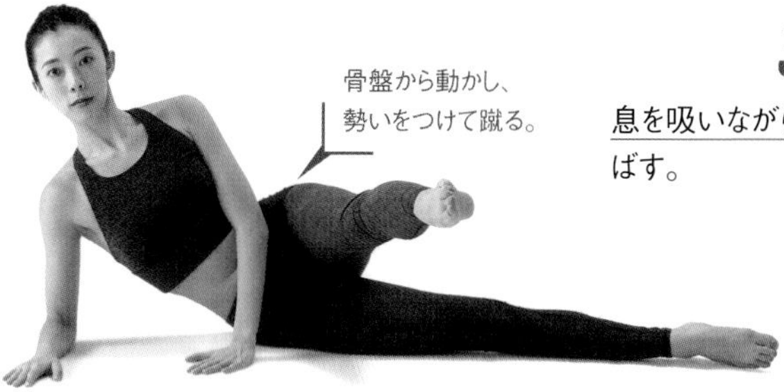

骨盤から動かし、勢いをつけて蹴る。

4

息を吐きながら、脚を後ろに伸ばす。**3**と**4**を５回繰り返す。反対側も同様に。

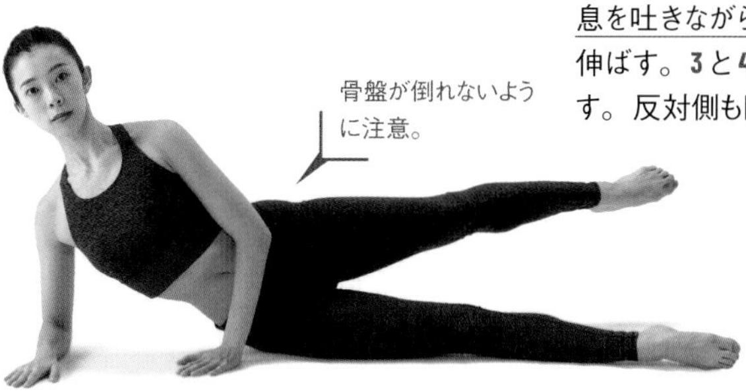

骨盤が倒れないように注意。

24

ティーザー

TEASER

ぐらつかないように、腹筋に一点集中

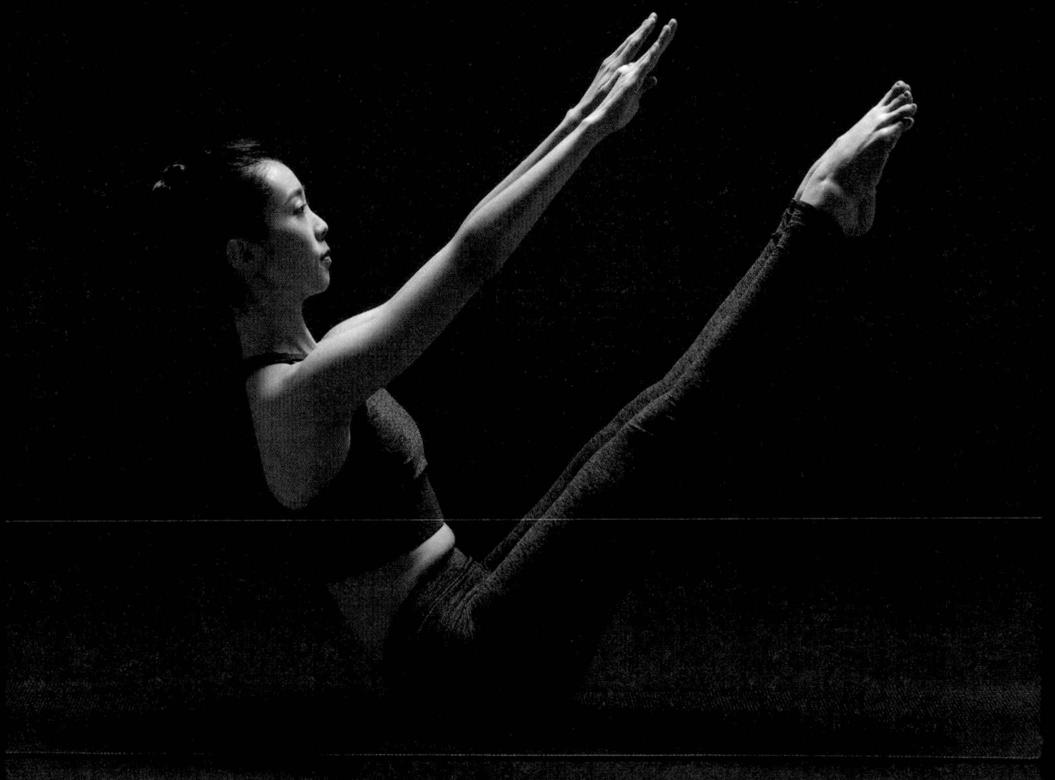

おしりでバランスをとりながら、腕と脚を平行に上げます。
お腹をグッと引き込み、体が安定する場所を探して。

CHECK POINT

- 腹部（コア）が安定しているか。
- 体がぐらぐらしていないか。
- 腕と脚をゆっくり上げているか。

関連フレピラティス

- ペルビック・ティルト ▶▶ P.30
- ヒップ・リフト ▶▶ P.56
- レッグ・ローワー ▶▶ P.58

1

仰向けになる。両腕は横に広げ、手のひらを天井に向ける。つま先を伸ばす。息を吸って準備。

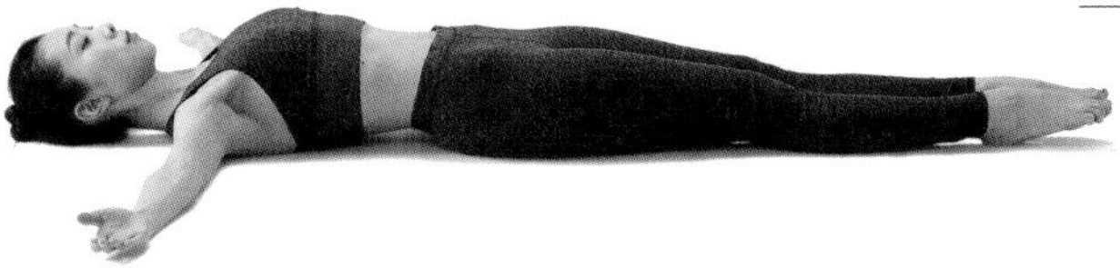

2

息を吐きつつ、両腕をすくい上げるように前へ伸ばす。同時に頭、肩の順に床から離し、脚を床から浮かせる。

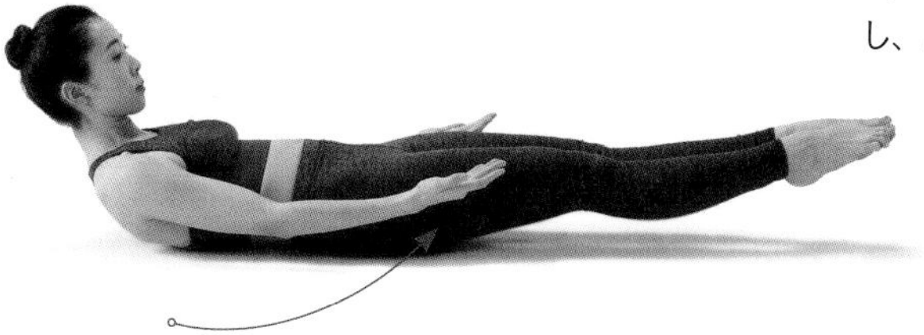

手のひらを内側に向けると、お腹に力が入りやすい。手のひらを下に向けると、腕の伸びを意識しやすい。

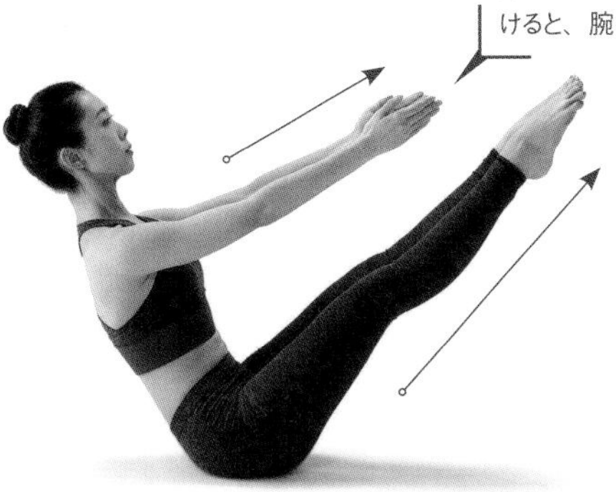

3

続けて、息をすべて吐きながら、上体を持ち上げ、両腕と両脚が平行になるように斜め前に伸ばす。息を吸って、息をすべて吐きながら、逆の動きで1に戻る。5回。

25

ヒップ・サークル

HIP CIRCLE

時計の針のように脚を回して

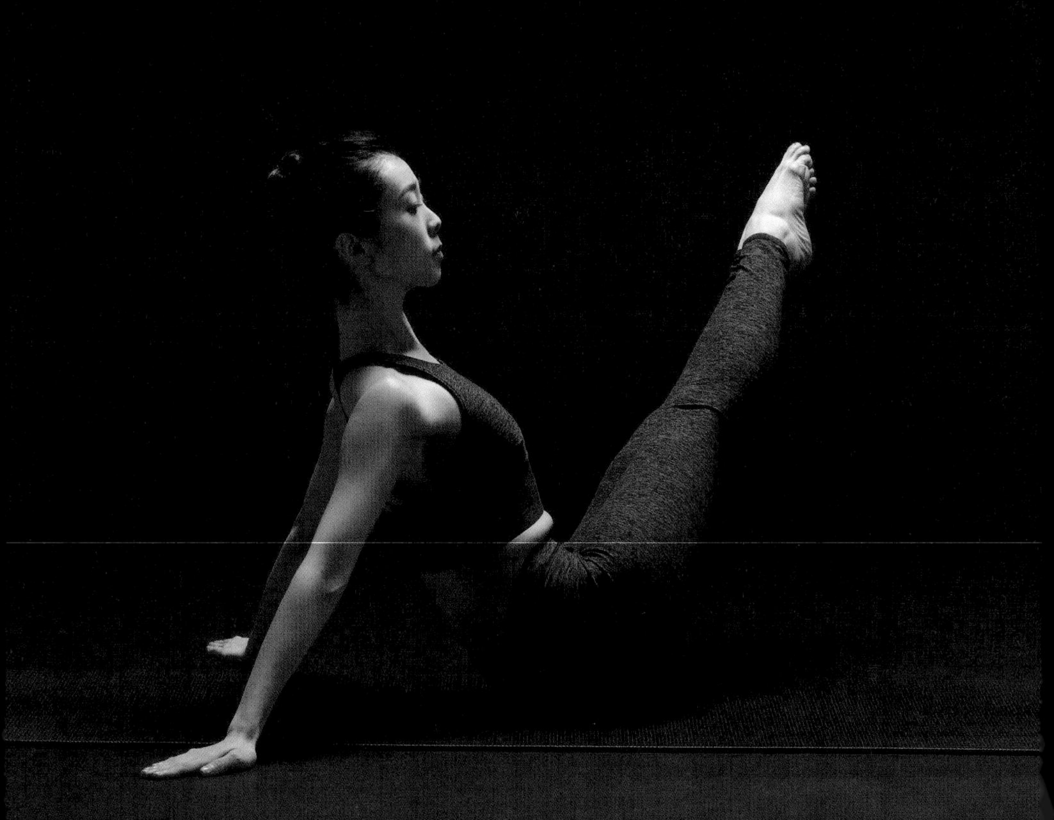

軸（背骨）を動かさずに、みぞおちから脚をぐるりと回します。
体をどっしりと安定させる強さが決め手。

CHECK POINT

- 体の軸（背骨）がぶれていないか。
- 腹部（コア）が安定しているか。
- なめらかに脚を動かしているか。

関連プレピラティス

- ヒップ・リフト ▶▶ P.56
- チクタク ▶▶ P.116
- リバース・プランク ▶▶ P.118

1

坐骨を床につけ、ひざを曲げて座る。手のひらを体の後ろにつく。

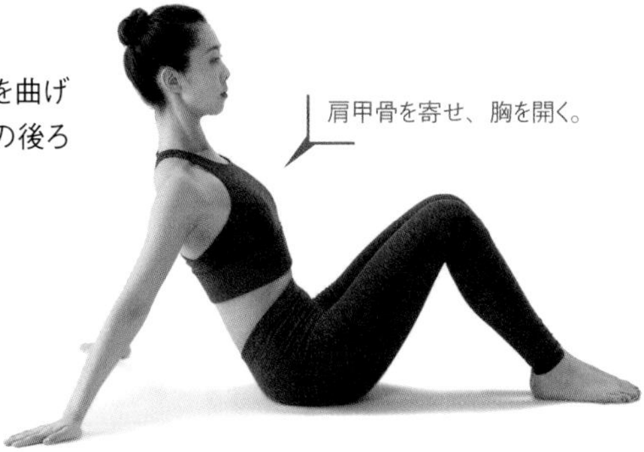

肩甲骨を寄せ、胸を開く。

2

両脚を斜めに上げ、つま先を伸ばす。息を吸って準備。

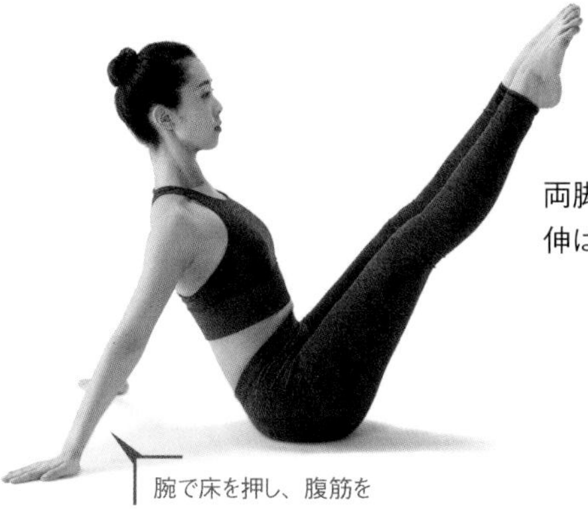

腕で床を押し、腹筋を使って脚を上げる。

3

息をすべて吐きながら、両脚で大きく円を描くように回し、2に戻る。

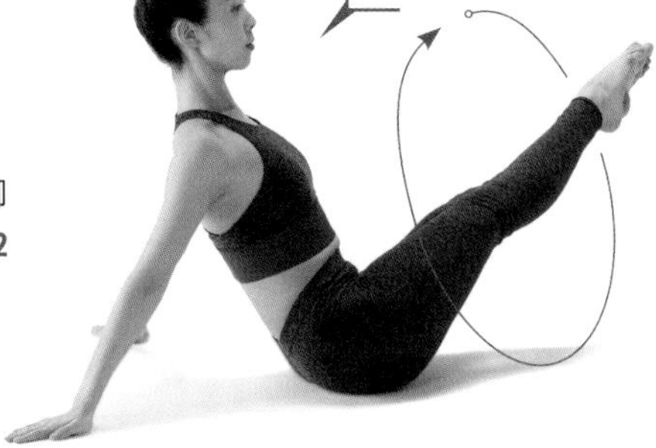

上体を保ちながら脚を回すと、胸椎をひねるエクササイズに。

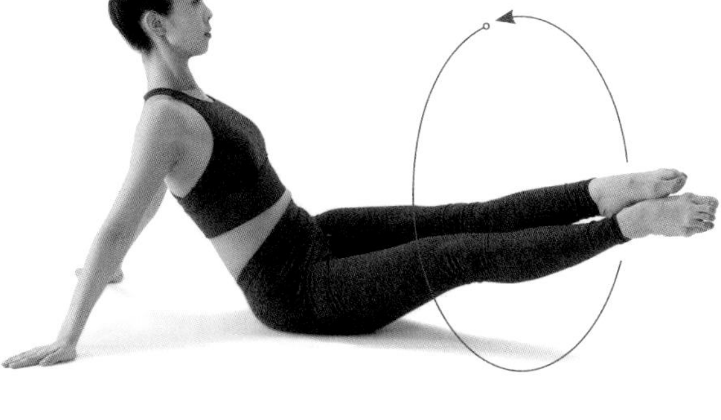

4

息を吸って、息をすべて吐きながら、反対回しも同様にする。左右交互に3セット。

26

スイミング

SWIMMING

腕と脚の伸びを感じながら、泳ぐように

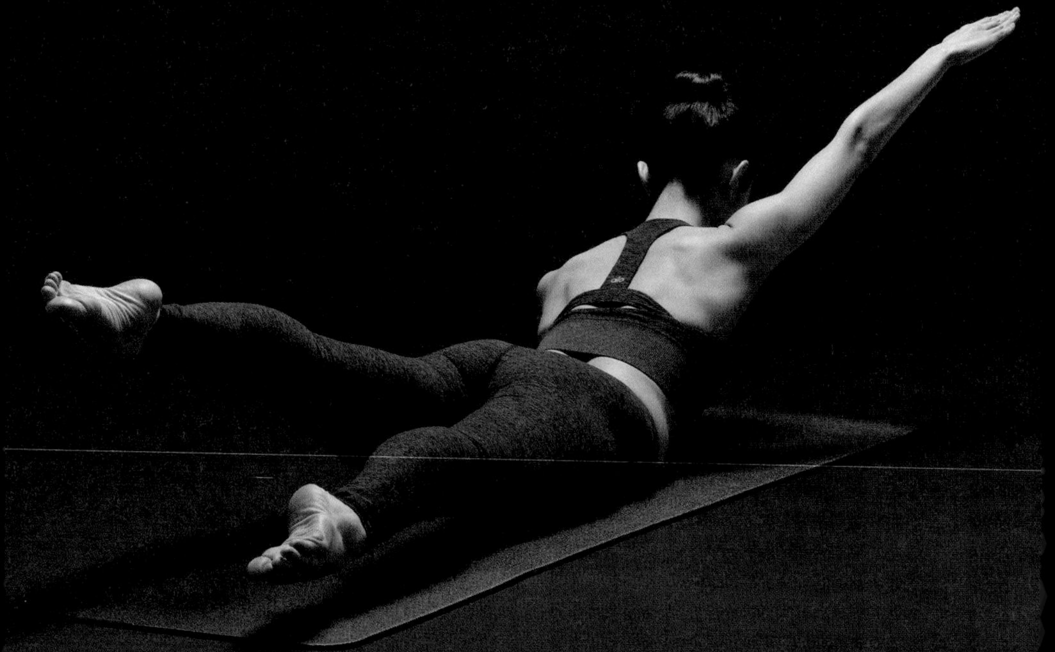

腕と脚をリズミカルに動かし、背筋を使ってスイム。
全身の筋肉をバランスよく使うほど、きれいな泳ぎに。

CHECK POINT

- 恥骨を床に押しつけているか。
- 腹部（コア）に力が入っているか。
- 背骨の伸張（エロンゲーション）を意識しているか。

関連プレピラティス
- シュノーケリング ▶▶ P.64
- ヒップ・エクステンション ▶▶ P.70
- プレ・スイミング ▶▶ P.74

1

うつ伏せになる。両腕は耳の横で伸ばす。

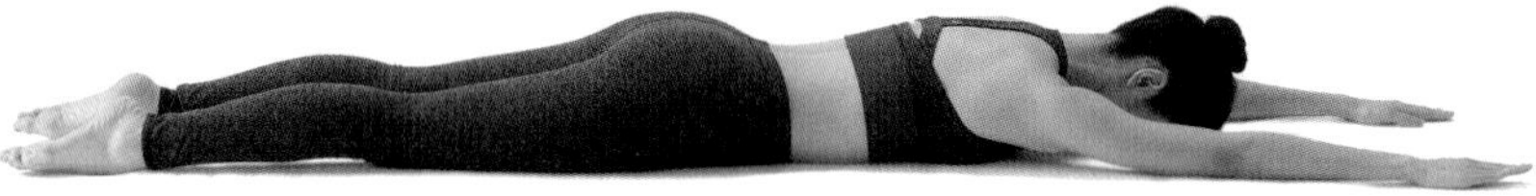

2

両腕と両脚を床から浮かせる。

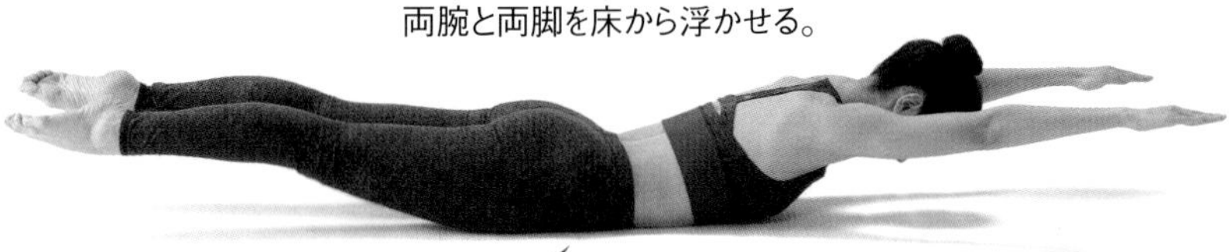

恥骨を床に押しつけ、背筋で引き上げる。

3

「ススススス」と4カウントで息を吸うリズムに合わせ、腕と脚をパタパタと交互に動かし、「ハハハハ」と4カウントで息を吐くリズムに合わせ、同様に動かす。5セット。

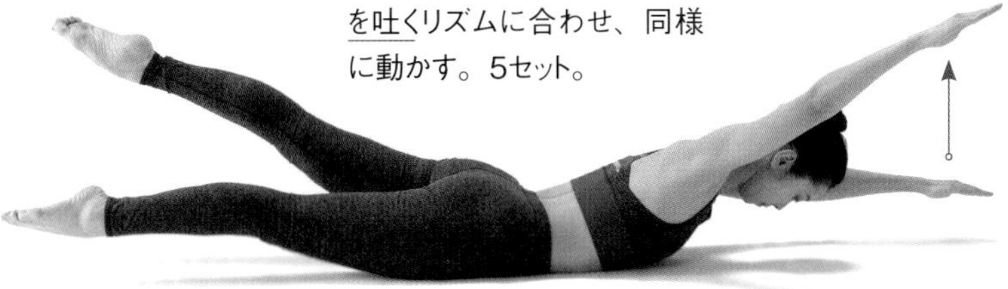

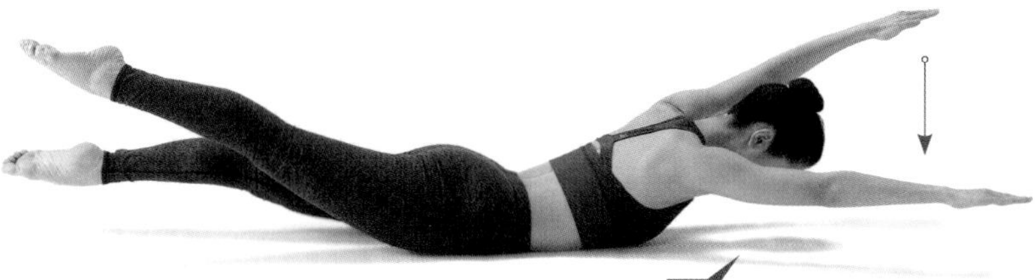

腕と脚を高く上げるよりも、遠くへ伸ばすように。

27

レッグ・プル・フロント

LEG PULL FRONT

板のように体を硬くして姿勢をキープ

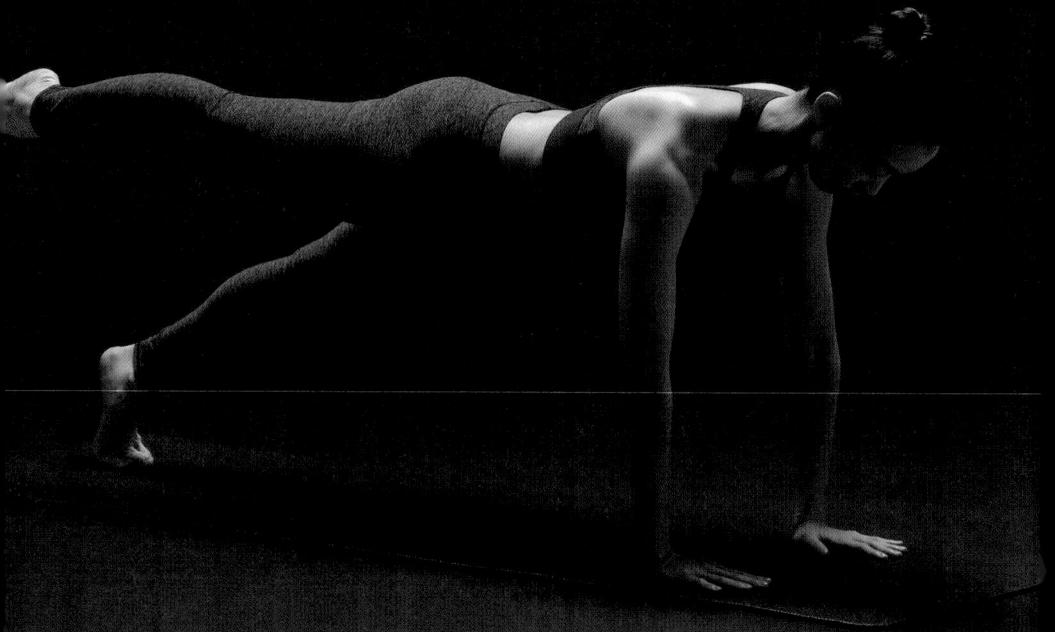

腕で体をグッと支え、コントロールしながら脚を交互に上げます。
腹部(コア)で体の支える感覚を強く持って。

CHECK POINT

- 姿勢は安定しているか。
- 腕で体を支えているか。
- 脚を上げたときに、腰が反っていないか。

関連プレピラティス

- ヒップ・エクステンション ▶▶ P.70
- プランク ▶▶ P.72
- ドッグ・ピー ▶▶ P.104

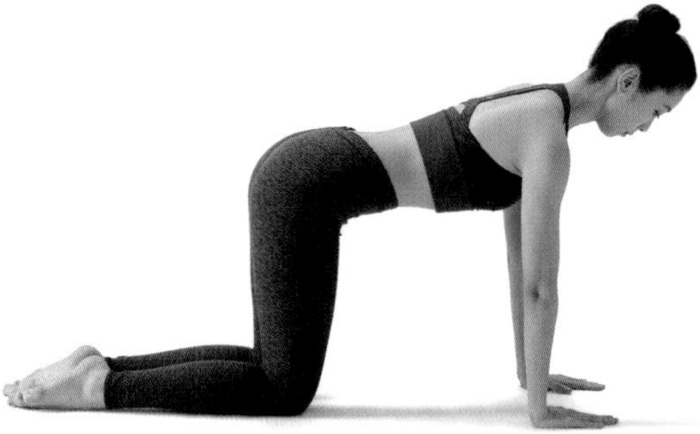

1

四つん這いになる。

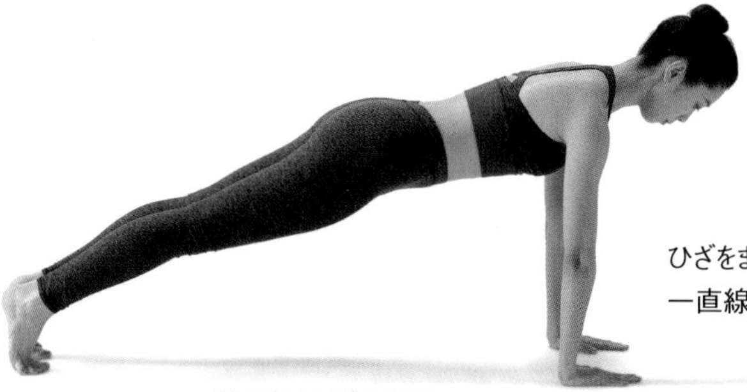

2

ひざをまっすぐに伸ばし、体を一直線にする。

脚を高く上げるよりも、
遠くへ伸ばすように。

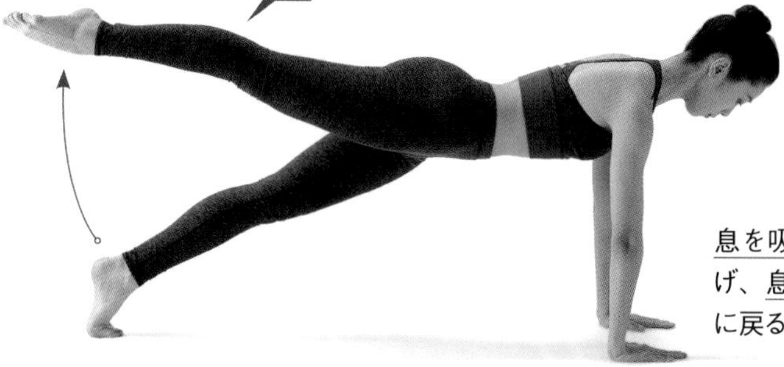

3

息を吸いながら、片脚を上げ、息をすべて吐きながら、2に戻る。

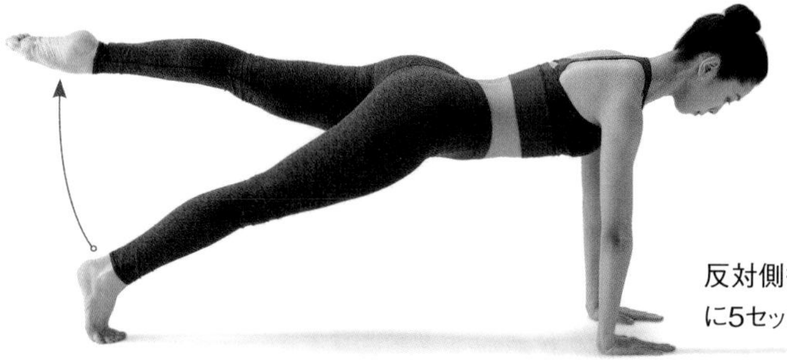

4

反対側も同様に。左右交互に5セット。

28
レッグ・プル
LEG PULL

股関節を支点にして、脚だけアップ！

体を天井に向け、脚を交互に上げます。
肩甲骨を寄せて腕を伸ばし、
姿勢を維持することに集中しましょう。

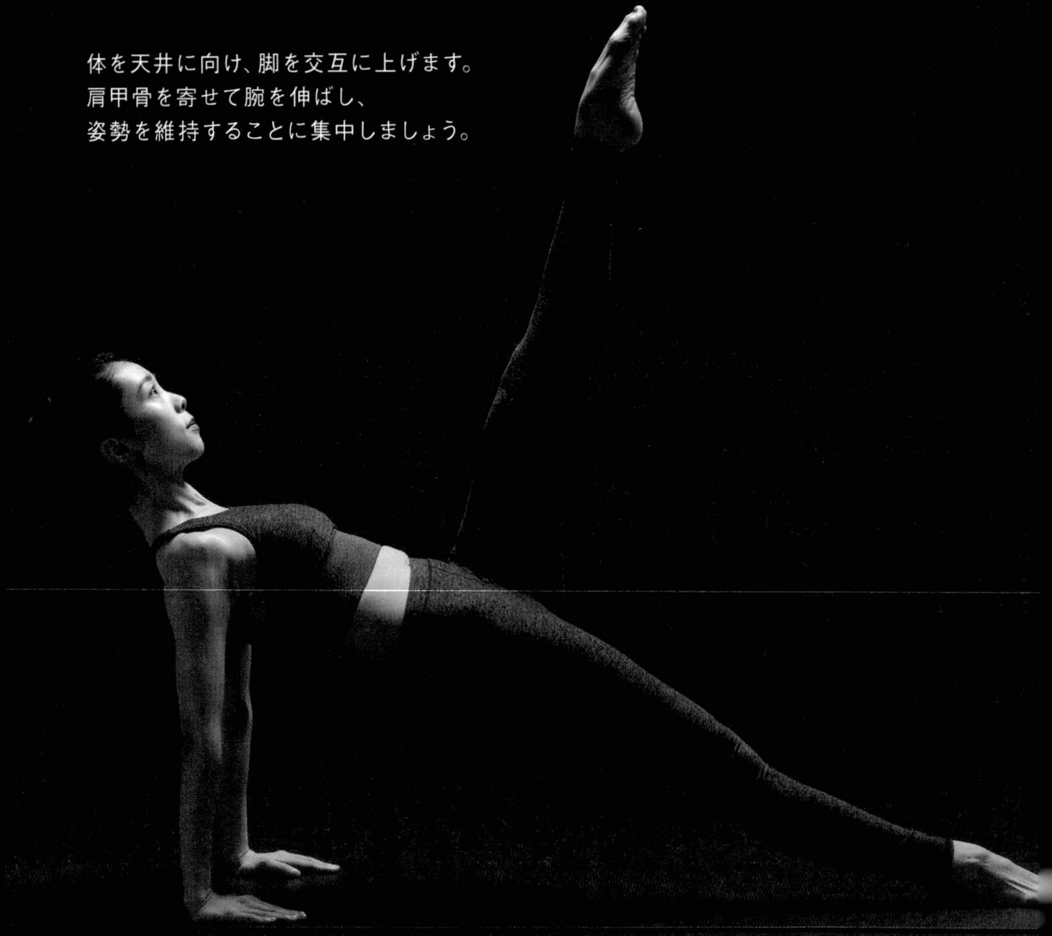

CHECK POINT

- 腹部（コア）は安定しているか。
- 腕で体を支えているか。
- 脚を上げたときに、おしりが落ちていないか。

関連プレピラティス

- レッグ・ローワー ▶▶ P.58
- プランク ▶▶ P.72
- リバース・プランク ▶▶ P.118

1

床に座って両脚をまっすぐ伸ばす。指先を手前に向け、手を体の後ろにつく。

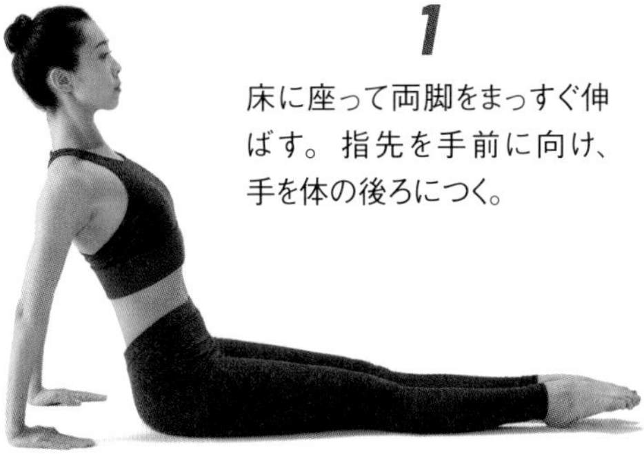

2

ひざをまっすぐ伸ばして足裏を床につけ、体を一直線にする。首は少し前に傾ける。

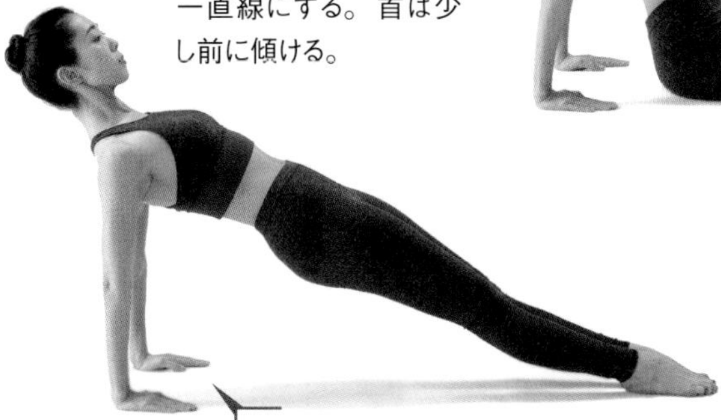

肩甲骨を寄せ、腕で床を押す。

3

息を吸いながら、片脚を上げ、息をすべて吐きながら、**2**に戻る。

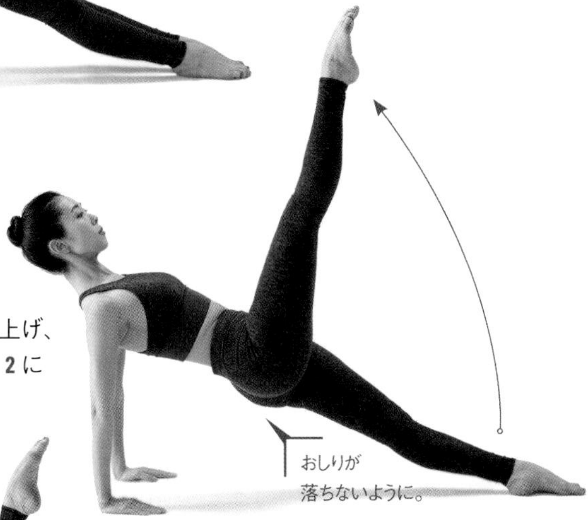

おしりが落ちないように。

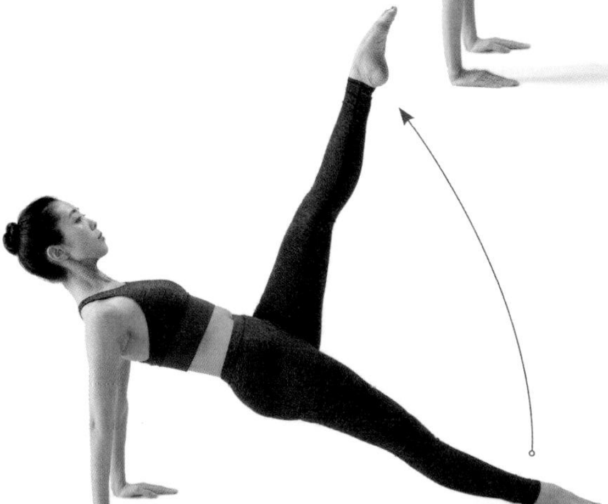

4

反対側も同様に。左右交互に5セット。

29

サイド・キック・ニーリング

SIDE KICK KNEELING

ひざを軸にして、脚を振り子のように

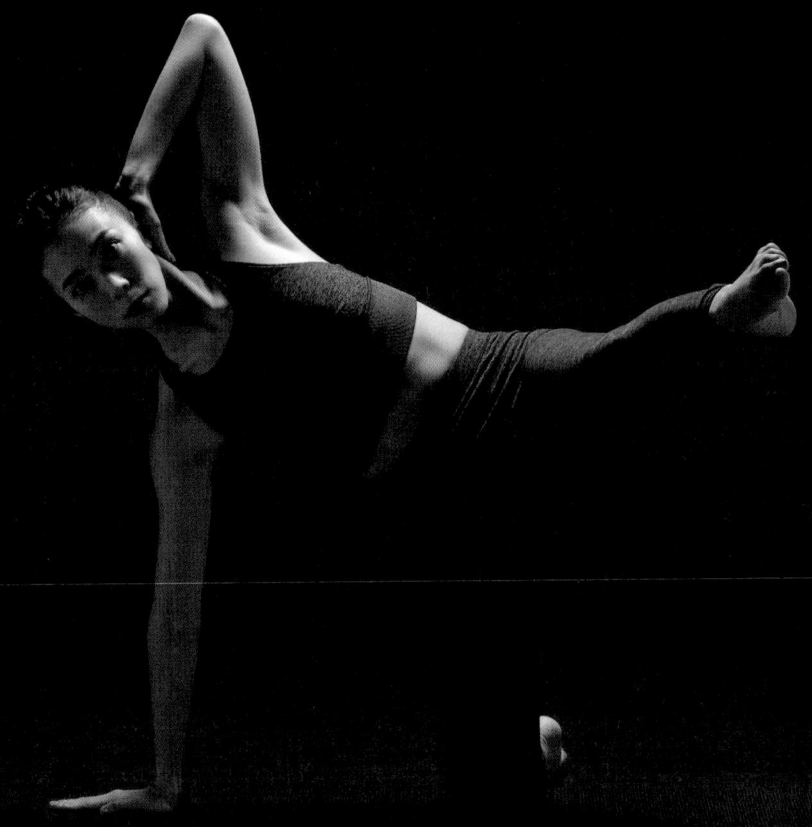

体を真横に倒し、姿勢をキープしながら脚を大きくスイング。
横向きでの姿勢の安定が重要です。

CHECK POINT

- ■ 腹部（コア）は安定しているか。
- ■ ひざで体を支えているか。
- ■ 股関節を動かせているか。

関連プレピラティス

- クラム ▶▶ P.76
- パッセ ▶▶ P.80
- サイド・プランク ▶▶ P.86

1

ひざを腰幅に開いてひざ立ちになる。両手を頭の後ろに添える。息を吸って準備。

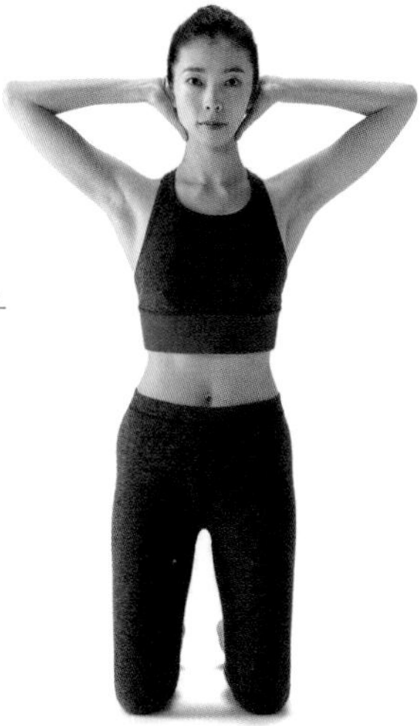

2

息をすべて吐きながら、体を真横にゆっくりと倒し、片手を床につく。同時に浮いた片脚を横に上げ、つま先を伸ばす。

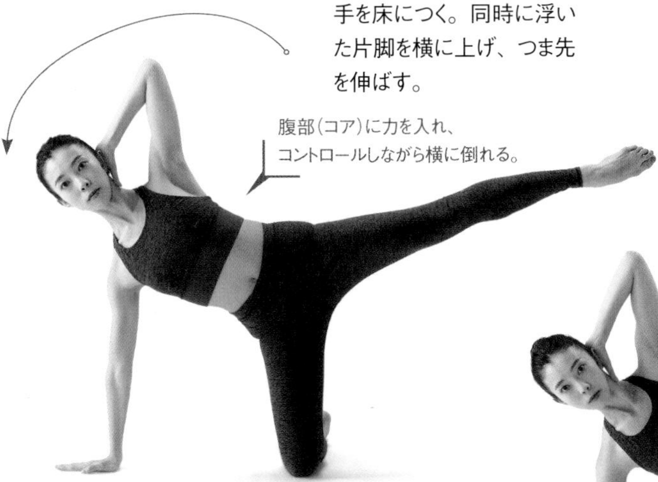

腹部(コア)に力を入れ、コントロールしながら横に倒れる。

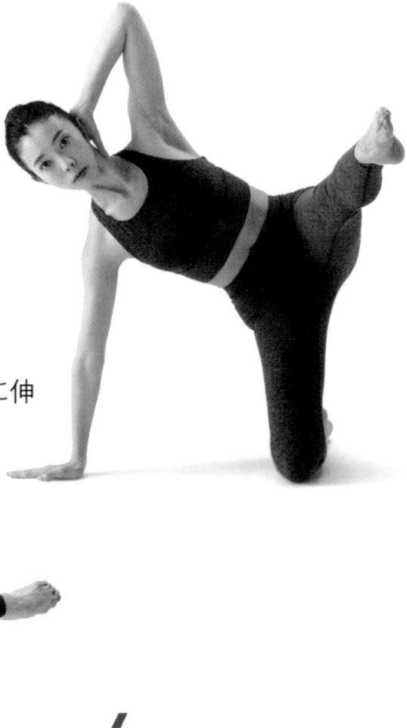

3

息を吸いながら、脚を前に伸ばす。

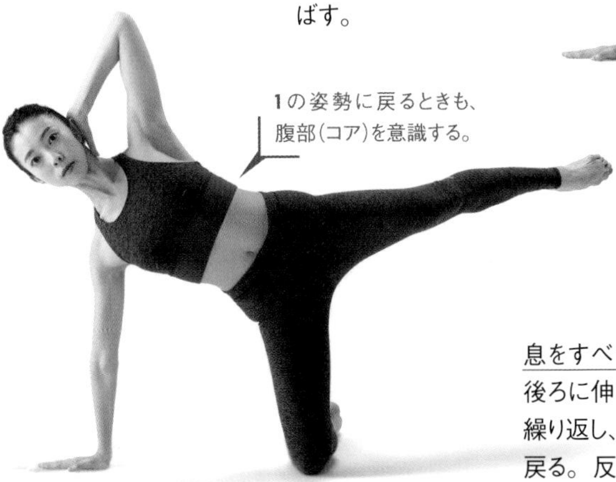

1の姿勢に戻るときも、腹部(コア)を意識する。

4

息をすべて吐きながら、脚を後ろに伸ばす。3と4を5回繰り返し、1の姿勢にゆっくり戻る。反対側も同様に。

30

サイド・ベンド

SIDE BEND

アーチを描くように、側面をストレッチ

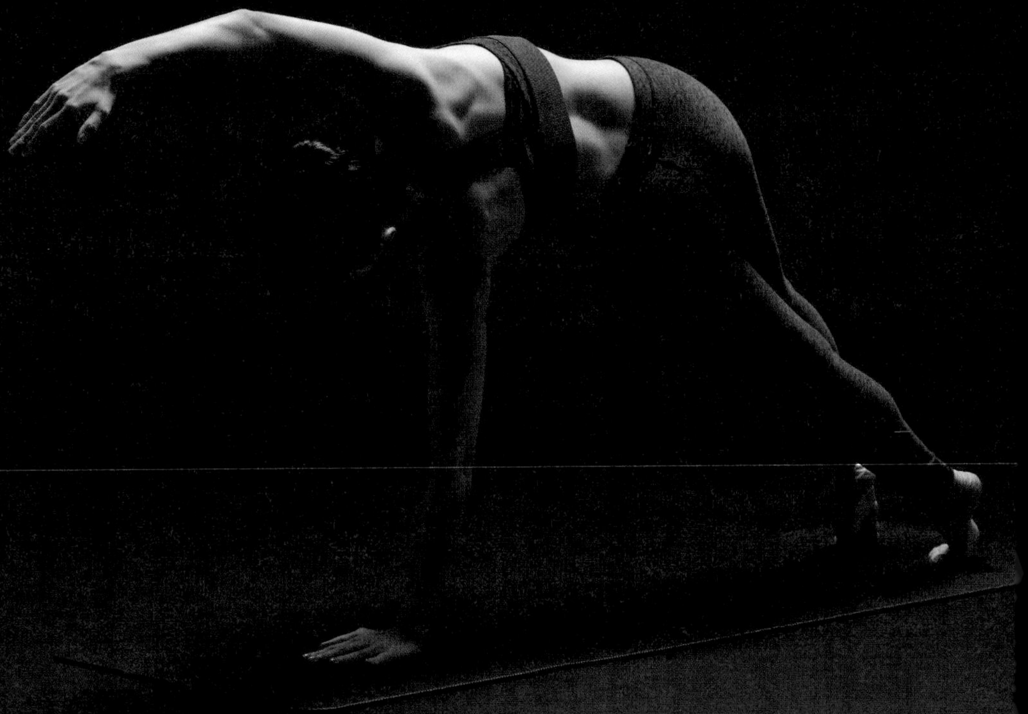

腕1本で体を支え、左右に引っ張るようにして側面を伸ばします。
腕は力強く、ストレッチは気持ちよく！

CHECK POINT

- ■ 体の側面は伸びているか。
- ■ 腕で体を支えているか。
- ■ 腹部（コア）は安定しているか。

関連プレピラティス

- サイド・ローテーション ▶▶ P.88
- ダイヤル・ムーブメント ▶▶ P.106
- シーテッド・マーメイド ▶▶ P.110

1

片方の手のひらを床につき、ひざを曲げて横向きに座る。反対側のひざを立てて下の足の前におき、手のひらを上にしてのせる。

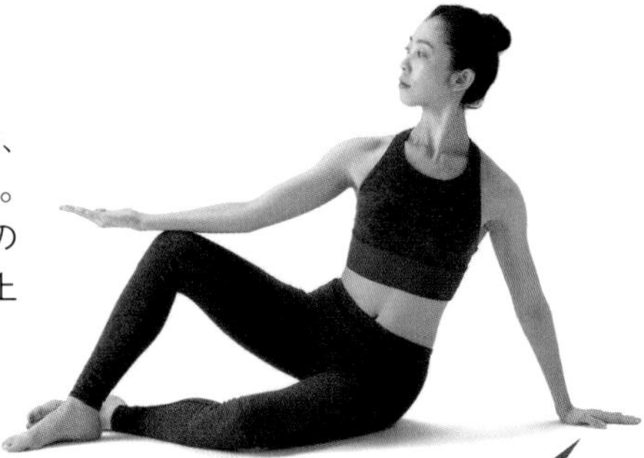

床についた手に体重をのせる。

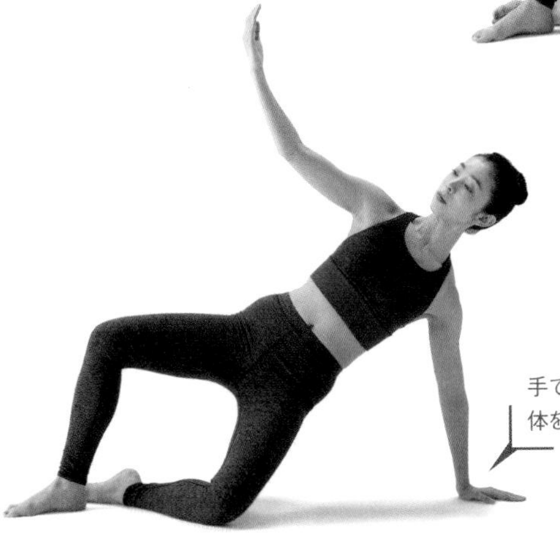

2

息を吸いながら、おしりと腕をゆっくり持ち上げる。

手で床を押し、体を逆方向へ伸ばす。

腕と脚を引っ張り合うように伸ばす。

3

さらにおしりを上げて上の脚を伸ばし、腕を遠くへ伸ばす。

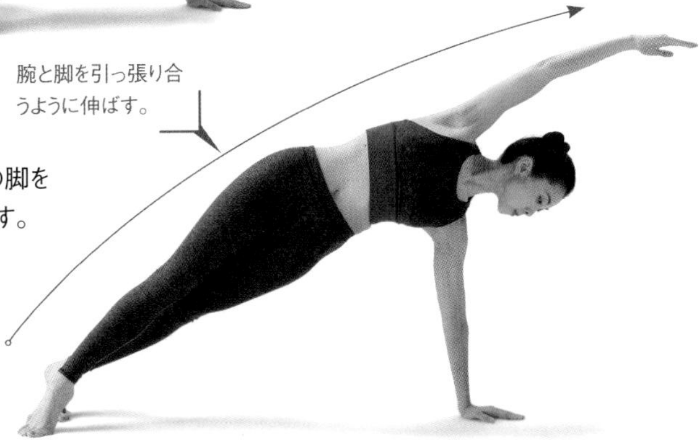

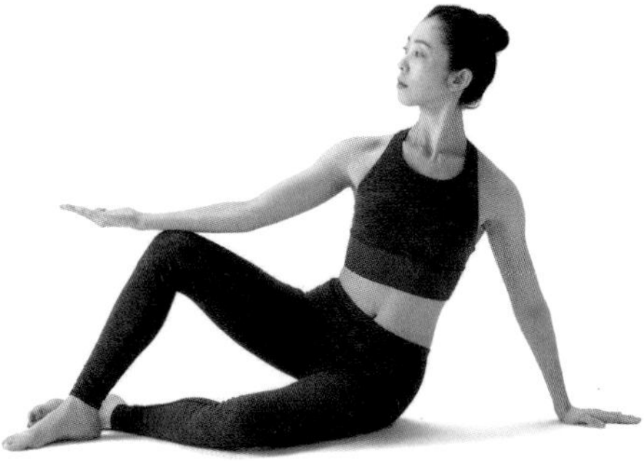

4

息をすべて吐きながら、元に戻る。5回。反対側も同様に。

31

ブーメラン

BOOMERANG

ブーメランのように体の向きを変えて

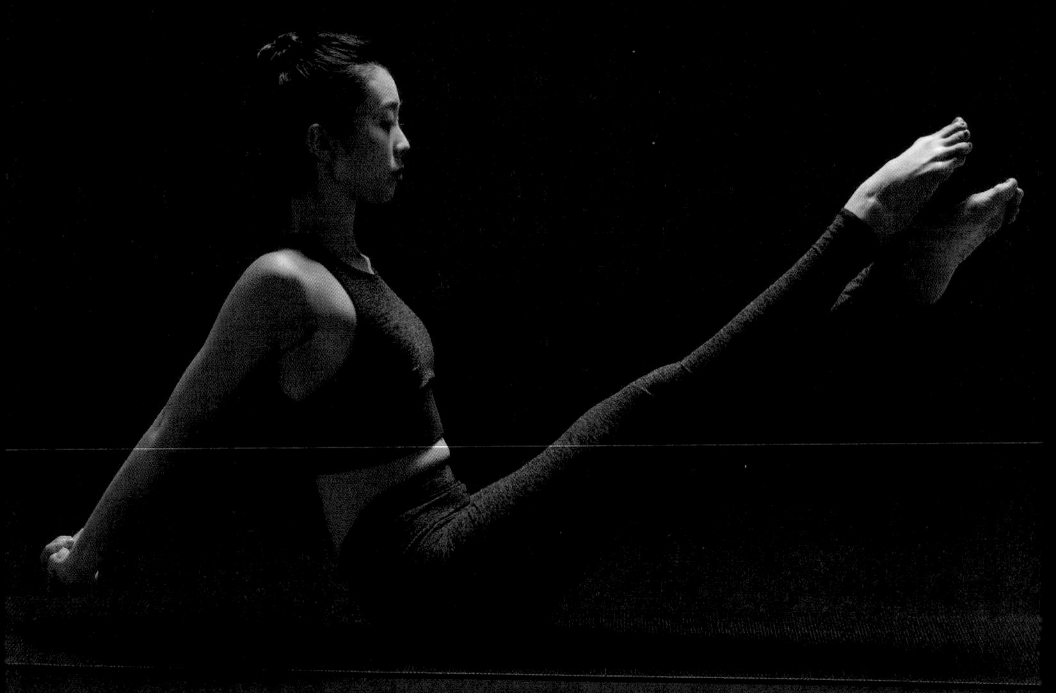

背骨の柔軟性や腹部(コア)の強さ、バランス能力など、
強い体づくりに必要な要素が詰まったエクササイズです。

CHECK POINT

- ■ 椎骨1つ1つを意識しているか。
- ■ 背中の伸びを感じているか。
- ■ 姿勢は安定しているか。

関連プレピラティス

- スモール・ロッキング ▶▶ P.40
- レッグ・ローワー ▶▶ P.58
- プレ・スパイン・ストレッチ ▶▶ P.112

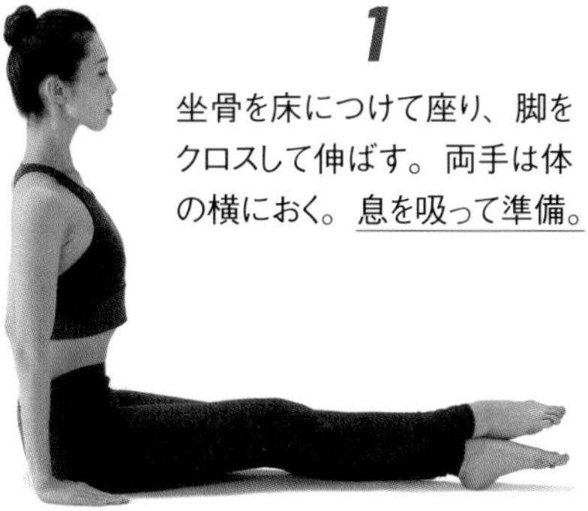

1

坐骨を床につけて座り、脚をクロスして伸ばす。両手は体の横におく。息を吸って準備。

2

息をすべて吐きながら、恥骨から徐々に骨盤を持ち上げ、脚を頭の向こう側へ伸ばして脚を組み替える。

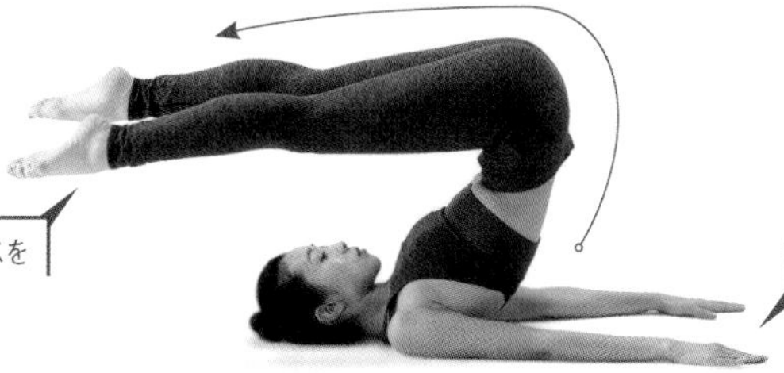

すばやく脚のクロスを逆にする。

腕で床を押し、体を安定させる。

3

息を吸いながら、脚を下ろすと同時に上体を上げ、おしりでバランスをとる。両腕は後ろに伸ばし、手を組む。

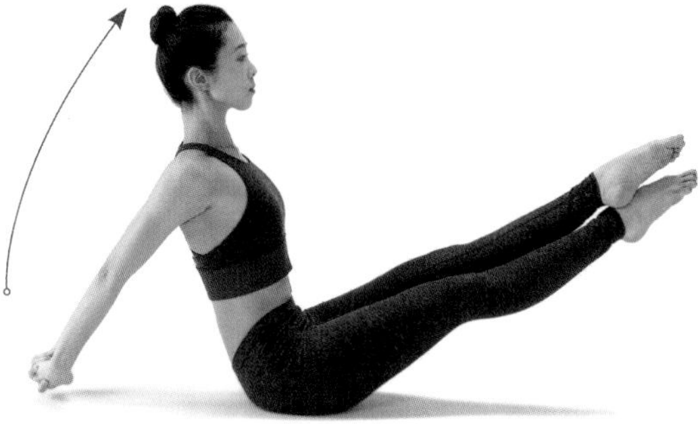

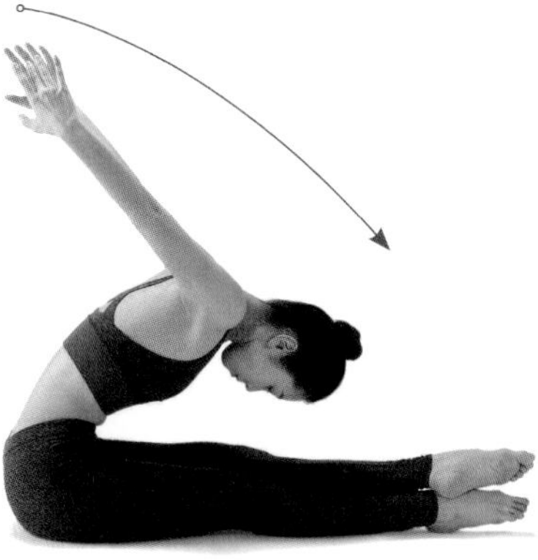

4

息をすべて吐きながら、脚を床につける。同時に前屈しながら両手を離して上げる。息を吸いながら、腕を後ろから前に回し、1に戻る。6回。

32

シール

SEAL

足の裏を合わせて、アシカのように拍手!

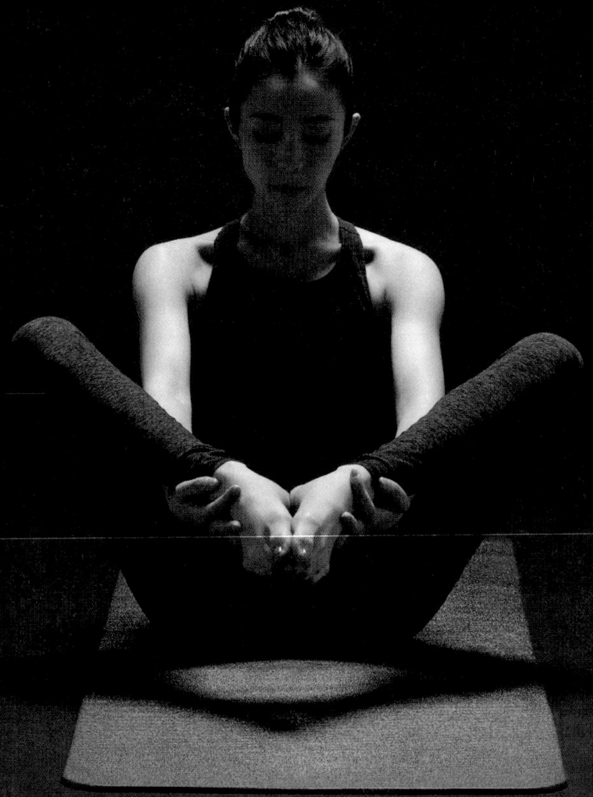

背骨をきれいに丸めたら、そのままコロン。
腹部(コア)に力を入れ、安定した状態で足を合わせましょう。

CHECK POINT

- ■ 背中のカーブを常に保てているか。
- ■ なめらかに転がっているか。
- ■ 股関節を開いているか。

関連プレピラティス

- スネーキング ▶▶ P.28
- スモール・ロッキング ▶▶ P.40
- ヒップ・リフト ▶▶ P.56

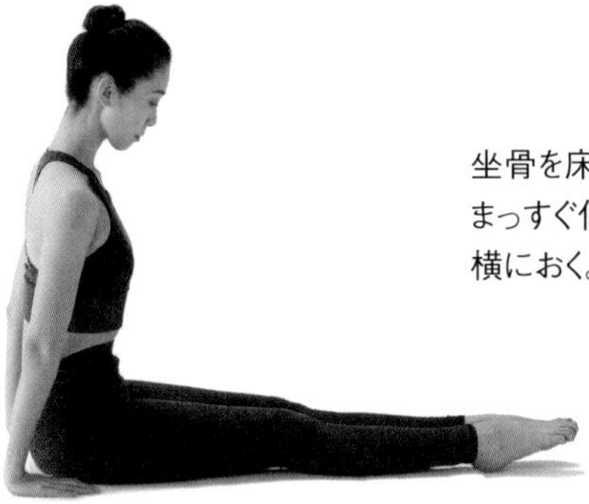

1

坐骨を床につけて座り、脚をまっすぐ伸ばす。両手は体の横におく。

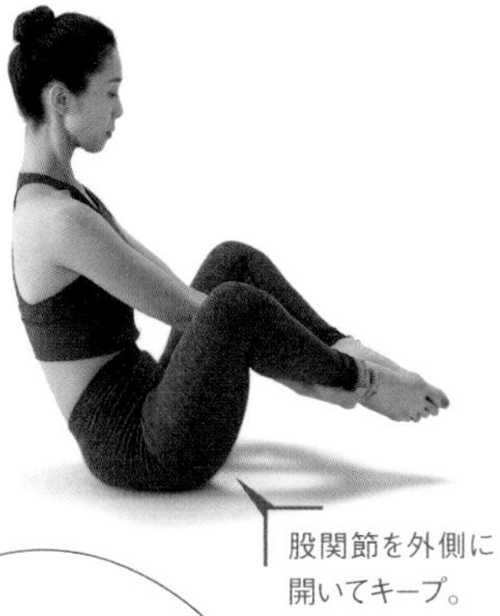

2

ひざを曲げて外側に開き、両足の内側を合わせて床から浮かせる。両手を股の間から差し入れ、足首を下から持つ。

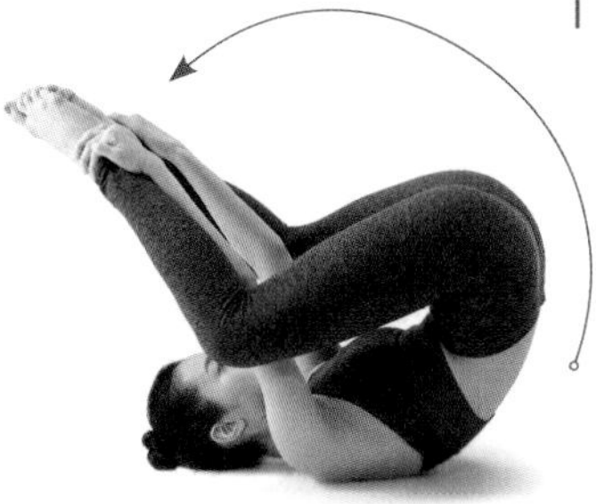

3

息を吸いながら、背中を少しずつ後ろに引いていき、丸めきったら肩甲骨までコロンと後ろに転がる。

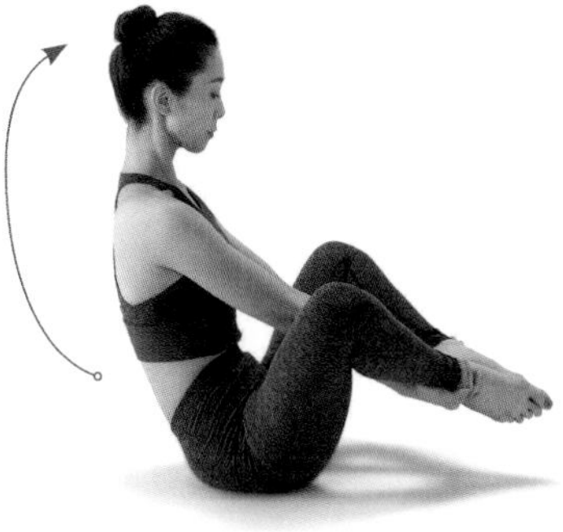

4

息をすべて吐きながら、上体をコロンと起こして背中を伸ばし、拍手するように足の裏どうしを「パン、パン、パン」と３回合わせる。3と4を５回繰り返す。

33

クラブ

CRAB

小さく丸めた体をくずさないように

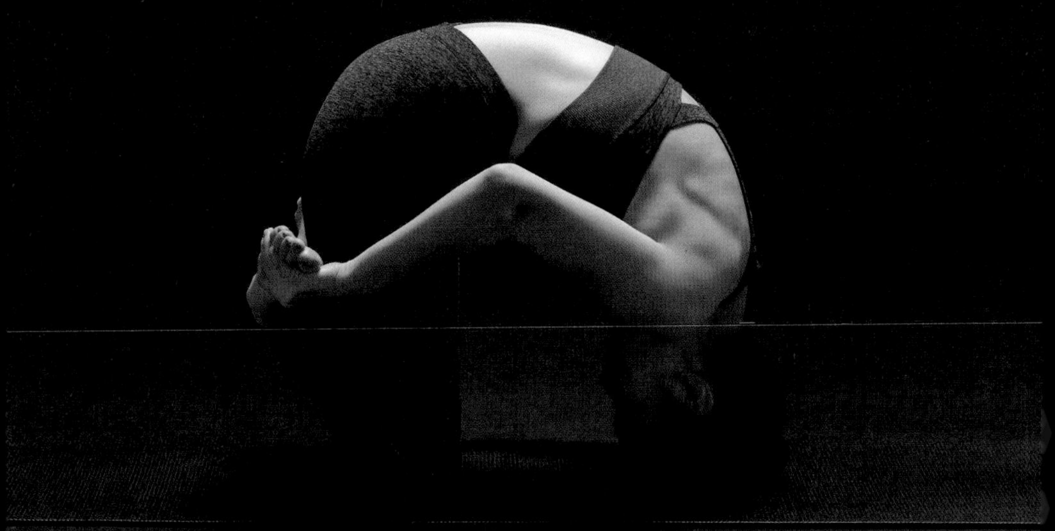

背骨を深くカーブさせ、カニのように手足を密着。
この状態で転がれるか、体のコントロール能力が試されます。

CHECK POINT

- 背中のカーブを常に保てているか。
- なめらかに転がっているか。
- 動きをコントロールできているか。

⚠ 首や背骨に不安がある人や高齢者は、無理に行わない。

関連プレピラティス

- スモール・ロッキング ▶▶P.40
- クライム・ア・ツリー ▶▶P.46
- プレ・スパイン・ストレッチ ▶▶P.112

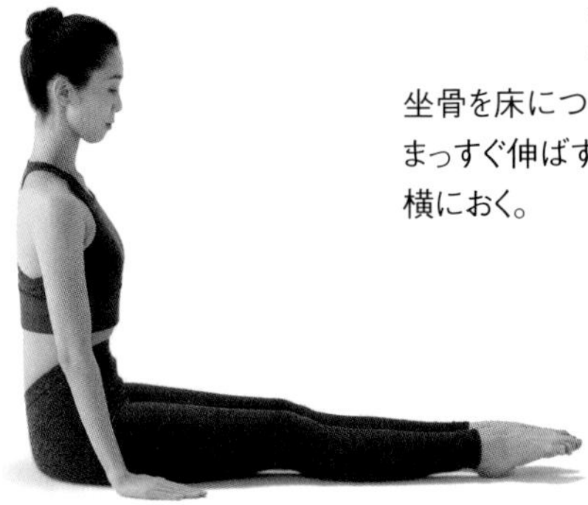

1

坐骨を床につけて座り、脚をまっすぐ伸ばす。両手は体の横におく。

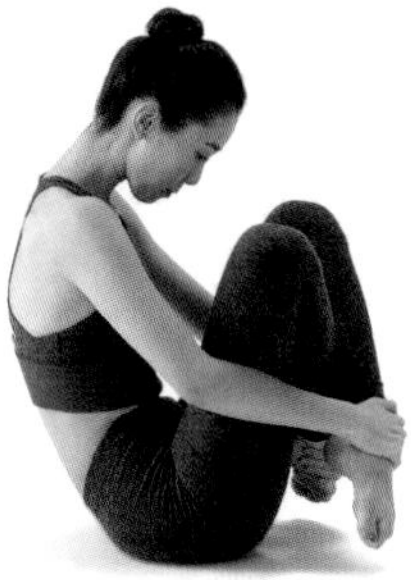

2

ひざを曲げて脚をクロスし、両手で足の甲をつかみ、抱えるようにして胸に引き寄せる。首を軽く曲げる。

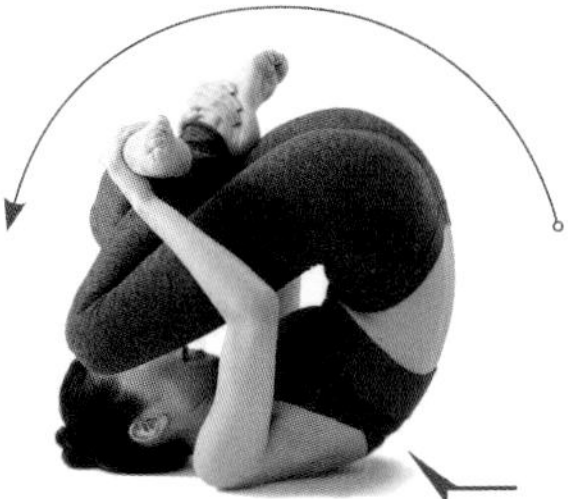

背中を後ろに引きながら丸めていく。

3

息を吸いながら、背中を丸めて肩甲骨までコロンと後ろに転がる。

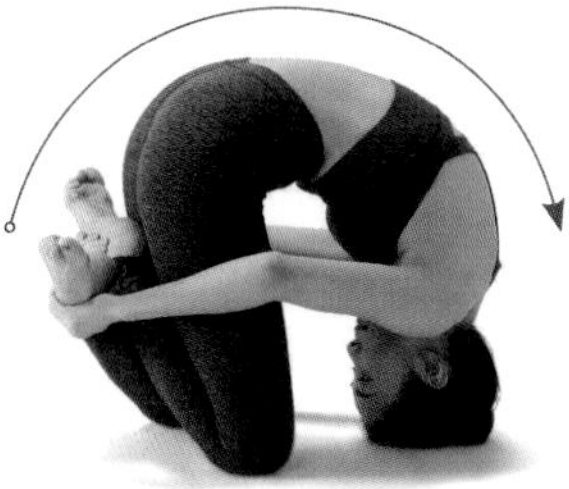

4

息をすべて吐きながら、上体をコロンと起こし、そのまま前に転がってひざと頭頂部を床につける。息を吸いながら、**3**に戻り、脚を組みかえる。**3**と**4**を6回繰り返す。

34

ロッキング

ROCKING

背中に大きなボールを乗せたようにゆらゆらと

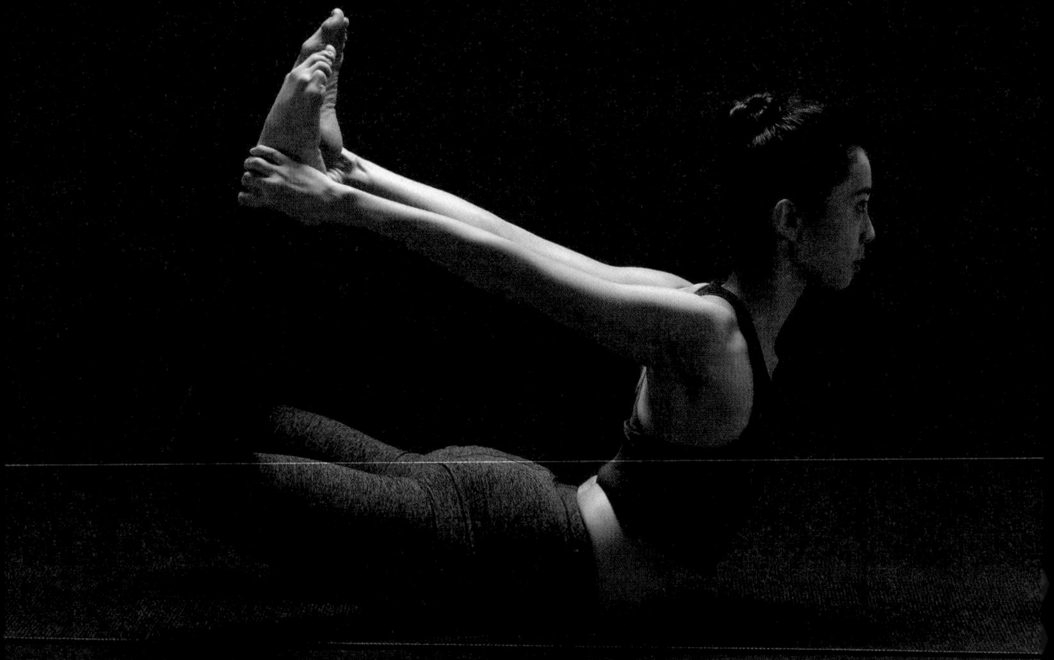

体の前面をできる限り伸ばし、ゆりかごのようなポジションに。
腹部(コア)を安定させながら体を揺らします。

CHECK POINT

- ■ 肩甲骨を寄せているか。
- ■ 腰を無理に反らせていないか。
- ■ 体の前面が伸びているか。

⚠ 腰に不安がある人や高齢者は、無理に行わない。

関連フレピラティス
- ダウン・ストレッチ ▶▶ P.98
- スコーピオン ▶▶ P.102
- サイ・ストレッチ ▶▶ P.120

1

うつ伏せになり、両腕は体の横で伸ばす。

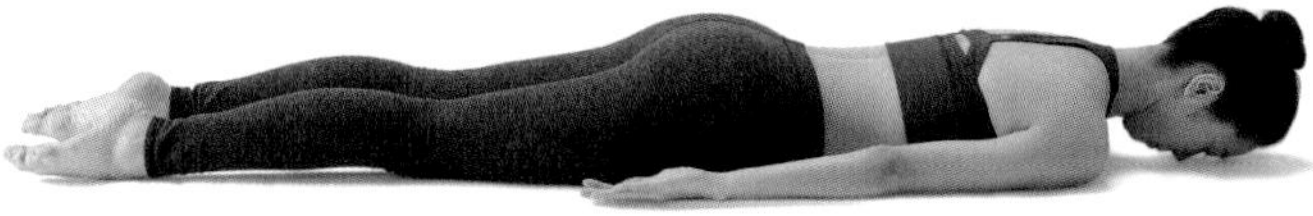

2

ひざを曲げ、両手で両足をつかんで引っ張る。

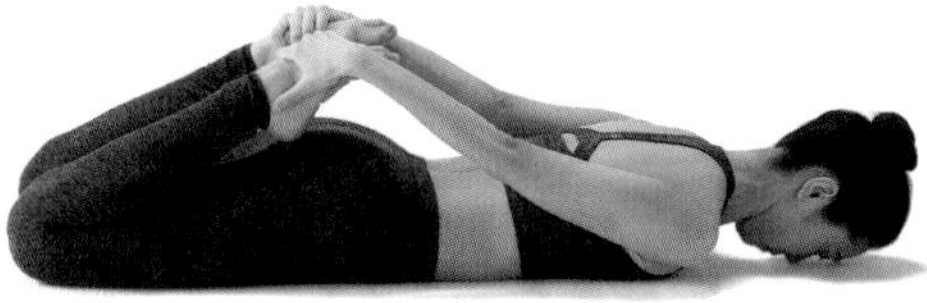

3

息を吸いながら、頭と上体を持ち上げる。顔は正面に向ける。

腰を反らせるのではなく、胸やお腹、股関節を伸ばす意識で。腕と脚を引っ張り合いながら、このポーズをキープ。

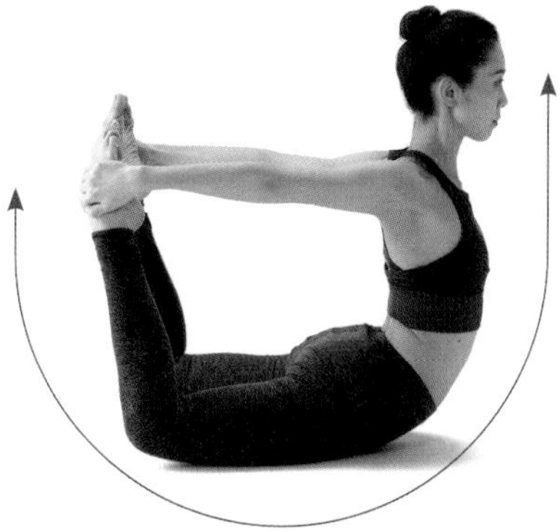

4

息をすべて吐きながら、上体をコロンと前に転がし、息を吸いながら、**3**に戻る。**3**と**4**を5回繰り返す。

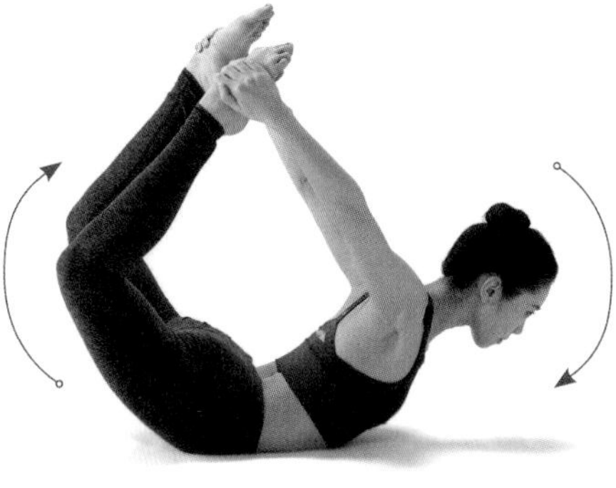

35

コントロール・バランス

CONTROL BALANCE

天井にタッチするように脚を高く！

逆立ちのような状態でバランスをとり、
コントロールしながら脚を入れ替えます。
片脚を高く上げることに、
神経を集中させて。

CHECK POINT

- ■ 背中の上部と頭を床に押しつけているか。
- ■ つま先を遠くへ伸ばせているか。
- ■ 背骨の伸張（エロンゲーション）を意識しているか。

⚠ 首や背骨に不安がある人や
高齢者は、無理に行わない。

関連プレピラティス

- スモール・ロッキング ▶▶ P.40
- クライム・ア・ツリー ▶▶ P.46
- ヒップ・リフト ▶▶ P.56

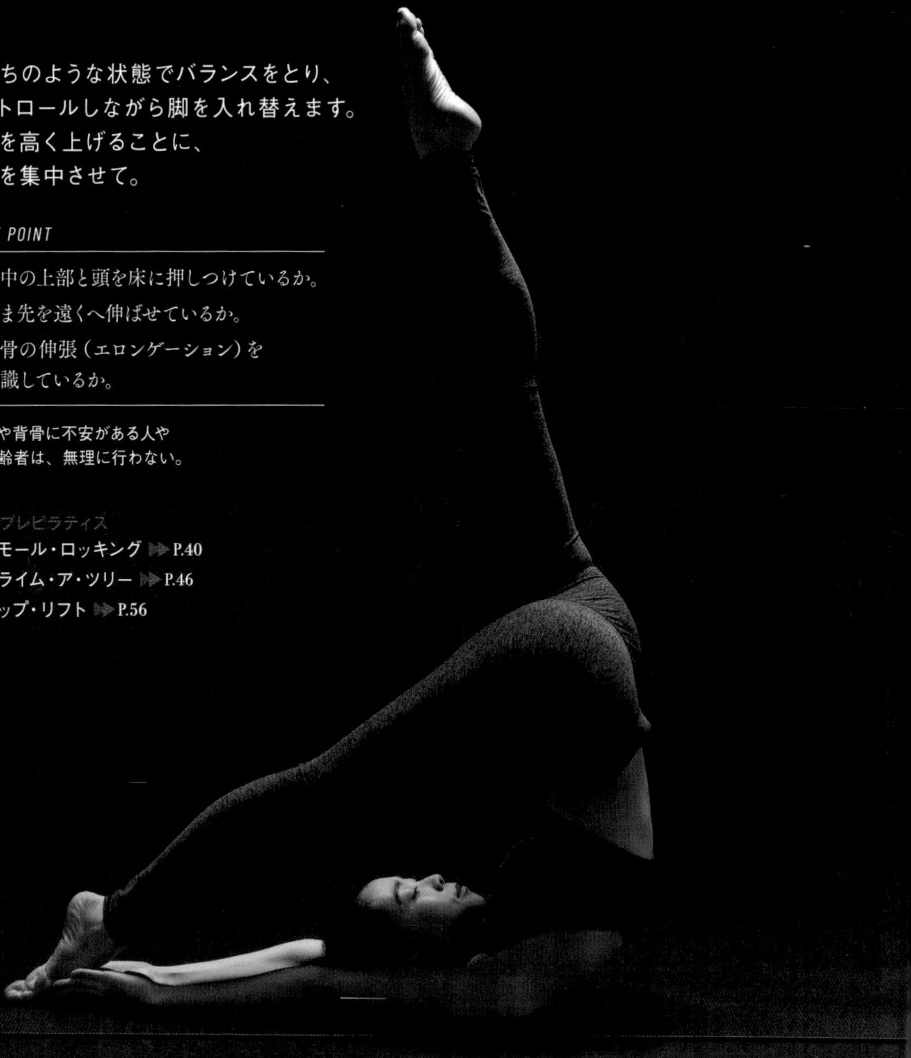

1

仰向けになる。両腕はまっすぐ伸ばし、手のひらを床につける。両脚はまっすぐ伸ばす。

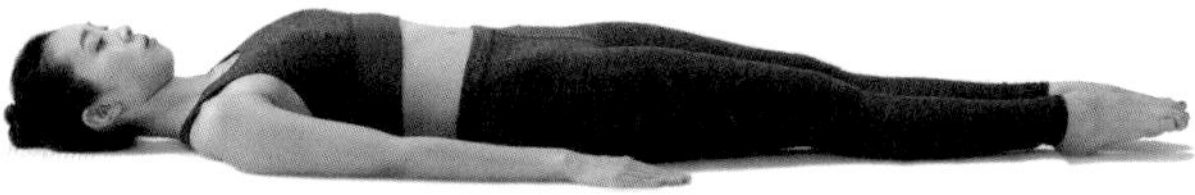

2

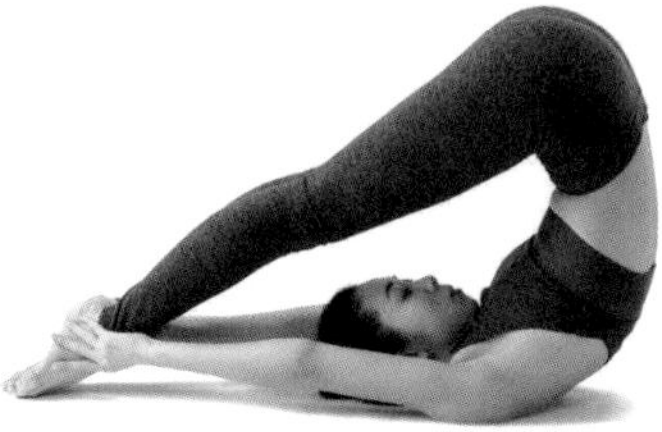

恥骨から徐々に骨盤を持ち上げ、脚を頭の向こう側へ伸ばし、つま先を床につける。両手を両足に添える。

3

息を吸って、息をすべて吐きながら、片脚を天井に向かって上げる。両手は床についている足に添える。

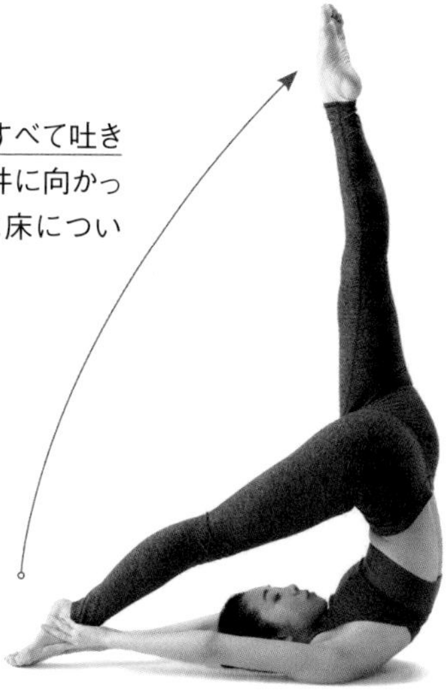

背骨を上下に引っ張る意識で。

バランスをとりながら同時に入れ替えて。

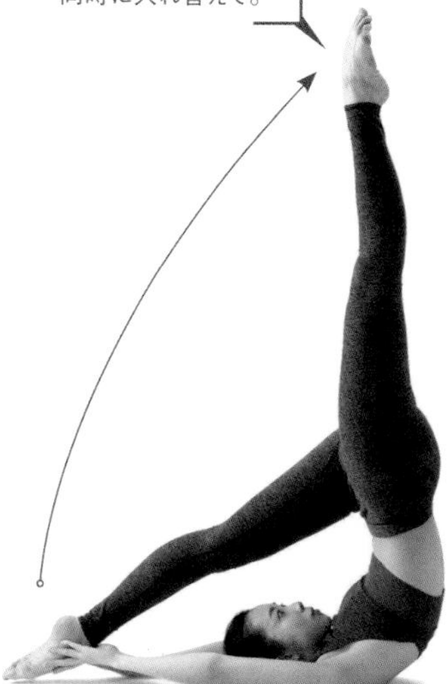

4

息を吸って、息をすべて吐きながら、左右の脚を同時に入れ替える。**3**と**4**を6回繰り返す。

36

プッシュ・アップ

PUSH UP

体が丸太になったような気持ちで

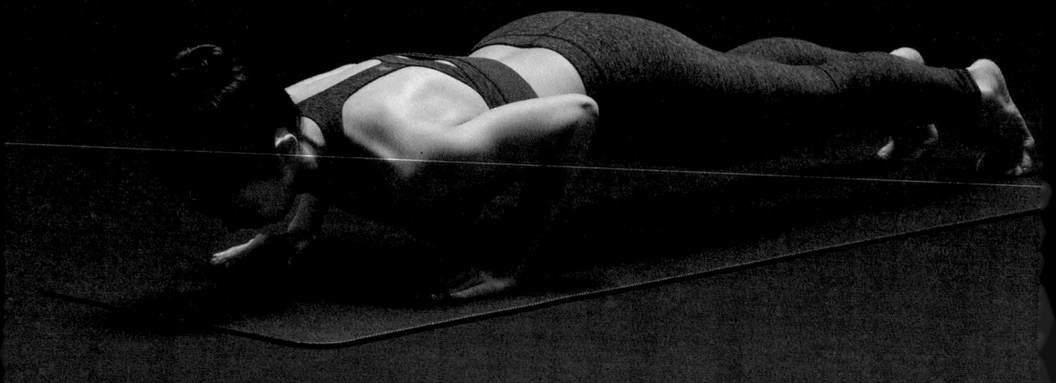

体を前屈させてからプランクの姿勢になり、腕立て伏せをします。
胸の筋肉(大胸筋)や腹部(コア)の強化に最適!

CHECK POINT

- 手は肩の真下にあるか。
- 姿勢が安定しているか。
- 腕を曲げたときに
  ひじが開いていないか。

関連プレピラティス

- プランク ▶▶ P.72
- ダウン・ストレッチ ▶▶ P.98
- ハーフ・ロール・ダウン ▶▶ P.132

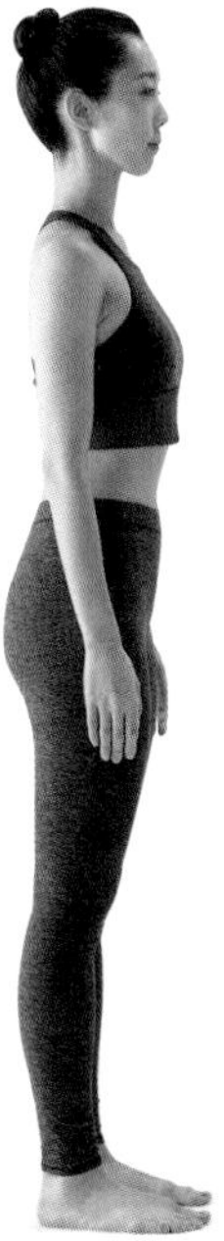

1

足を腰幅に開いて立つ。

2

背骨を1つずつ曲げながら前屈し、両手を床につける。両手を交互に動かして前に進み、体を一直線にする。

前屈して両手を足元につき、手を足のように歩かせてプランクの姿勢に。

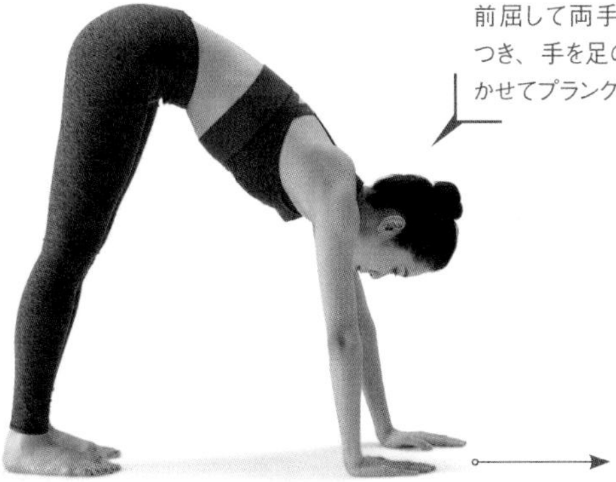

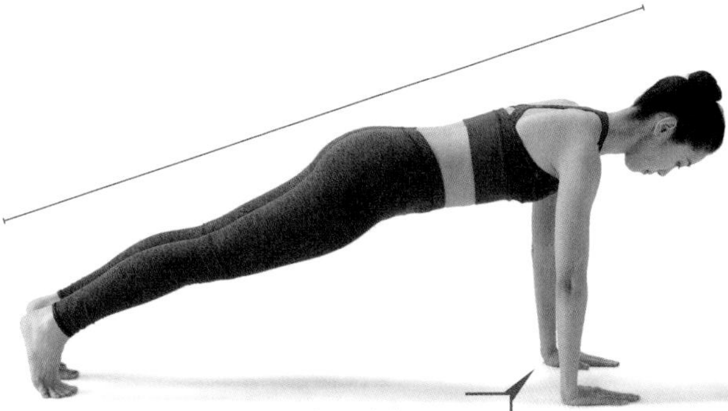

体を一直線にし、
肩の真下に手をおく。

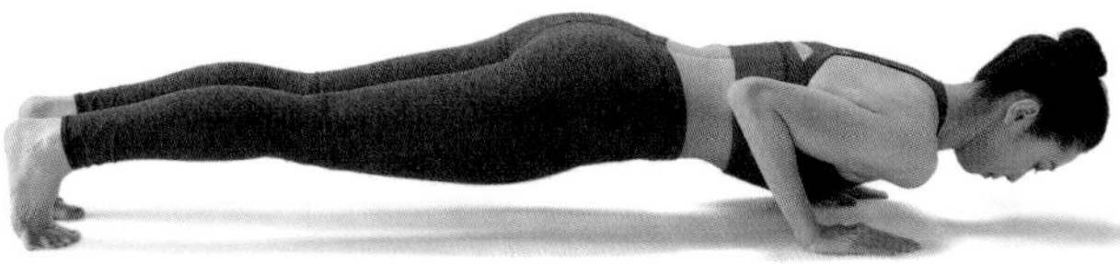

3

息を吸いながら、わきを締めて腕を曲げ、息を吐きながら、腕を伸ばす。腕立て伏せを3回繰り返したら、**2**と逆の動きをしながら**1**に戻る。3セット行い、腕立て伏せの回数は、2回目は2回、3回目は1回行い、**1**に戻る。

COLUMN

マシンピラティスについて

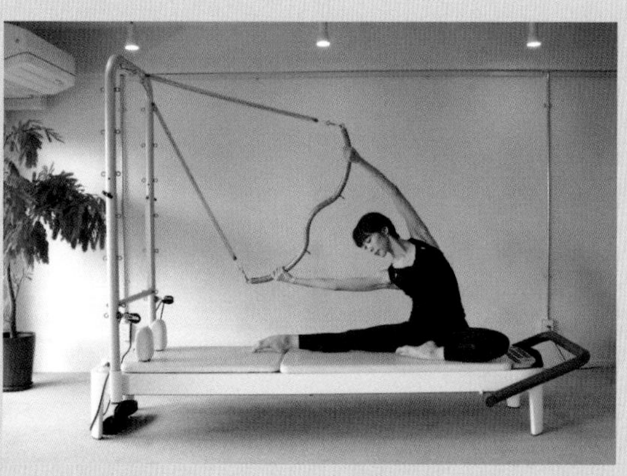

ジョセフ・ピラティス氏が考案したエクササイズは、「マットピラティス」だけではありません。彼はさまざまな器具を生み出し、エクササイズに使いました。「マシンピラティス」で使われる「リフォーマー」「キャディラック」「タワー」（上記写真）は、ベッド型の器具の代表です。これらは、第一次世界大戦中に捕虜として収容所に抑留されていたときに、寝たきりの患者のリハビリのために、ベッドからスプリングを取り外してつくったのが原点、といわれています。

日本では、まだあまり認知されていませんが、アメリカではマシンピラティスが主流です。マシンを使うと、自分の体のくせに気づきやすいのが特徴。マットピラティスは自分の体を自分でコントロールしなければなりませんが、マシンピラティスは動きを正しく誘導してくれるため、確実に効果を得ることができます。自分の体に合わせて負荷を調整できるので、初心者から上級者まで使う人を選びません。機会があれば、ぜひ試してみてください。

4

目的別
ピラティスプログラム

Program by purpose

「プレピラティス」「クラシカルピラティス」から
エクササイズを厳選して組み合わせた、
5つのプログラムを紹介します。
流れを追うだけでなく、
1つ1つの動きに集中しながら行いましょう。

START

1

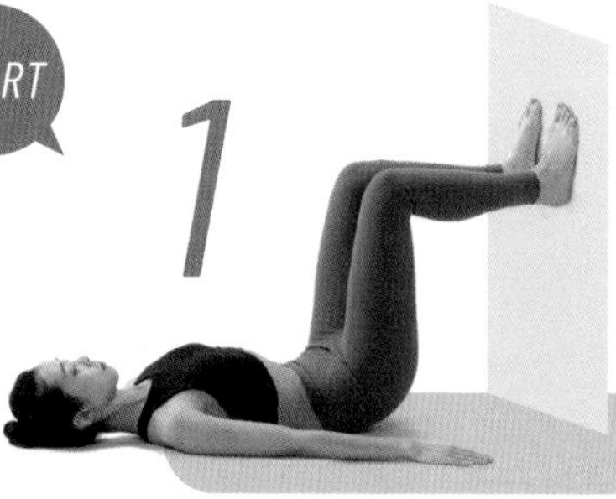

ペルビック・ティルト

▶P.30

2

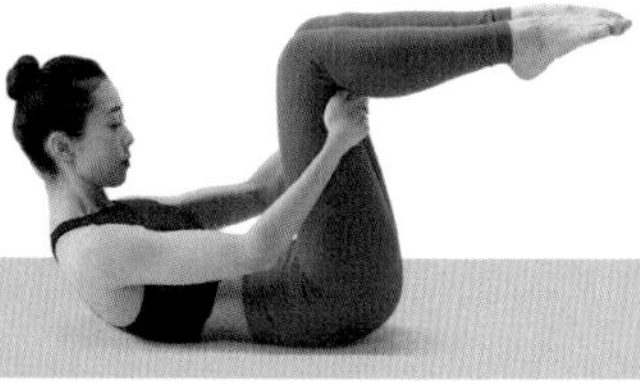

スモール・ロッキング

▶P.40

PROGRAM 1

初心者向きプログラム

10～15分

ピラティスが初めての人は、
まずはここからスタート。
8つのエクササイズで体を目覚めさせましょう。
正しいフォームを意識して行うと、
今の体の状態を知ることができます。

8

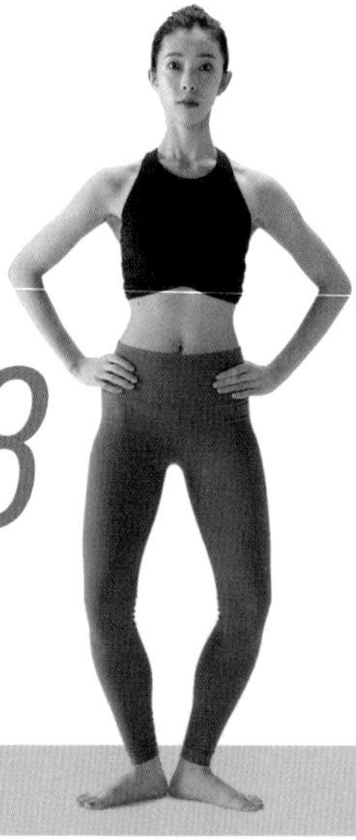

プリエ

▶P.124

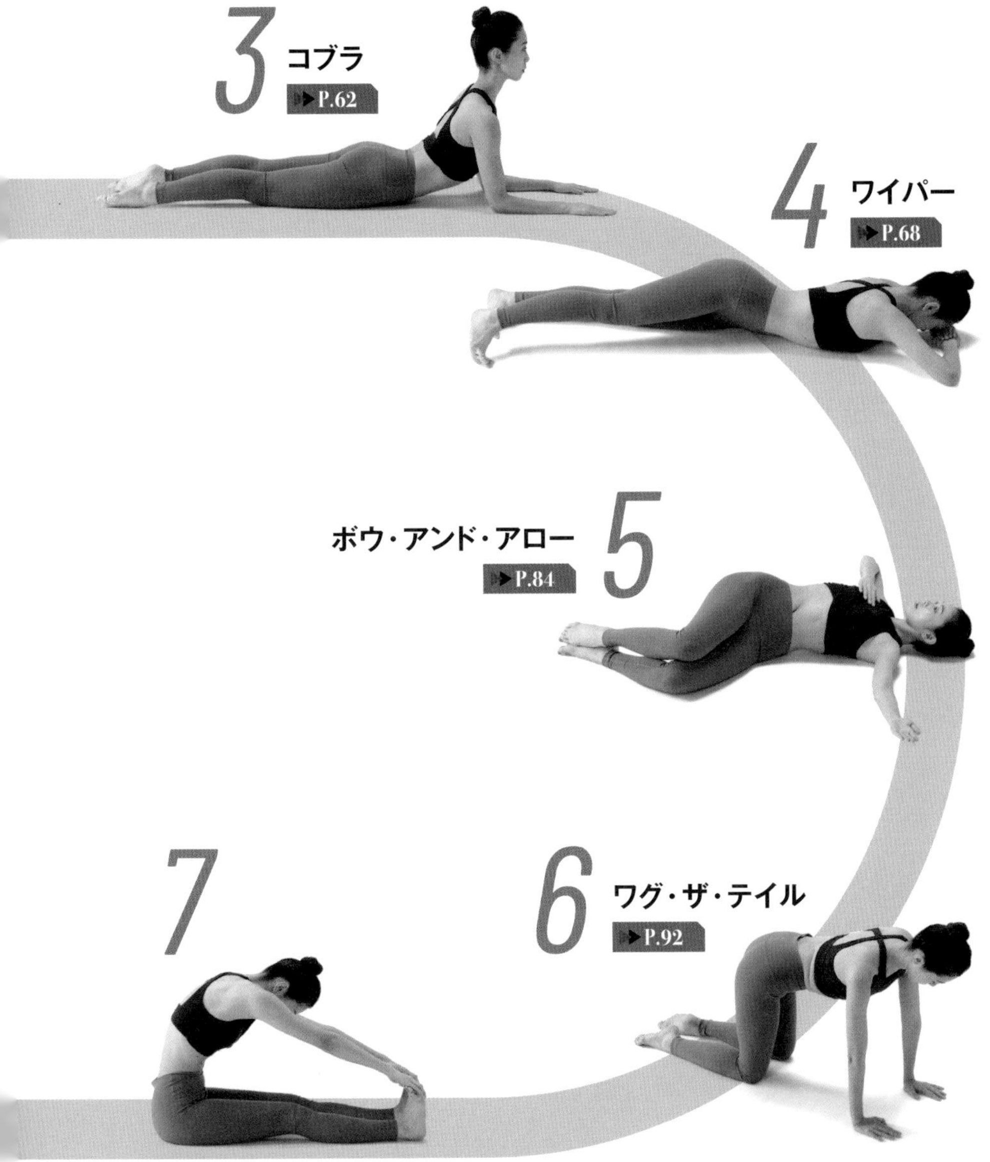
3
コブラ
P.62
4
ワイパー
P.68
ボウ・アンド・アロー
5
P.84
7
6
ワグ・ザ・テイル
P.92
プレ・スパイン・ストレッチ
P.112

PROGRAM

2

姿勢改善プログラム

10～15分

猫背や反り腰など、姿勢の悪さが気になる人におすすめ。
本来の姿勢を取り戻すため、
背骨を動かすエクササイズを中心に行います。

START

1 バンザイ・ブリッジ

▶▶ P.34

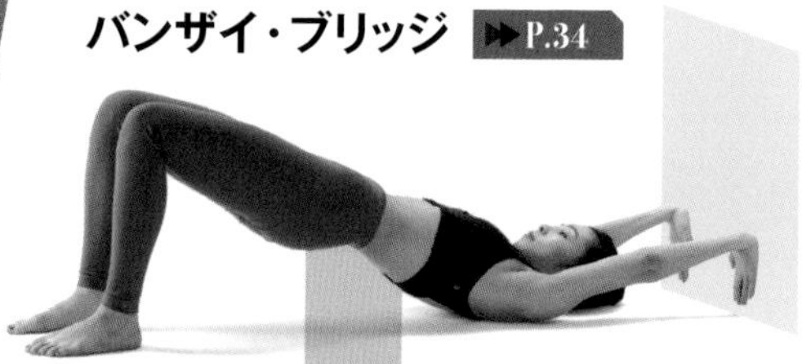

2 リーチング・アームス

▶▶ P.50

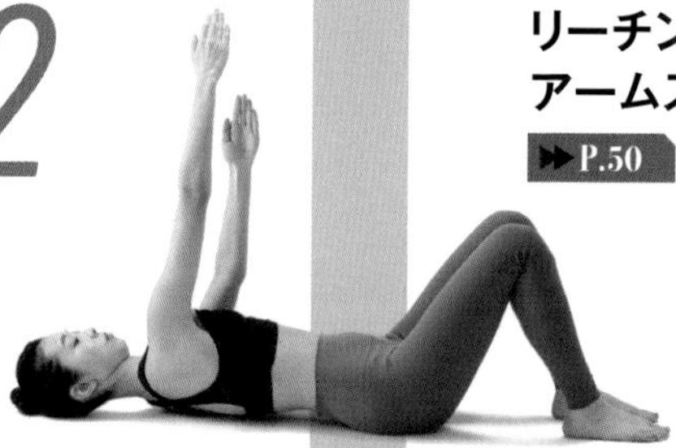

3 シュノーケリング

▶▶ P.64

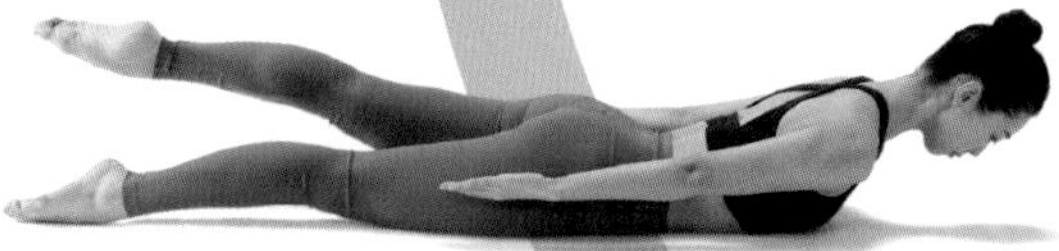

4 サイド・リフト

▶▶ P.82

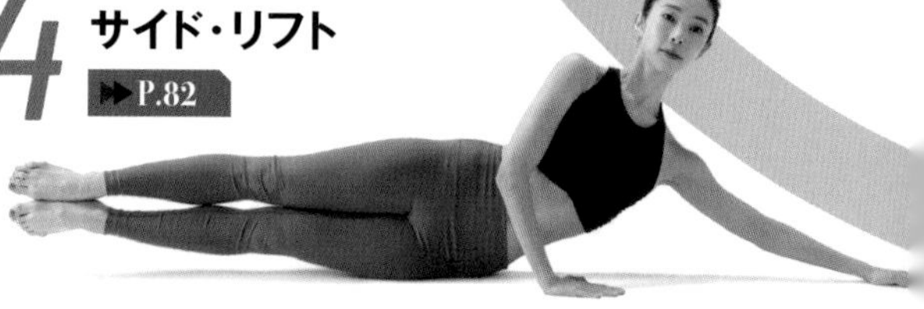

8 プッシュ・アップ
▶▶ P.210

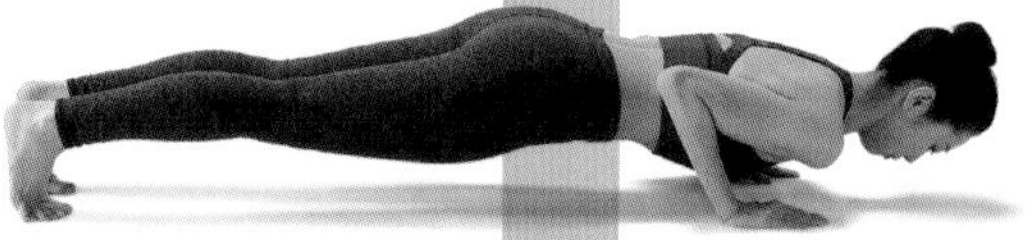

7 レッグ・プル
▶▶ P.194

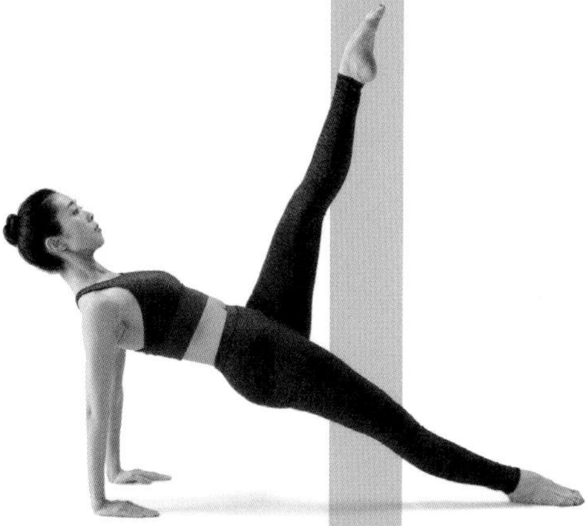

6 ショルダー・ムーブメント
▶▶ P.108

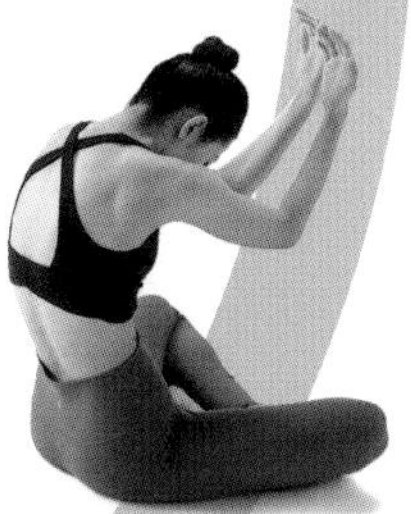

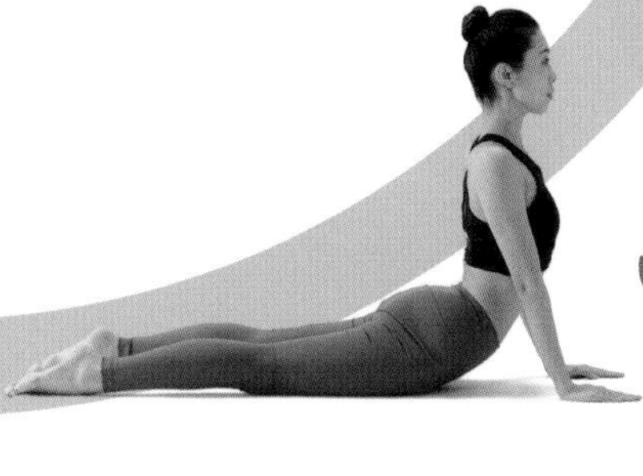

5 ダウン・ストレッチ
▶▶ P.98

PROGRAM

3

腰痛予防プログラム

10~15分

腰痛は体の動かし方や使い方の癖が影響しています。背骨や股関節の動き、腹部（コア）の使い方を意識したエクササイズを行い、腰痛になりにくい体をつくりましょう。

START

1 スネーキング

▶P.28

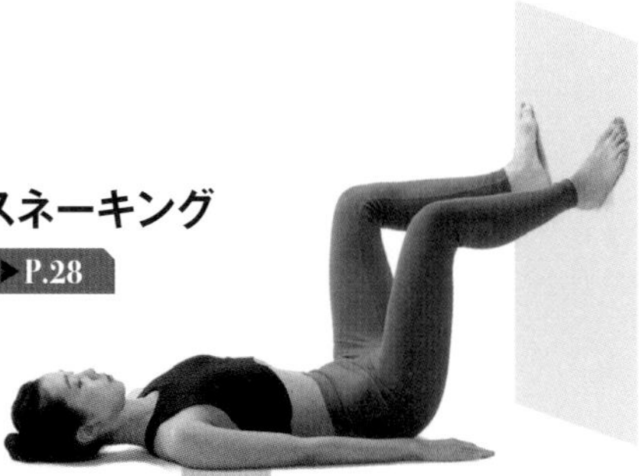

2 ニー・スウェイ

▶P.52

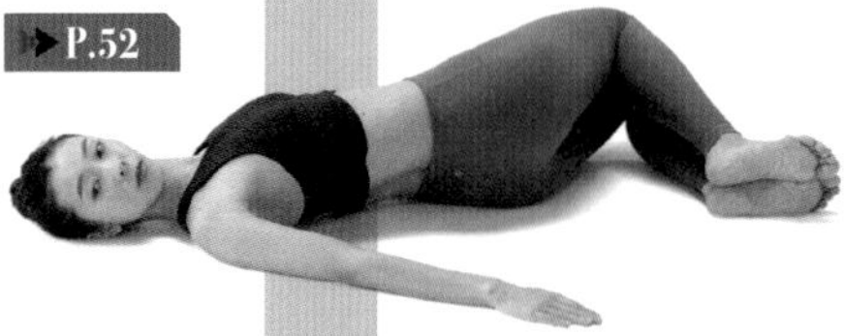

3 ヘッド・ロール・アップ

▶P.42

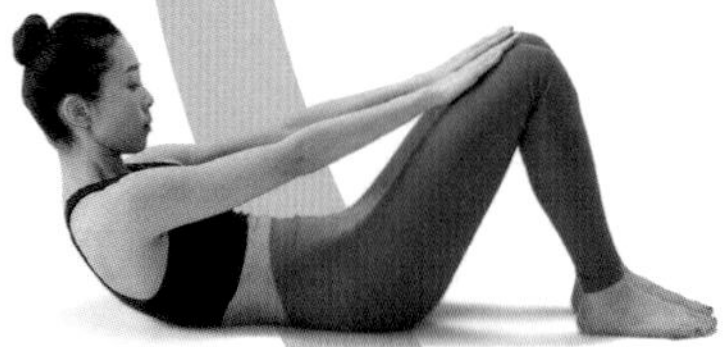

4 ワイパー

▶P.68

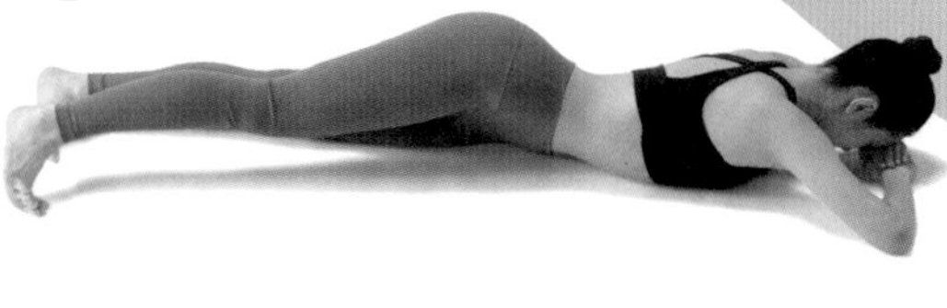

8 スパイン・ストレッチ

▶P.158

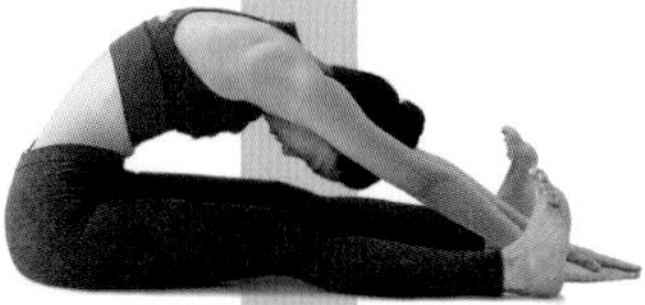

7 ロール・アップ

▶P.142

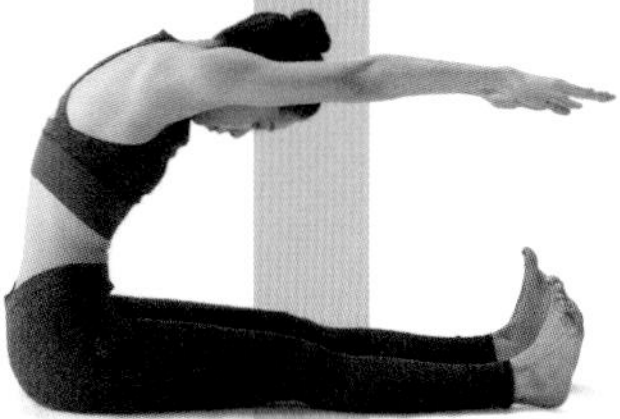

6 シーテッド・マーメイド

▶P.110

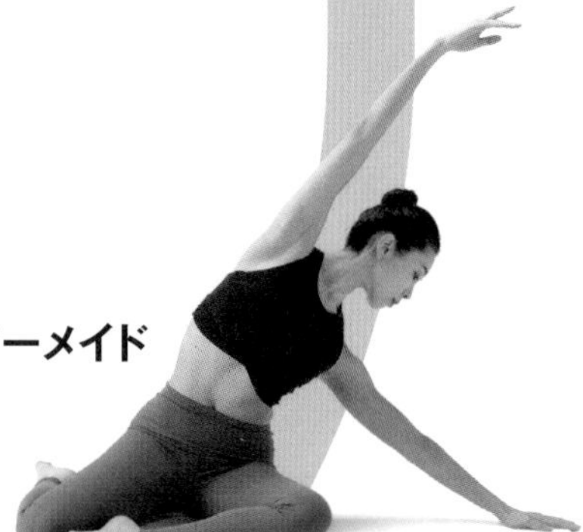

5 アップ・ストレッチ

▶P.100

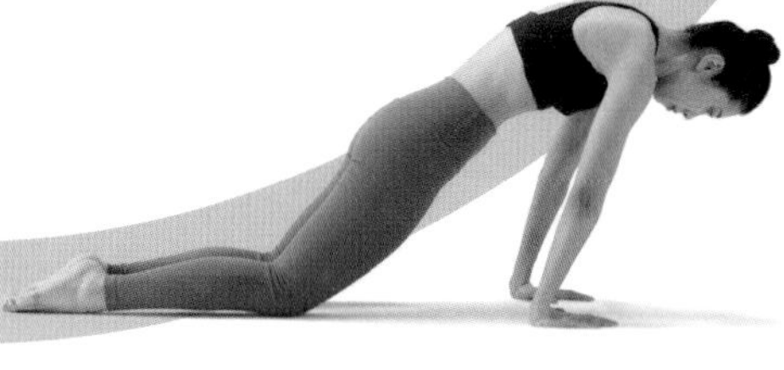

お腹やせ

PROGRAM 4

10~15分

START

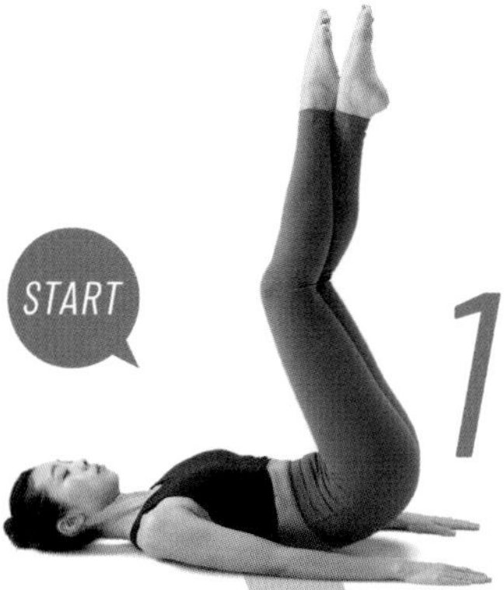

1 ヒップ・リフト

▶▶P.56

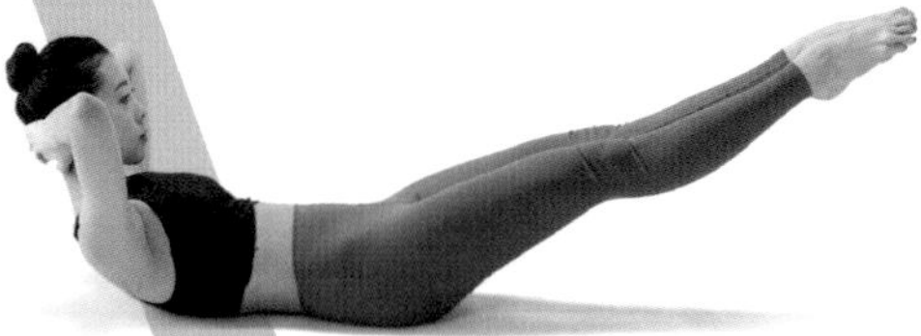

2 レッグ・ローワー

▶▶P.58

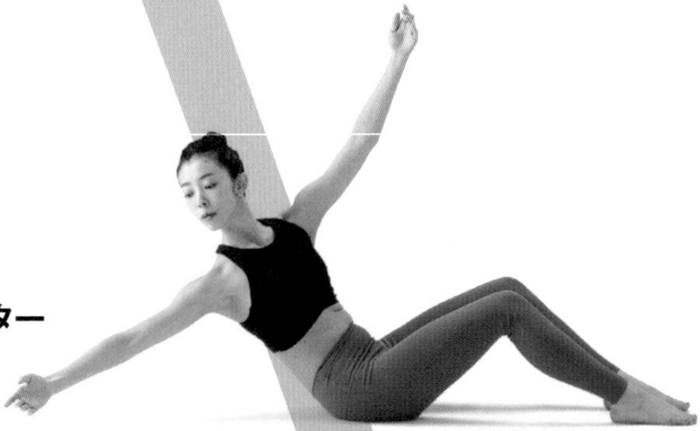

3 ヘリコプター

▶▶P.114

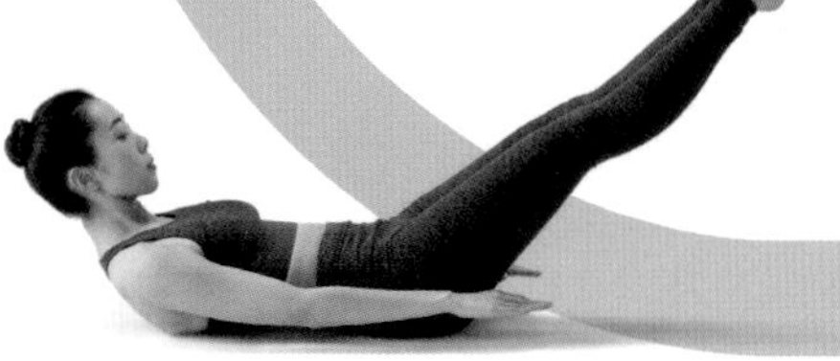

4 ハンドレッド

▶▶P.140

プログラム

余分な脂肪は動かさないところに溜まります。ウエストのたるみが気になる人は、お腹を動かすエクササイズを集中的に行うと効果的です。

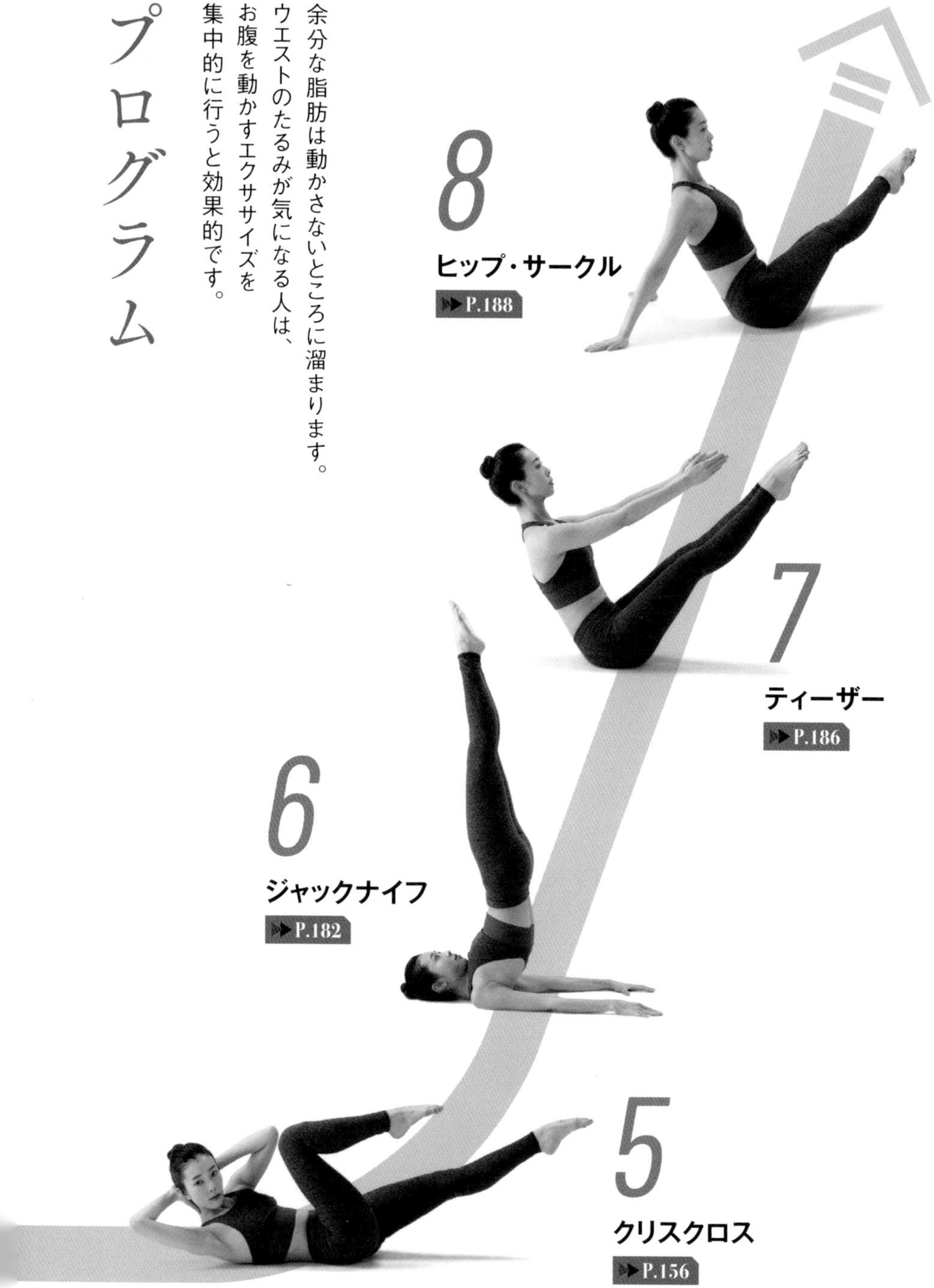

PROGRAM 5

全身調整プログラム

START

1 インチワーム
P.26

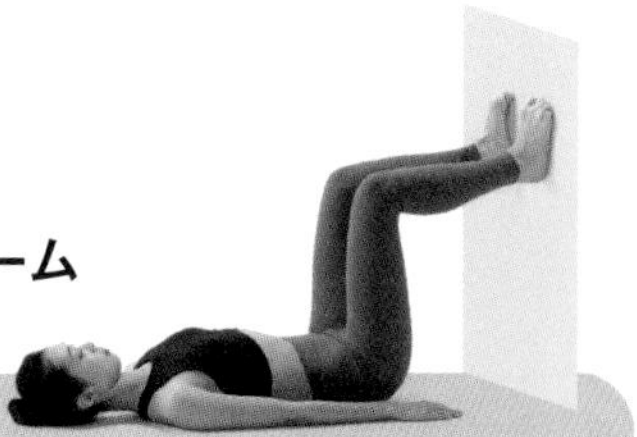

2 クライム・ア・ツリー
P.46

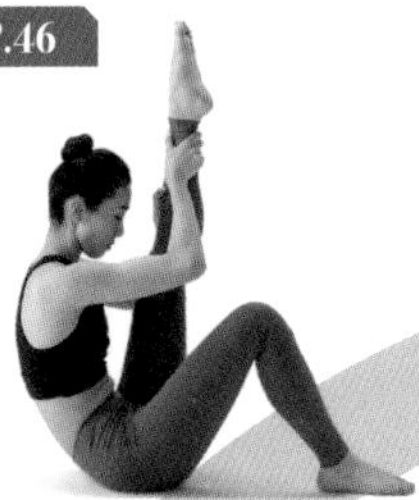

3 プレ・スイミング P.74

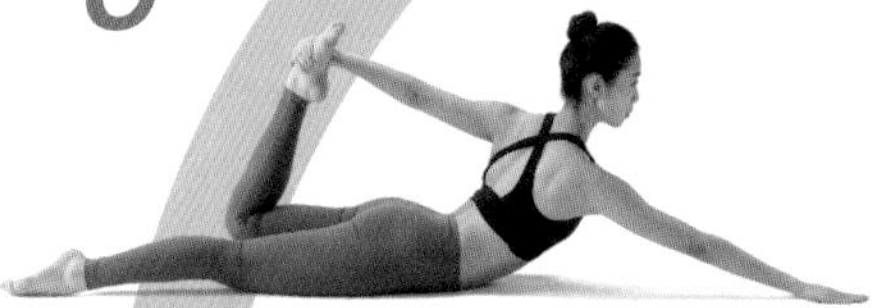

4 クラム P.76

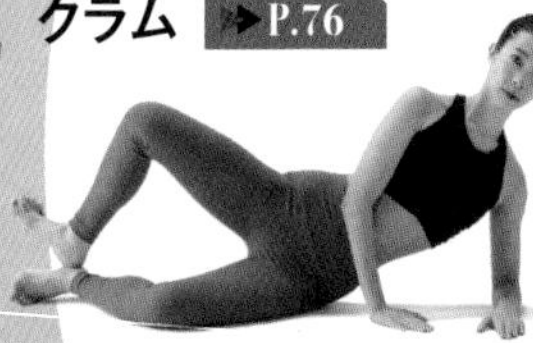

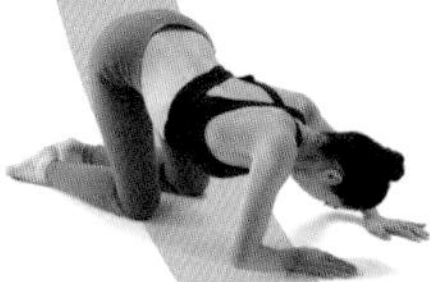

5 キャット・ローテーション
P.94

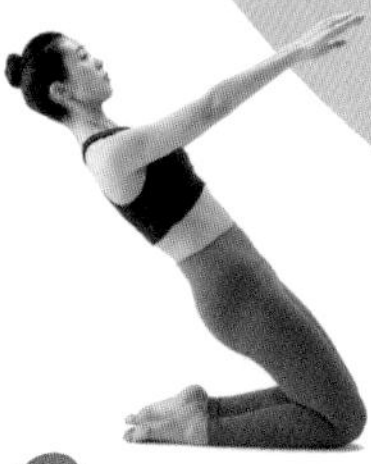

6 サイ・ストレッチ
P.120

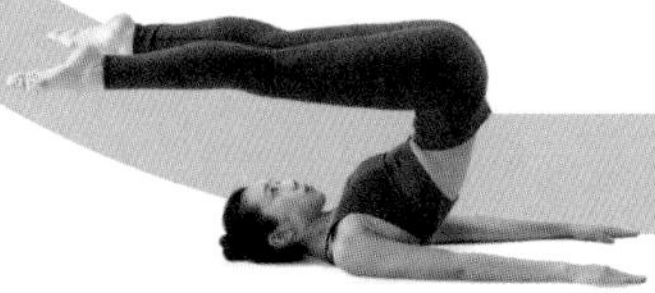

7 ロール・オーバー
P.144

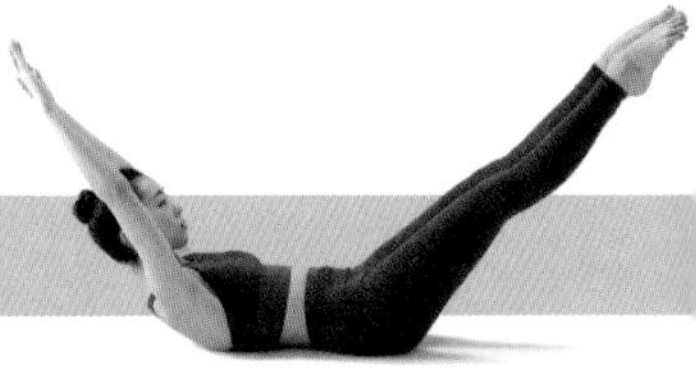

8 ダブル・レッグ・ストレッチ
P.152

15～20分

ピラティスで
体をしっかり整えたい人におすすめ。
全身をまんべんなく動かして
体の機能を高めましょう。

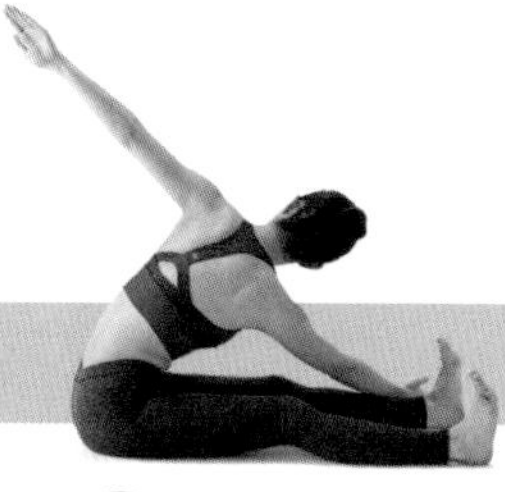

9 ソウ

▶P.164

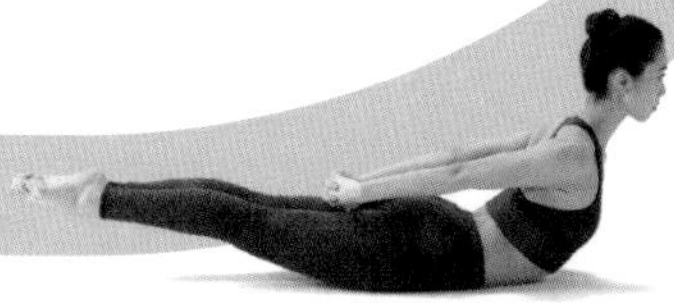

10 ダブル・レッグ・キック

▶P.170

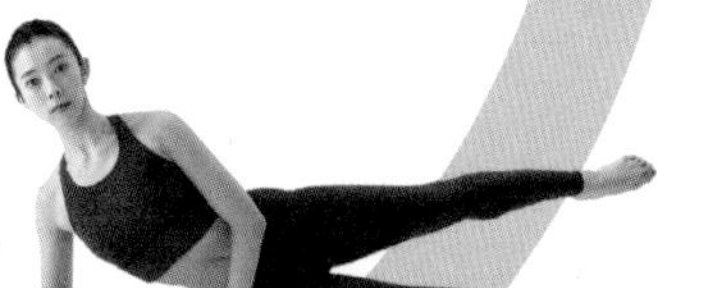

11 サイド・キック・フロント・バック

▶P.184

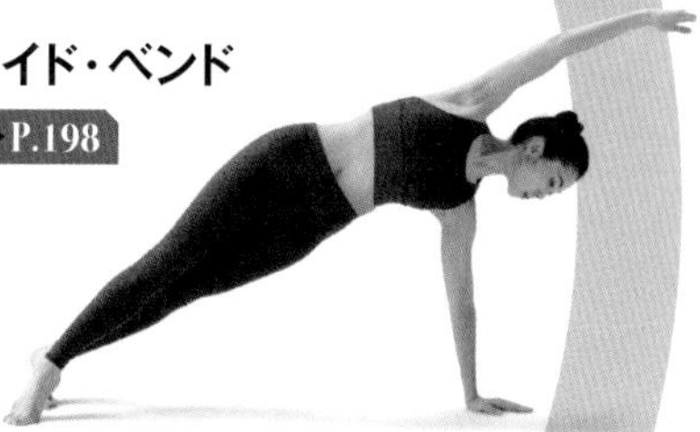

12 サイド・ベンド

▶P.198

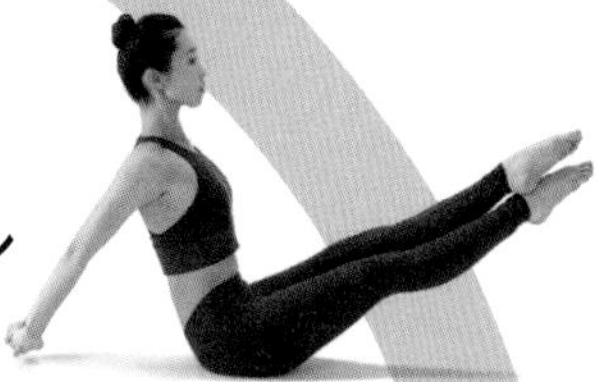

13 ブーメラン

▶P.200

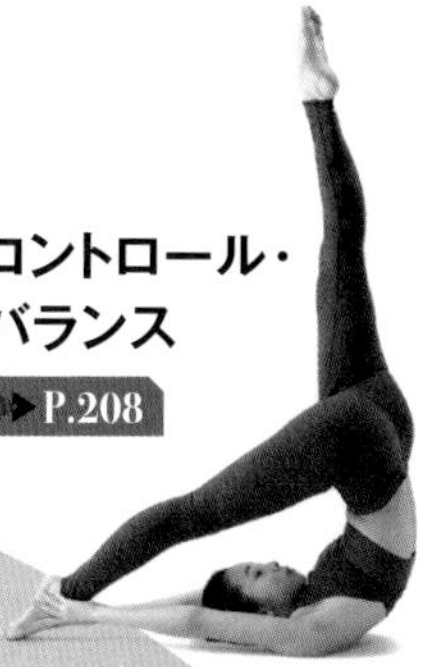

14 コントロール・バランス

▶P.208

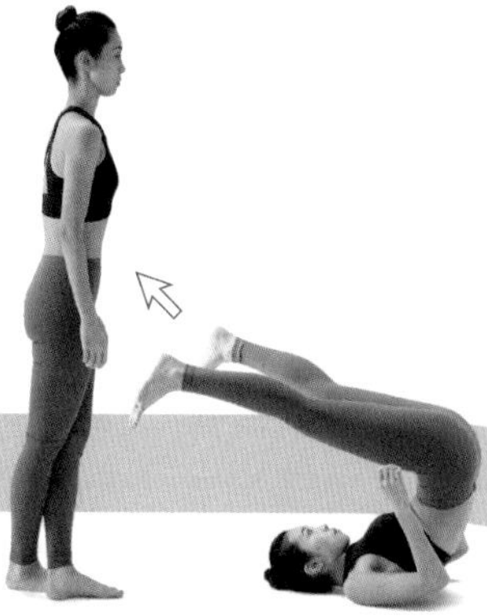

15 ゲット・アップ

▶P.136

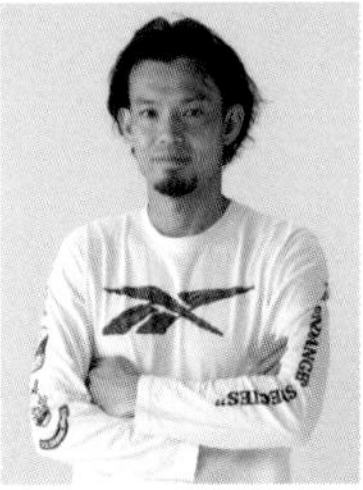

［監修］

菅《すが》原《はら》順《じゅん》二《じ》

トレーニング・スタジオ・アランチャ代表。ラグビープレーヤー時代の経験から体幹の重要性を感じる。海外でコーチングやトレーニング、ピラティスを専門的に学び、ピラティス・マスターストレッチのパーソナルトレーニングスタジオを主宰。キッズからプロアスリート、ダンサーまでサポートしている。

全米公認ストレングス&コンディショニングスペシャリスト（NSCA-CSCS）

Body Element Pilates マスタートレーナー

トレーニング・スタジオ・アランチャ
https://www.arancia78.jp/

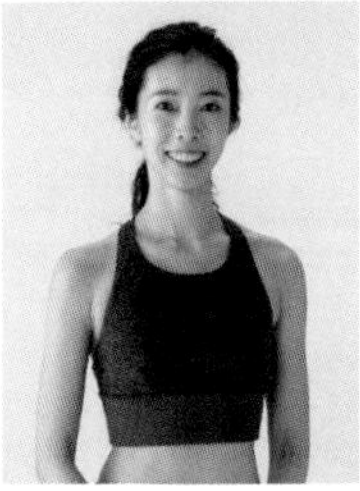

［実演］

佐《さ》川《がわ》裕《ゆう》香《か》

バレエ、ピラティス、フィットネスインストラクター。5歳よりバレエを始める。2013年Kバレエカンパニー入団。退団後、多数のスポーツクラブと契約し、現在は東京や埼玉のスタジオで大人のためのバレエやピラティス、ボディメイク、ZUMBAを指導している。現在、YouTube「ゆうか（Yuuka Sagawa）」（チャンネル名）で多数のエクササイズ動画を配信中。

Instagram
http://www.instagram.com/yuuka_08

［スタッフ］

撮影
大久保惠造

ヘアメイク
AKI

イラスト
中尾 悠

装丁・デザイン
bitter design

校正
関根志野

編集・構成・執筆
川端浩湖

企画・編集
川上裕子
（成美堂出版編集部）

ピラティス大全

監　修　菅《すが》原《はら》順《じゅん》二《じ》

発行者　深見公子

発行所　成美堂出版
〒162-8445　東京都新宿区新小川町1-7
電話(03)5206-8151　FAX(03)5206-8159

印　刷　凸版印刷株式会社

ISBN978-4-415-32912-3